不安障害の認知行動療法 (1)

パニック障害と広場恐怖

第2版

著

ギャビン・アンドリュース
マーク・クリーマー
ロッコ・クリーノ
キャロライン・ハント
リサ・ランプ
アンドリュー・ペイジ

監訳

古川　壽亮

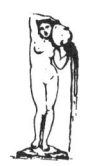

星和書店

Seiwa Shoten Publishers

2-5 Kamitakaido 1-Chome
Suginamiku Tokyo 168-0074, Japan

The Treatment of Anxiety Disorders (1)

Clinician Guides and Patient Manuals

Second Edition

by
Gavin Andrews
Mark Creamer
Rocco Crino
Caroline Hunt
Lisa Lampe
Andrew Page

Translated from English
by
Toshiaki Furukawa

English edition copyright © 2002 by Cambridge University Press
Japanese edition copyright © 2003 by Seiwa Shoten Publishers, Tokyo

監訳者序文

古川壽亮

　本書は、シドニーのニューサウスウェールズ大学セントビンセント病院不安抑うつ臨床研究所の Gavin Andrews 教授らによる、The Treatment of Anxiety Disorders : Clinician Guides and Patient Manuals 第 2 版（2002 年、ケンブリッジ大学出版局）の日本語訳である。

　不安障害とは、不安を主たる症状とする一連のこころの病いの総称である。具体的にはパニック障害、広場恐怖、社会恐怖、強迫性障害、外傷後ストレス障害や全般性不安障害などを言う。

　不安障害は、うつ病などの気分障害と並んで、非常に頻度の高い病気である。米国での一般人口調査では、過去 1 年間に何らかの不安障害を呈した人は 17.2%、一生に一度でも何らかの不安障害を呈した人は 24.9% に上ることが報告されている[4]。オランダでの一般人口調査でも、それぞれ 12.4% と 19.3% である[2]。

　病院を受診する人々の中でも不安障害は気分障害についで多い病気である。世界 12 カ国、15 のプライマリケア・センターでの世界保健機構 WHO の調査では、プライマリケア医を受診した時点で不安障害の診断基準を満たす人は合計 10.5% に上る[8]。

　不安障害は従来「神経症」と呼ばれ、長らく心理的原因による病気なので精神分析などの精神療法の適応とされる一方、抗不安薬の適応でもあるとされてきた。ところが、過去 20 年ほどの研究は、両者が必ずしも最善の治療ではないことを明らかにしてきた。

　現在使用される抗不安薬の主体であるベンゾジアゼピンは、確かに不安障害に有効で、効果の発現が早いというメリットがある。しかし、常用量での使用でも長期に使用すると、中止時に離脱症状が出現することが多い。また、1960 年代の米国の Daniel Klein の発見以降、不安障害にも抗うつ薬が有効であることが広く知られるようになった。抗うつ薬はベンゾジアゼピンの

ような退薬症状を示さない[5]。最近の選択的セロトニン再取込み阻害薬（SSRI）を含む抗うつ薬は、実は抗うつ不安薬なのである。

「神経症」は心理的原因による病気だから、精神療法の適応であるという考え方が精神科医にも臨床心理士にも共通の認識であった時代が長かった。ところが、ここでいわれる精神療法とは精神分析およびその変法で、驚くべきことに、これらはいまだかつて不安障害に有効であることを示されたことがない[6,7]。一方、認知行動療法と総称される新しい精神療法は、通常治療に比して明らかに優れていることを示すエビデンスが集積されている[1]。薬物療法に比して最大のメリットは、2－3ヶ月の短期治療の後、治療を継続しなくても効果が持続することである[3]。薬物療法では、たとえ抗うつ剤を使用しても、効果を持続するためには継続的な服用が必要である。

ここまでは私も最近の文献を読んでいれば分かった。しかし、まことに残念なことに、また患者の皆様には申し訳ないことに、この認知行動療法をすぐさま不安障害の治療に応用することはできないで悶々としていた数年間があった。

「どうしても認知行動療法を学びたい」とロンドンの David Goldberg 卿宅に夕食に招かれた際に漏らした 1999 年のある晩、「まったく問題ないね。私のところへ来なさい」と声をかけてくれたのが、旧知の間柄であった本書の著者 Gavin Andrews 教授であった。Andrews 教授は、オーストラリア・ニュージーランド精神医学会で Quality Assurance Project を立ち上げ、なんと 1980 年代前半に精神科領域だけでなく医学領域で初めて世界にさきがけて、（今日言うところの）エビデンスに基づいた治療指針を作成した人である。ニューサウスウェールズ大学で不安抑うつ臨床研究所を主宰し、WHO 協力センターとして、構造化面接の開発やオーストラリア全国民を対象とした精神科疫学研究を行う一方、精神分析が主流の精神療法の世界に疑問を投げかけ、自らは認知行動療法を積極的に推し進めている人である。明晰性と説得力を体現しているような老大家である。期待に胸を膨らませ、2001 年の 6 月、私は名古屋市立大学精神科の同僚に多大の協力をいただいてシドニーの不安抑うつ臨床研究所を訪れた。パニック障害と社会恐怖の集中治療プログラムを中心に実習をさせていただき、目からうろこの経験をさせてい

ただいた。

　この不安抑うつ臨床研究所で1979年以来実践されている認知行動療法パッケージを解説したのが本書であった。直ちに、本書の日本語訳の許可をAndrews教授に願い出たのは言うまでもない。折りしも、本書は好評のため第1版からわずか5年で第2版がちょうど準備されていたところであったので、私たちは名古屋市立大学精神科で第2版の原稿に基づいて翻訳作業を進めることになった。

　原著では、不安障害および認知行動療法についての総論を述べた後、パニック障害と広場恐怖、社会恐怖、特定の恐怖症、強迫性障害、全般性不安障害、外傷後ストレス障害と疾患ごとに各論が続く。各論は、疾患の説明に1章、治療の説明に1章、治療者向けガイドに1章、そして患者さん向けマニュアルに1章を充てる構成になっている。

　日本語訳では、まず、総論からパニック障害と広場恐怖までを第1巻として発刊し、次いで社会恐怖を第2巻、強迫性障害とPTSDを第3巻として、分冊形式で出版することにした。そのほうが実際に臨床家が使用されるに当たって便利と考えたからである。

　原著から引き継いだ本書の最大の特徴は、その実践性である。治療の説明と治療者向けガイドは精神科医および臨床心理士の実践に直結するであろう。そして、患者さん向けマニュアルは、患者さんが実際に治療を受けられる際の手引きとなるだけでなく、それを手に取るだけでどのような治療が自分の病気に対して行われるのかを理解する良きガイドブックとなる。また、私たちは、各巻の患者さん向けマニュアルのみを、別冊として用意することにした。

　長期間にわたり本書の翻訳に協力してくれた名古屋市立大学精神科の諸兄姉にまず謝意を表したい。とりわけ、翻訳のとりまとめをしていただいた研究助手の伊藤実里氏に深謝したい。

　認知行動療法プログラムの実習を許可していただいたシドニーのAndrews教授、実際のプログラムにおいて指導してくださったStephanie Rosser臨床心理士に、この場を借りて、感謝したい。

　本書が、不安障害に対して今まで紹介されることの少なかった、しかし、

第1選択となるべき認知行動療法が広く実践される一助となれば、翻訳者一同の最大の喜びである。

参考文献

1. Andrews, G. (1991). The evaluation of psychotherapy. *Current Opinion in Psychiatry* 4, 379-383.
2. Bijl, R. V., Ravelli, A. & van Zessen, G. (1998). Prevalence of psychiatric disorder in the general population : results of The Netherlands Mental Health Survey and Incidence Study (NEMESIS). *Social Psychiatry and Psychiatric Epidemiology* 33,587-95.
3. Fava, G. A., Rafanelli, C., Grandi, S., Conti, S., Ruini, C., Mangelli,L.& Belluardo, P. (2001). Long-term outcome of panic disorder with agoraphobia treated by exposure. *Psychological Medicine* 31,891-8.
4. Kessler, R. C., McGonagle, K. A., Zhao, S., Nelson, C. B., Hughes, M.,Eshleman, S., Wittchen, H.-U. & Kendler, K. S. (1994). Lifetime and 12-month prevalence of DSM-III-R psychiatric disorders in the United States : results from the National Comorbidity Survey. *Archives of General Psychiatry* 51, 8-19.
5. Rickels, K., Schweizer, E., Weiss, S. & Zavodnick, S. (1993). Maintenance drug treatment f or panic disorder: II. Short and long-term outcome after taper. *Archives of General Psychiatry* 50,61-68.
6. Shapiro, D. A. & Firth, J. (1987). Prescriptive vs. Exploratory psychotherapy: outcomes of the Sheffield Psychotherapy Project. *British Journal of Psychiatry* 151,790-799.
7. Shear, M. K., Houck, P., Greeno, C. & Masters, S. (2001). Emotion-focused psychotherapy for patients with panic disorder. *American Journal of Psychiatry* 158, 1993-8.
8. Ustun, B. & Sartorius, N. (1995). *Mental Illness in General Health Care. An International Study.* John Wiley: Chichester.

目　次

監訳者序文　iii

第1章　本書の使い方 …………………………………………………… 1

第2章　不安障害すべてに共通する問題点 ……………………… 7

不安障害についての背景情報　7
不安のモデル　8
　　ヤーキーズ・ドッドソン曲線　8　　モデルの構成要素　9
　　不幸なライフイベンツ　10　　評価　11
　　過覚醒と不安の症状　12　　神経症傾向あるいは特性不安　12
　　逆境へのコーピング　14
3つの脆弱性因子　16
併存症　18
　　共通した脆弱性因子の影響による併存症　18
　　併存症：人格障害と物質乱用障害　21
それぞれの不安障害の特異性　23
　　DSM-ⅣとICD-10の分類　23　　診断と評価の方法　25
疫学と健康サービスの利用頻度　27

第3章　不安障害の治療総論－治療者向けガイド …………… 31

認知行動療法の技法　31
　　覚醒を減ずる技法　32　　曝露　34　　認知療法　35
　　構造化された問題解決技法　36
臨床的問題　38
　　診断　38　　併存症　40　　患者さんの動機づけ　41
　　薬物療法の併用をどうするか　45　　治療者の動機づけ　45

第4章　パニック障害と広場恐怖－症状編 ………… 47

診断　47
　症例提示　49
鑑別診断　51
アセスメント　53
病因　55
　脆弱性　55　　過呼吸　58　　認知　61
広場恐怖的回避　64
経過　66
疫学　66
併存症　68
要約　69

第5章　パニック障害と広場恐怖－治療編 ………… 71

治療の目的　71
非薬物療法　72
　曝露　72　　呼吸コントロール　75　　リラクゼーション　76
　認知再構成と統合的認知行動療法パッケージ　77
薬物療法　78
薬物療法と非薬物療法の組み合わせ　81
要約　82

第6章　パニック障害と広場恐怖－治療者向けガイド ………… 85

行動分析　85
併存症の治療　86
治療形式　87
　グループ・プログラムの構成　88
治療のプロセス　97
　教育における問題点　97　　呼吸コントロールにおける問題点　100
　リラクゼーションにおける問題点　101
　段階的曝露における問題点　102　　認知再構成の問題点　105
　問題解決技法　107
典型的な訴え　108

要約　110

第7章　パニック障害と広場恐怖－患者さん向けマニュアル……　111

　　第 1 節　　不安、パニック、広場恐怖の本質　115
　　第 2 節　　呼吸コントロール　143
　　第 3 節　　リラクゼーション・トレーニング　149
　　第 4 節　　段階的曝露　161
　　第 5 節　　認知再構成　175
　　第 6 節　　パニック感覚を再生する　191
　　第 7 節　　毎日の生活でパニック感覚に慣れること　201
　　第 8 節　　ふたたび認知再構成について　205
　　第 9 節　　進歩を確実なものにするために：今後のために　211
　　第 10 節　　推薦資料　215

　　（第7章の詳細な目次は、P112～114をご覧ください）

　　　索引　218
　　　文献　231

略　語

　本書で使われている略語は最小限にとどめている。以下の略語は本書を通じて広く使われている。これ以外の略語に関しては、それぞれの箇所で解説してある。

DSM-Ⅲ	*Diagnostic and Statistical Manual,* 3rd edition (APA,1980)
DSM-Ⅲ-R	*Diagnostic and Statistical Manual,* 3rd edition (revised) (APA,1987)
DSM-Ⅳ	*Diagnostic and Statistical Manual,* 4th edition (APA,1994)
ICD-10	*International Classification of Diseases,* 10th revision, *Classification of Mental and Behavioural Disorders, Diagnostic Criteria for Research* (WHO,1993)
OCD	Obssesive-compulsive disorder
GAD	Genaralized anxiety disorder
PTSD	Posttraumatic stress disorder

第1章　本書の使い方

　本書は不安障害の治療について書かれたものである。慢性の不安障害に苦しむ人々が健康を回復し、さらにその健康を保つべく援助する方法について記述してある。各症候群の性質や治療に関しても、また治療中によく遭遇する問題や治療戦略の概要についても記述してある。最も重要なのは、よくみられる不安障害に対する患者さん向けマニュアルも備えているということである。(訳注：患者さん向けマニュアルは、その部分のみをブックレット形式で別売する。「パニック障害と広場恐怖－患者さん向けマニュアル」星和書店、2003)

　不安障害とは、単に過度の不安を感じることをいうのではなく、不合理な心配およびこの心配の対象となった場面を回避することを意味する。例えば、パニック障害の患者さんは、パニック発作が自身に起こる重大な身体的あるいは心理的事態の予兆ではないかと心配する。社会恐怖の患者さんは、自身の振る舞いによって恥をかく羽目になるのではないかと心配する。特定の恐怖症の患者さんは、自身に危害が及ぶのではないかと恐れる。強迫性障害（obsessive-compulsive disorder: OCD）の患者さんは、強迫観念が現実のものとなるのではないかと心配する。外傷後ストレス障害（posttraumatic stress disorder: PTSD）の患者さんは、フラッシュバックで想起された出来事が繰り返されるのではないかと心配する。全般性不安障害（generalized anxiety disorder: GAD）の患者さんは、災難が起きるのではないかと心配し続ける。慢性の不安障害の患者さんはストレスに対して非常に敏感で、すぐに不安を抱き狼狽し、さらに他の不安障害やうつ病性障害の症状を含めた種々の症状を呈し得る。患者さんはこのことを分かっているので、自分の障害の原因が自分自身の性質や性格、気質にあるのだと普通は考えている。こうした人々は自分が不安に対して敏感であったり、不安に対処することができないということを知っているので、自分を不安にさせる状況を否定したり、その状況をコントロールできなかったり、不安を増大させる状況を回避することで対処しようとする。そして、自分の不安の意味を理解しようとするので

はなく、むしろ不安反応の一部である身体症状や、不安を引き起こした状況に注意を集中してしまう。機能障害は、恐怖の対象を回避したり、強迫的儀式をしたり、感情を麻痺させたり、身体疾患の可能性を恐れ続けたりする回避行動をとることから、また長時間を心配して過ごすことから、生じる。

従って治療は、ストレスに対する感情的な敏感さや、ある結果についての予期不安や、特定の状況に関する回避行動を減らすことを目的とすべきである。本書は特に、精神科医や臨床心理士が、よくみられる不安障害に対して包括的な認知行動療法プログラムを行う際の方法と気をつけるべき点について詳しい理解を与えるように書かれている。臨床心理士や精神科医は訓練を通してこれらの技術を学ぶことになるが、何かについて知るということがその何かをいかにして行うかを知るということと等しいわけではない。この「患者さん向けマニュアル」は治療過程のガイドブックであると同時に過程そのものでもあるので、臨床家は患者さんと共に治療過程を進めることができる。熟練した治療者がこの認知行動療法プログラムを行うことによって、常に苦悩を和らげ、多くは障害を軽減し、しばしば治癒することができる。さらにこのプログラムは不安に対する性格の脆弱性を改善することができる。

原著は6つの詳細な「患者さん向けマニュアル」を含んでいる：パニック障害と広場恐怖、社会恐怖、特定の恐怖症、強迫性障害、全般性不安障害、そして外傷後ストレス障害である（日本語訳は、パニック障害と広場恐怖、社会恐怖、強迫性障害とPTSDを分冊形式で刊行）。このマニュアルはワークブックとして用いられるようデザインされており、ほとんどの患者さんは注釈をつけ、自分が思いついたことや各人の不安障害の状況に関連のある臨床家からのコメントを書き込み、自分専用のマニュアルにしている。このマニュアル、あるいは本書のいかなる部分もコピーしたり、配布したり、販売したりすることは許されない。

不安障害の患者さんの中には、単にマニュアルを読むようにと渡されるだけでも効果を得ることができる人もいる。しかしながら、ほとんどの患者さんは回復しようと悪戦苦闘してきており、こうした患者さんにおいては、臨床家が患者さんに適切な治療マニュアルを与え、そして彼あるいは彼女にマニュアルを通して治癒の過程を説明し、指導し、サポートすることで、はっ

きりとした改善や治癒の見込みをもたらすことができる。このようにして、臨床家の専門技術があって初めて個々の患者さんが治療のエッセンスを理解し、その効果を発揮せしめることができる。治療の間に患者さんによって注釈が書き込まれたマニュアルは、治療終了後は、改善を維持し再発を防ぐために通常使われる。この意味において、この注釈付きマニュアルは最後には効果的な自助マニュアルとなる。

　本書はまた「患者さん向けマニュアル」とは別に、それぞれの疾患を持つ患者さんの治療について「治療者向けガイド」を掲載している。これらのガイドでは、こうしたプログラムを実際に用いる場合の構造やセッティングについて、治療の進行を続けるために特別な技術が必要とされるような患者さんの特徴や行動について、ならびに治療過程における重大な問題などについてアドバイスを行っている。このガイドは、こうした疾患を持つ患者さんの治療のコツについて述べてある。本書の第1版が出版された時点で、こうした「患者さん向けマニュアル」と「治療者向けガイド」は目新しく、治療に関する今までの出版物にはおそらく例を見ないものであった。これらに本書の4分の3をあてている。残りの4分の1はもっとオーソドックスなものとなっている。すなわち、患者さんの疾患の特性の理解や、利用しうる治療のオプションの評価のために、臨床家にとって求められる科学的な知識の解説を行っている。

　ある臨床家が1人の患者さん、例えば広場恐怖の患者さんを診察し、治療法のオプションについても検討した後に認知行動療法プログラムを治療の方法として選択する時、臨床家は：

1. 適切な評価尺度と自記式調査票を用いて症状とハンディキャップの程度の評価を行い、次に患者さん自身に患者さんの主たる問題がどのくらい生活や活動に障害を与えているかを同定し評価させる。
2. 患者さんに次のような言葉を使って治療の説明をする。「どのようにして恐怖の対象となった状況へ入っていくか、パニックをコントロールするか、心配になるのをどのようにして克服するか教えるつもりです。ここに問題を記述したマニュアルがあります。このマニュアルを家に持って帰って目を通してください。次回のセッションから一緒にこのマニュアルに取り組んでいきましょう。だから持ってくることを忘れない

でください。」
3. たいてい1週間に1回以上セッションを設けるが、各セッションではそのマニュアルの一部に取り組む。臨床家は患者さんの理解や障害の程度に合わせて必要に応じて内容を修正する。次に宿題の課題を設定し、次のセッションを予定する。
4. 治療の進展は速く、多くの広場恐怖の患者さんは3回目のセッションまでにパニックコントロールが改善し、6回目のセッションまでに外出できるようになり、10回目のセッションまでに心配し過ぎないようになる。臨床家とのセッションは20回以内で終結すべきであり、患者さんはこの間さらに40〜60時間を宿題に費やしていることになる。宿題は、不安をコントロールする技法や、脅威となる状況に対する段階的曝露や、機能障害を同定し克服することに焦点を当てている。
5. 治療が終わったときには、最初に行った評価測定を繰り返す。治療中のセッションやこれらの測定のスコアから、患者さんが利益を得たり強化するために続けなければいけない部分が認識される。患者さんは、セッション中に治療者から提供されたさらなる情報や技術が含まれたこのマニュアルを使うことにより、また治療者によるフォローアップセッションにより、自身の治療を続けるように励まされる。

臨床家は専門的知識のレベルに応じてさまざまな方法で本書を使用することができるだろう。この分野における初心者ならば、例えば広場恐怖の患者さんを治療する前に第2、3章の治療に対する全般的な概観と一般的なアドバイスを読み、続いて第4、5章の広場恐怖の治療と性質についての科学的な知識のところを参照すべきである。最後に、広場恐怖の患者さんの治療中に生じる可能性のある問題について第6章の「治療者向けガイド」と、併せて第7章の「患者さん向けマニュアル」のパニック障害と広場恐怖に関する部分を読むべきである。このようにすれば初心者であっても、患者さんを治療するとき「患者さん向けマニュアル」のアウトラインの経過と、経験を積んだ臨床家が既に備え持っているバックグラウンドの知識の両方について熟知しているであろう。経験を積んでいるが多忙な臨床家ならば、最初はレビューの章を読み飛ばしても良いが、治療に関する全般的なアドバイスと広場恐怖に関する「治療者向けガイド」は、特に治療期間中に問題が起きたと

きに重要であることが分かるだろう。事実「治療者向けガイド」は、「患者さん向けマニュアル」が治療の中心でないときでさえ有用である。すなわち、これらの治療と臨床ガイドの章は、例え薬剤が使用されている治療であっても、記述されているのと同じ困難が多々起こるので、多くの臨床家にとって重要である。一般に薬物を主に使用している臨床家は、徴候と治療を扱った章が役立つと分かるだろう。なぜならば、患者さんは絶えず自分の疾患について質問し、臨床家がその分野の研究に詳しいと期待しているからである。

　本書は現役の臨床家のためのものであり、不安障害の患者さんの治療を成功させるために必要とされる情報のほとんどを提供する。

第2章　不安障害すべてに共通する問題点

不安障害についての背景情報

　不安障害は不安になり過ぎることだけが問題なのではない。不安は正常である。中等度の不安は作業効率を高める一助として歓迎されることがあるし、かなり重度でも不安は状況の要求と一致するとき正常として経験されることがある。不安障害の患者さんは、普通ただ頻繁に不安になると訴えるだけではない。彼らは不合理でいくらか侵入的だと認識される、特異的で反復する恐怖に対する助けを求めているのである。第1章の記述を換言すると、その恐怖というのは、パニック障害や広場恐怖においては身体的破綻、社会恐怖においてはマイナスの評価、全般性不安障害においては自分もしくは愛する者が被害に遭うこと、強迫性障害においては自分もしくは愛する者を自分自身で傷つけること、特定の恐怖症においては自分がありそうもない被害を受けること、そして外傷後ストレス障害においては過去の被害の恐怖に関するかき消すことのできない記憶である。

　続発する不安がこれらの疾患グループを定義づける症状なのであるが、機能障害をもたらすのは特異的症状とそれらの症状に対する恐怖である。従って、ベンゾジアゼピン系などの抗不安薬が理想的治療であるとされるに至らなかったことは驚くべきことではない。というのは、抗不安薬は状況不安と予期不安を共に軽減し、患者さんを落ち着かせるが、各疾患に特異的な中心となる恐怖を軽減させることはほとんどできないからである。すべての不安障害に対して素因となると考えられる一般的な因子があり、治療はこの一般的脆弱性を改善すると同時に、各疾患に特異的な恐怖を軽減することを目指すべきである。本章では、臨床家が患者さんに教えることのできる不安障害の一般的モデルを示す。それは認知行動療法と一致するものであり、なぜ不安障害が多くの他の精神疾患と併存するかを説明し、診断と評価の一般的問題を再検討し、そして最後にこの疾患の治療における疫学と治療サービスのあり方の問題を考察する。

不安のモデル

●ヤーキーズ・ドッドソン曲線

　不安障害の重症度はしばしば過小評価される。なぜなら、通常、不安とは正常であり、有益でかつ防御的な感情であるからだ。一方、うつ病は過小評価されることはめったにない。なぜなら、うつ病はまれにしか有益ではなく、時に危険であるからだ。不安の有益性についての概念は、不安障害の治療においてとても重要なことである。というのは、多くの患者さんは正常の不安に怯え、そういう正常な不安を生じる状況を避けるようになり、まるで異常不安であるかのように不安に対しても過剰に反応する。こうして恐怖感を生み出し症状が複雑化する。

　1908年にYerkes & Dodsonは不安と行動との関係、つまり正常な不安がプラスからマイナスの効果を持ち得ることが患者さんにも理解できる助けとなる関係について記した。不安によって覚醒度が上がるにつれて、熟達課題における作業効率は向上する。ひとたび緊張し注意深い状態に達すると、この作業効率の上昇は定常状態になる。この適正レベルを超えた不安の増大は悪影響をもたらす。「緊張している方がいいプレーができる」というのはプラスの効果を持つ不安の口語表現である。そして「彼は自分を見失った」というのは不安のマイナスの効果を適切に表現している。

　不安障害の患者さんは、過剰な不安のマイナスの効果、すなわち仕事や対人関係が阻害され、自分の行動や機会が制限されることでとても悩んでいる。自分の過剰な不安によって物事が混乱してめちゃくちゃになり得ることを知っているので、患者さんは、不必要に馬鹿に見えないように困難な状況を避けるようになり、でしゃばったり不必要に狼狽するようになる危険を冒すよりも他人に従う傾向になる。当初は不安のマイナスの効果が強いので、治療はゆっくりと始めなくてはならない。実際、多くの患者さんは後から、治療の初期のセッションでは「すべてが霞につつまれたようで、不安が強すぎて集中できなかった」と表現している。不安が行動に与える影響をいくらか

でも理解することは、患者さんにとって有益であるので、治療マニュアルの随所に含めてある。

●モデルの構成要素

　臨床家は、逆境・人格・過覚醒・対処様式・症状の相互関係を示す仮説的なモデルが、患者さんを適切な理解に導く上で有用であることに気づくであろう。著者が用いているモデルを図2.1に提示した。このモデルは、主に我々が集めた研究データによって説明しよう。そうすることによって単純かつ首尾一貫した形にまとめあげることができるであろう。不安の本質についてのより詳しいモデルに関心のある読者は、Barlow（2000）やGray & McNaughton（2000）を参照されたい。ほとんどのモデルにおいて、逆境な

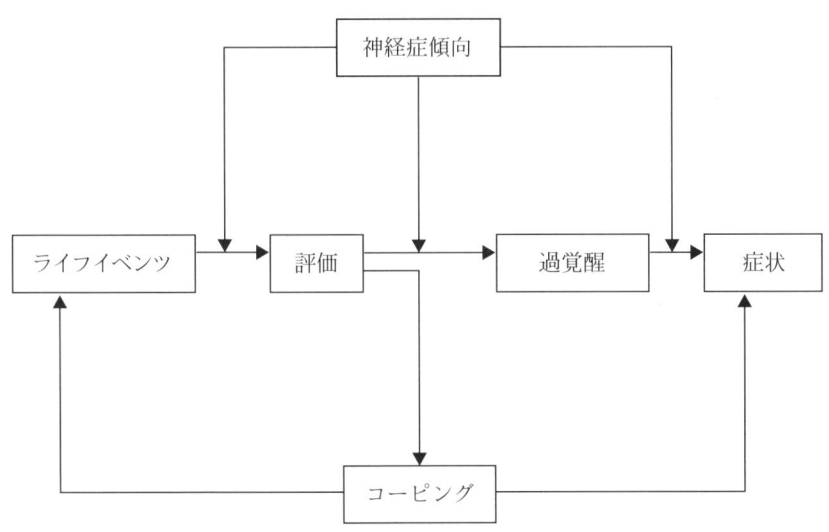

図2.1：神経症傾向、ライフイベンツ、評価、過覚醒、コーピング、不安症状の関係を表すモデル。

いし脅威が症状を引き起こす過覚醒の引き金と見なされている。症状発現に導く過覚醒のレベルは3つの要素に依存する。1つ目は、潜在的に危険のある事象が、個人により身の安全にとってどの程度脅威であると評価されるか、2つ目は、個人が脅威に対してどの程度まで習慣的に高度の過覚醒で反応するか、3つ目は、個人が過覚醒と脅威をどの程度コントロールすることができると感じるか、である。この過覚醒は逃げるか戦うか反応の症状と合致したものとして体験され、もし慢性的であれば絶望や不合理な恐怖に変化する。

　ほとんどの個人は、過覚醒を誘発するような脅威を打ち消すことを試みることで過覚醒に対処しようとする。深刻な脅威は迅速には解決できないことが多い。事実、ほとんどの現実的な脅威は部分的には解決不可能であり、結局損失をうむ。従って次の課題となるのは、問題を最小化することのできる最善の戦略が効果を発揮するまで、過度の不安がもたらすマイナスの効果を回避しつつ、穏やか、かつ理性的であり続けることである。このモデルの要素―ライフイベンツ・評価・症状・特性不安あるいは神経症傾向・コーピング―については順に検討していく。

●不幸なライフイベンツ

　たいていの人は愛情や地位、健康や安全を失う恐れがあると不安になる。ライフイベンツの研究では、こうした脅威と状態不安とに関連性がある（Andrewsら, 1978）ことを繰り返し示しているが、この関連性が時間限定的であり、たいていの人が極めてすばやく回復するということも示しており、平均的な人というものは普通の逆境に対処するのはかなり上手であると言える（Andrews, 1981）。金銭や地位を失うことは数ヶ月以内で受容されうる。親や子供、配偶者を失うことは1～2年以内で受容されうる。だがかなり長期間にわたって他の脅威に対しても過覚醒と感受性の増強を生み続けるほど恐ろしく重大な経験もある。不幸なライフイベンツは、自記式調査票（Tennant & Andrews, 1976）や、ライフイベンツが起きたときの状況について詳細に面接すること（Brown & Harris, 1978）で評価できる。我々はこの2つの方法を使用したことがあるが問題はなかった。これらの方法は異なった閾値でライフイベンツを同定するが、同様の関連性が認められるようであ

る（Andrews, 1988）。極めて不幸なライフイベンツは、外傷後ストレス障害を引き起こすのに必要かつ十分な原因である。過大なライフイベンツは、パニック障害や社会恐怖、強迫性障害の発症に先行していることが報告されている。だが不幸なライフイベンツは、全般性不安障害の発症を説明するのに必要条件でも十分条件でもない。起こった当初、脅威と思われた不都合なライフイベンツの多くは、無害であることが分かる。ある出来事を、潜在的に脅威であると習慣的に同定するのは、その出来事をどう評価するかによる。

●評価

　不都合で潜在的脅威である出来事が起きたとき、人は「これは私にとって脅威なのか？」、つまり、その脅威は予測不能でコントロールできないものなのか、と自分に尋ねる。この体験は、以前の似たような出来事の経験の見地と、同様の出来事に関する脅威の程度についての社会的知識の見地から評価される。この脅威の評価のある部分は意識的にされるが、別の部分では、自動的あるいは無意識のレベルで、危険についての不合理な考えによっていっそう影響されるように思われる。脅威が曖昧で適切な評価が困難なとき、危険に関する自動的思考のスキーマはさらに影響力を持ってくる。

　不安を引き起こすものは、「夜中にドスンと音をたてるもの」ではなく、それに与えられた意味である。例えば、もしドアのきしむ音で起こされたとし、そのきしむ音は猫のせいであると考えたならば、すぐに眠りに戻れる。もしそれが侵入者によって起こされた音と考えたなら、人はすぐに警戒して不安になる。何をすべきか考えるとともに、心臓はドキドキし口は渇いてくる。いったんその音が猫のせいだと分かると、たやすく眠りに戻ることができる。従って、不安を起こすのは出来事ではなく、出来事に対する考え方である。それゆえに不安を軽減する最善の方法は、事態を注意深く評価し、何をするかを決定し、行動することである。強い不安を引き起こす出来事の多くは複雑である。そしてその出来事の十分な意味が明らかになるのには時間を要するので、評価とその後のコーピングは動的な過程である。

●過覚醒と不安の症状

ある状況が脅威であると認識されるとき、自動的な反応として、実行が可能であるならば、行為に繋がる過覚醒が生じる。実行が不可能な場合、その行為を実行させるはずだった生理的過覚醒は、逃げるか戦うか反応に結びついた生理的変化を表す症状として体験される。これらの症状は、血液循環の増加（心悸亢進として経験される）に腸から筋組織への血液の移行（口渇、嘔気、腹部の不快として経験される）を伴い、呼吸が促迫し（呼吸困難、窒息感、さらに過呼吸の場合は感覚麻痺やしびれ感、目まい、ふらつき、胸部不快感として経験される）、筋肉の緊張が増し（身震いと震戦、筋緊張と筋肉痛として経験される）、注意の範囲が狭まる（他の事象への集中困難を生じ、長引く場合には非現実感や離人感を生ずる）。

多くの人は、こうした症状を先行する脅威に関連づけられず、代わりに症状を何らかの生理的破局が差し迫っている証拠であると考えて、心臓発作や失神、あるいは気が狂ったり死ぬのではないかと恐れる。このように身体的破綻が差し迫っていると認識されると、これはコントロールできないさらなる脅威として機能し、これにより覚醒水準が高まり、症状はさらに進行する。不安障害のすべての患者は、より合理的な方法で自らの不安を管理していくために、不安の正常な生理学について理解する必要がある。

●神経症傾向あるいは特性不安

何歳になっても同じ状況に置かれた他の人より不安を感じやすい人がいる。Eysenck & Eysenck（神経症傾向, 1975）、 Speilbergerら（特性不安, 1983）、Costa & McCrae（神経症傾向, 1992）、Tellegen（ストレス反応, 1982）などの心理学者たちは、人間の性格における偏位を記述するために質問票を考案し、不安になりやすいという特性が行動を決定する性格の一部分であることを正確に示してきた。Barlow（2000）は、Clark & Watson（1991）のモデルに基づき負の情動（negative affect）という言葉を用いている。この表現がしばしば取り違えられる、Tellegenによる負の情緒性(negative emotionality)

の高位構造はもっと広範で、ストレス反応の他に、疎外感や攻撃性といった特性も含む。我々は、神経症傾向（neuroticism）という表現を用いることにする。

この特性を同定するために使われた質問票は「普段から不安ですか？」などと尋ねているので、慢性症状のリストというだけではないように見える。少なくとも、Eysenck が自らの神経症傾向尺度について当初考えていたところでは、この特性は気質、すなわちときを超えて個人に特徴的で神経系の構造的特徴を反映していると考えられていた。それは、ときが経過しても変わらず、動物モデルが考案され、人間以外の生物において相同物が同定され、どのような遺伝学や神経生理学的基盤がありそうか、ということが探求されてきた（DeFriesら, 1978; Andrews, 1991; Eley & Plomin, 1997; Gosling & John, 1997; Costaら, 2000）。

この特性の影響を理解するには、職場への運転中にスピード違反で罰金を取られ、引き続き暴走トラックにぶつけられるという多難な、しかし望むらくはあくまでも仮の話での不安症状の経験に、神経症傾向がどのような影響をおよぼすか考えてみると良い。神経症傾向得点が普通の人は、家を出るときには冷静だが、スピード違反で警察に呼び止められると覚醒度が奮起され、機敏で賢くなる。しかし、暴走トラックに出会ったら、覚醒度が興奮しすぎて不安に圧倒されトラックに横からぶつけられるのを避けることができない。理論的には、神経症傾向の低い人は、警察官に呼び止められたくらいではほとんど不安を感じず、暴走トラックに直面したら不安の促進的効果を利用して上手に衝突を避けるであろう。対照的に、神経症傾向の高い人は、家を出るときは心静かでもスピード違反で呼び止められたときには機能できなくなり、スピード違反に加えて指示に従わなかったかどで罰金をくらい、その後も長時間覚醒度が昂進したままだろう。このような人は、トラックに出くわしたら不安に圧倒され、まさしくやってはいけないことをして死んでしまうことになるかもしれない。

まさしく状態不安に対する特性不安あるいは神経症傾向の影響のために、かつては不安障害は個人の人格の脆弱性の表れと考えられていた。神経症傾向はおそらく唯一かつ最強の危険因子であり症状決定因子である。我々の大規模な双生児サンプル（Andrewsら, 1990c）において Eysenck 性格調査票の

神経症傾向尺度（Eysenck & Eysenck, 1975）で測定すると、神経症傾向は4ヶ月、8ヶ月、12ヶ月の間隔をおいても相関係数が0.9もある安定した特性であるが明らかとなった。但し、より長期的に見れば、神経症傾向は徐々に減少していくようである。Kruegerら（2000）は、「ストレス反応」構造は現在および将来の不安とうつ障害に関係がある（効果サイズは0.7）と報告している。神経症傾向は明らかに、不安や抑うつ症状の出現に関連した何らかの基本的特性の表面上のマーカーである。

　神経症傾向の高得点と不安障害には強い関連性がある（Brownら, 1998）。パニック障害と広場恐怖、社会恐怖、強迫性障害、および全般性不安障害の患者で、平均よりも一標準偏差以上高い神経症傾向の得点を持たない人は珍しく（Andrewsら, 1989）、そのような患者はさらに検査が必要である。神経症傾向と外傷後ストレス障害の関連は有意ではあるが、それほど絶対的なものではない。神経症傾向の高い人は、質問紙法を用いても面接を行っても、重要な対人的ライフイベンツが多くなることが示されている（Poulton & Andrews, 1992）。いずれの測定方法によってもこの関連性が確認されたことは、この結果が単に患者さんの哀訴の産物ではないことを示唆している。それはおそらく、神経症傾向と対人関係における不安との間の悪循環の証拠である。

　神経症傾向の高得点は主たる不安障害と関連がある。また、より広範な神経症の生涯既往歴（Andrewsら, 1990c）や再燃しやすさ（Andrews & Moran, 1988）とも関係している。

●逆境へのコーピング

　不幸なライフイベンツの衝撃は、神経症傾向によって緩和され過覚醒を生じさせる。ただし、過覚醒は症状という不快なものとして自覚されるが、そこで生じるコーピング活動が常に適切なものとなるとは限らない。ここで現実コーピングについて述べていくが、これは具体的には以下の3つの段階から成っている。まず最初は、問題となっている事柄に対して、十分な考慮の上に的確な評価を行う段階である。次は、実現可能な解決策のリハーサルを試み、実行に移す段階である。そして最後は、その結果に対しての再評価が

下される段階であり、その再評価は継続的に行われることになる。この段階は、構造的な問題解決技法（D'Zurilla, 1986）の中で概説されている段階とほとんど同じである。我々は Locus of Control of Behaviour Scale（Craigら、1984）という評価尺度を用いて、どれくらい今述べた行動様式をとる傾向があるのかを調べている。被験者の LCBS の得点は、長期間にわたり大きな変動を示すことなく安定していた（4ヶ月、8ヶ月、12ヶ月における再検査四分相関係数は 0.7 であったので、LCBS 得点は特性の尺度のようである）。不安障害の患者は、自らを LCBS の尺度の上で「無力な状態」と評価しており、単に自らが逆境に対処できないというだけでなく、これに対処するために他者の援助を使うことができないとまで感じているという（Sandler & Lakey, 1982）。また、得点が高い者ほど（この尺度では、得点が高いことは、行動の源が自らではなく、自分が無力であることを意味する）過去に不安障害の既往歴を有する率が高く、一見成功した治療の後でも容易に再発する傾向にある（Andrews & Craig, 1988; Andrews & Moran, 1988）。

中等度の不安は、有効な行動を可能にする積極的な力として働きうる。けれども、あまりに強度な不安は、知覚し、判断を下し、適切に行動する個人の能力を、衰弱させたり引き下げたりする。これゆえに、ストレスに対処しようとすると、平静を維持し強度の不安の衰弱効果を制限するいくつかの無意識的な防衛機制を用いることになる。Vaillant（1971）は、大学の卒業生の適応を 30 年間という長期間にわたって追跡調査して、そのような防衛機制の重要性を示した。成熟した防衛（予期、抑圧、昇華、ユーモア）では、脅威の本質と程度を認識するが、覚醒のレベルと結果として生じる不安を直接に弱める。我々はそのような機制を記述するのに、防衛様式調査票（Defense Style Questionnaire）（Andrews ら, 1989; Andrews ら, 1993b）を用いてきている。この調査票は特性の測度として機能し（1ヶ月から 18ヶ月の間隔で行った再検査相関は 0.75）、年齢に応じてゆるやかな成熟を示し、健常者から不安障害を持つ人を識別する。この測度は、広場恐怖を伴うパニック障害、社会恐怖、強迫性障害を持つ人で異常値を示すが、神経症傾向や Locus of Control と同様に、これらの障害の識別能力はないと考えられる。（Andrews ら, 1993b）。

３つの脆弱性因子

　Duncan-Jones（1987）は、一般人口中の成人サンプルを１年間追跡し、構造方程式モデルを用いて不安や抑うつにおける変動の 70%は環境もしくは個人の人格内の安定した要因によって説明されると推定した。神経症傾向だけで、分散全体の 44%を説明できることを発見した。残り 26%は他の安定した性格傾向もしくは環境の因子による。

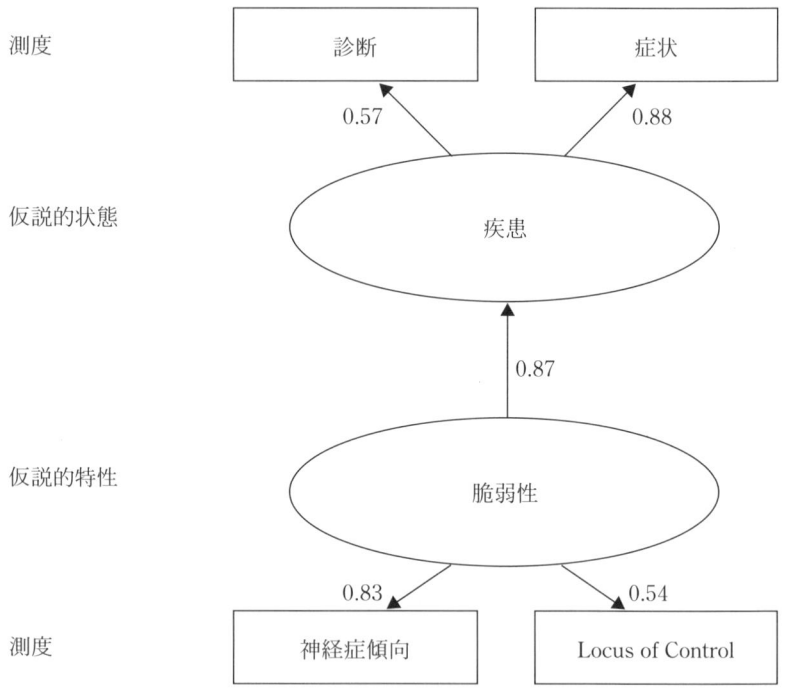

図 2.2：神経症傾向と Locus of Control によって測定した疾患に対する脆弱性の潜在変数と、不安およびうつ症状の神経症的診断の生涯有病率によって測定した疾患に対する潜在変数との 16ヶ月間における関係

表 2.1：脆弱性因子（神経症傾向、Locus of Control、防衛様式）の付加的遺伝要因（H）と個人および共通環境要因（E）についての多変量モデルによるパラメータ推定値

	固有因子		共通因子	
	E	H	E	H
神経症傾向	0.62	0.44	0.28	0.58
Locus of Control	0.61	0.35	0.50	0.53
防衛様式	0.60	0.43	0.51	0.44

　我々は神経症傾向とLocus of Controlを用いて、Duncan-Jones（1987）の構造方程式を確認した。我々の研究では、16ヶ月間にわたる症状の分散のおよそ60%が、それら2つの因子で説明できた（Andrews, 1991 図2.2参照）。この図は、疾患に対する脆弱性を説明する潜在変数と疾患を説明する潜在変数との間の関係を示している。前者は神経症傾向とLocus of Controlにより推定され、後者は過去の16ヶ月間に4回測定された症状と生涯診断により推定された。これら3つの脆弱性因子（神経症傾向、Locus of Control、防衛様式）は関連しているので、それぞれの自記式調査票で集められた情報の範囲は重複しているだろう（Andrewsら, 1989）。この仮説を説明するために、我々はこれら3つの脆弱性因子の多変量遺伝分析を行った。結果は表2.1に示されている（分析の全体像はAndrews, 1991を参照）。3つの測定因子それぞれが特定の遺伝要因や環境要因によって影響を受けているように思われるが、その一方で、それぞれの測定因子に寄与する共通遺伝要因や環境要因から受ける影響も重要である。この調査結果は3つの測度が相互に関係しているという点で一貫しているが、これはLocus of Controlが外部にあると考えることと未熟な防衛様式が強い神経症傾向の結果であることを示しているかもしれないし、あるいはこれら3つの測度すべてが神経組織のある共通なパターンを反映していることを示しているかもしれない。
　我々は、不安や抑うつ症状を決定する上で、これら3つの測度の相対的重要性を検討するため、ある思春期の集団で正準関係を用い、次のような結果を得た。つまり神経症傾向 0.6、Locus of Control 0.2、防衛様式 0.3 である

（Andrewsら, 1993a）。不安障害の特定の症状を患った人が、慢性になるかどうかを決定する上で、これら3つの因子がおよぼす相対的な影響はもちろん全然違ってくるかもしれない。

併存症

　特定の不安障害と関連して、他の精神疾患が発症することは多く（Kessler, 1994; Andrews, 1996a; Andrewsら, 2001a）、治療的関心が持たれるところである。もしこの疾患と不安障害とが両方とも同じ原因因子によるものであれば、良い治療はこの脆弱性因子に焦点をあてるべきである。もし脆弱性が不安障害に二次的なものであれば、不安障害の治療はこの二次的な疾病も緩和するはずである。もし不安障害がこの併存症に二次的なものであれば、一次的な疾患に対する治療が優先する。

●共通した脆弱性因子の影響による併存症

　一般人口から得られたデータのみに根拠を求めては、不安障害あるいは神経症の一般的モデルへの支持は得られない。根拠には乏しいが、精神疾患の治療を求める患者は、診断に合致する症状を述べるが治療を求めはしない一般人口中の人々とは、重症度の問題だけでなく、いくつかの点で異なるという印象が強い。我々は、6つの頻度の高いDSM-Ⅲ診断（大うつ病性エピソード・気分変調症・広場恐怖を伴うパニック障害・社会恐怖・強迫性障害・全般性不安障害）のうち、1つ以上の診断に合致している243組の双生児のデータと、広場恐怖を伴うパニック障害の治療を受けた165人の患者さんグループのデータとを比較することによって、この問題を調べた。

　我々は両群で、神経症傾向とLocus of Controlの脆弱性因子と、生涯における精神疾患への罹患の有無を測定した（Andrewsら, 1990b）。243組の双生児のうちで91人が、調査時点までの生活史において6つの神経症性の診断のうち1つ以上に合致した。個々の診断の有病率から予測されるところに比して、1つだけの診断に合致したものはあまりに少なく、複数の診断に合致したものはあまりに高頻度であった。それは、既に仮説として述べたような

一般的な因子が、一部の人々において不安およびうつ病性障害に対する著明な脆弱性をもたらしているかのようであった。

　治療を受けた患者さんグループの 165 人全員が広場恐怖を伴うパニック障害の診断基準に合致し、また他の広い範囲の精神疾患への罹患歴があった。86%の患者が、調査時点までの生活史において、他の不安およびうつ病性障害の診断基準に合致したことがある。この患者グループと広場恐怖を伴うパニック障害の診断基準を満たした双生児における併存症の数は、ほぼ同等であった。両群において、調査を始めるときのきっかけになった診断以外に、平均で 1.8 個の神経症性の診断が併存した。双生児サンプルにおいては、いずれの診断を出発点に取ろうとも併存症が見られた。実際、疾病の併存に関する共通因子を抽出した後に複数の診断間に特異的な関連がないか残差行列を探したが、何も見つからなかった。

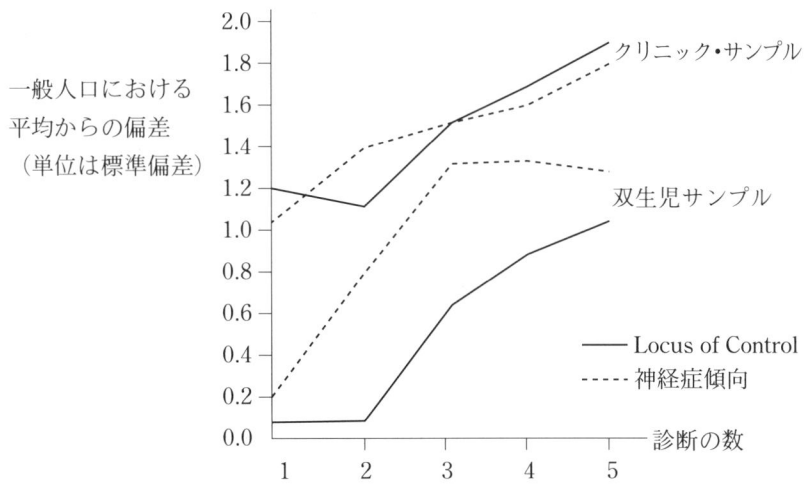

図 2.3：Locus of Control や神経症傾向として規定された脆弱性因子と神経症性の生涯診断との関係。不安障害クリニックからのサンプルと成人双生児の準一般人口サンプル

上述した一般モデルにおいては、神経症傾向やLocus of Controlのような性格因子は症状出現に強く関係していた。このような関係は、2つのサンプルの生涯診断における不安と抑うつの診断基準に見られる異なった数にも当てはまる。そのようなデータは、図2.3で示されている。この関係は、双生児グループと臨床患者グループの両方において有意である：不安と抑うつに対する脆弱性を計測する尺度でのスコアが高いほど、病気の生涯既往歴もより広範なものになる。同じ程度の病歴に対して病院にかかっている人は明らかにより高い脆弱性スコアを示した。これは、脆弱な性格において疾病がおこると専門家による治療を受ける必要性を決定づけるが、疾病だけでは、治療を求めることにはそれほど直接的には関係していないことを示すのかもしれない。それゆえに良い治療は個々の症状の治療を求めるだけでなく、神経症の根底にある脆弱性を変化させることを目指すべきである。患者を治癒（同じ病気に再び罹患する危険性が一般人口と変わらないこととして定義される）するためには、神経症に対するこのような脆弱性を減じなくてはならない。

　不安ないし抑うつ神経症の診断で当初入院していた患者さんの15年間の追跡調査に関する初期の研究（Andrewsら、1990a）において、我々は、入院開始時に入手可能な情報の中で長期的予後を予測すると思われるものについて調べた。性格は研究開始時に測定される項目の中では最も重要であることが確認された。構造方程式モデルにおいて、入院開始時に神経症傾向の測度で判定された人格の脆弱性は、不安ないし抑うつ神経症患者の15年後の予後における分散の20%を説明した。この効果は感情精神病患者にははっきり認められなかった。我々は、この結果が、不安と抑うつの発生と慢性化の規定因としての性格特性の重要性を支持するものとみなし、現在の疾患エピソードを治療する以上のことをある治療プログラムが実行しようとするならば、性格特性に注目するべきであると推奨するもう1つの理由であると考えている。

　併存症が意味するところについて、このような方法で検討したことによって得られる情報は、神経症の二因子理論と矛盾しない。第1因子は神経症に対する全般的な脆弱性で、高い不安特性と下手な対処行動を特徴とする。第2因子は個々の障害に対する脆弱性で、これは家族性、恐らくは非遺伝的で

あるかもしれない家族性（主たる不安障害のほとんどは青年期あるいは成人早期に症状が始まるものであるから）の影響に関連していると考えられる。ある人には身体の不調に対しての恐怖を抱かせ、またある人には社会的是認を受けないことに対する恐怖を抱かせ、またある人には害をおよぼすという考えに対する恐怖を植えつけるのである。

●併存症：人格障害と物質乱用障害

　前の項では、不安障害とうつ病性障害が高頻度に併存することは、神経症傾向、Locus of Control、および防衛様式調査票の高得点で示されるような脆弱性と関連づけられた。この項では、我々は性格特性の異常によって規定されるような関連から独立しているかもしれない併存症について議論したい。人格障害は不安障害の症状に影響しないほとんど独立で別個の状態であると考えられてきた。ただし、回避性、境界性、および強迫性人格障害の不安障害との特定の関連が示唆されることもある。文献中の報告もさまざまである。すべての不安障害においてすべての人格障害が非特異的に増加するという報告もある。他に、広場恐怖を伴うパニック障害では境界性人格障害が多い、強迫性障害では強迫性人格障害が多い、社会恐怖では回避性人格障害が多い、という報告もある（Mulderら，1991 の総説参照）。

　論点がいくつかある。最初に、個人の行動に対するⅠ軸の急性期の病気の症状の影響を区別することは重要である。例えば、多くの臨床家はパニックの間際に患者さんが感情をコントロールできないことをB群人格障害の証拠と取り違え、これらの人格障害と広場恐怖を伴うパニック障害との間の関係を推量するがそれは誤っている。同様に、慢性の強迫性障害を混同する人も多い。強迫性障害は一般的に青年期に発生し、個人の性格の一部になるかのように見えるので、このことは驚くべきことではない。社会恐怖と回避性人格障害にも類似のことが言える。回避性人格障害の定義ゆえに、この人格障害に当てはまる患者さんの多くが社会恐怖の基準をも満たした。回避性人格障害の患者さんが治療を求めているときは、恐怖を主訴として用いることが普通なので、社会恐怖プログラムでは患者さんの大多数が回避性人格障害を併存しているのも驚くことではない。

もう1つの論点は、人格障害を同定する方法である。表面妥当性の高い調査票のいくつかは非常に診断能力が低く、人格障害検査のような長い面接のみが不安障害を有する患者さんにおいて、人格障害を高い信頼性を持って同定することができるようである (Hunt & Andrews, 1992)。我々のクリニックにおける結果は、社会恐怖の患者さんの35％が、回避性人格障害の厳しい診断基準を満たすことを示している。強迫性障害の一部（8％）は強迫性人格障害の診断基準を満たす。しかし広場恐怖を伴うパニック障害の患者さんで、境界性人格障害の特徴を見せることはほとんどない（1％）。我々のクリニックにおける低い頻度は、人格障害を合併した患者さんが不安障害のために行動療法を求めないからかもしれない。もしくは注意深い評価が、従来言われていた関連がアーチファクトであると示しているからかもしれない。確かに、人格障害の診断基準を満たしていないが、臨床上注意を払うに価するほど境界性もしくは自己愛性、妄想性人格特徴の傾向を持つ患者さんに出会う。治療の進行につれて彼らは、不安をコントロールできるようになり、そのような行動に頼る必要性は少なくなり、臨床上問題とならなくなることもある。

　まとめると、人格障害と不安障害との関連は、原因論的な関連であるとは思えない。認知行動療法という不安障害に対する強力な治療がある以上は、人格障害と不安障害との関連は一般に信じられているよりも治療上の重要性が低いだろう。人格障害を併存した人に対してとるべき特異的な治療手段は「治療者向けガイド」に述べてある。

　物質乱用障害は、不安障害の患者さんで一般人口で予想されるよりも多く報告されているもう1つの状態である。そのような併存に関するメカニズムには3つの可能性がある。第1に、アンフェタミンやコカインのような薬物が不安症状や不安障害の症状を誘発するかもしれない。最初のパニック発作が薬物使用中に起きたり (Moran, 1986)、薬物あるいはアルコールの離脱に続いて起きることもあるという、症例報告レベルではあるが説得力のある文献がある。第2のメカニズムは、多くのアルコールや薬物常習者が、依存が不安を軽減する方法として始まったと報告しているという観察と関係する。報告者の偏りにより、その発生率は異なってくるし、Mulderら (1991) はこれらの効果を議論している。いずれの方向の因果関係が正しいのか。Kushnerら (1990) による最近の総説は、広場恐怖や社会恐怖におけるアル

コール問題は不安症状の自己療法の試みに続くことが多く、一方、パニックや全般性不安障害における併存は病的なアルコール消費に続くことが多いと結論している。

我々のクリニックでは、パニック、広場恐怖、社会恐怖の治療を受ける患者さんのうち物質使用障害の割合を調査し、一般人口における危険率と比較した。性差の影響を統制すると、パニック障害の男性を除外したすべての診断において、アルコールや薬物乱用が増えていた。社会恐怖の人は対照群よりアルコール問題を抱える割合が3〜5倍高いことが示された。すべての診断と性別における鎮静剤、睡眠剤乱用の割合は、一般人口中の割合の6〜12倍であった。この高い割合は不安障害の二次的なものだと考えられた。

それぞれの不安障害の特異性

一般に、広場恐怖を伴うパニック障害、社会恐怖、強迫性障害の基準を満たす患者さんは、不安障害に対する脆弱性を引き起こす性格上の特性を共有しているのにもかかわらず、まったく違ったように見える。症状パターンの因子分析は各症候群の間の共通性を強調する（Krueger, 1999）ものの、診断分類の見地からすると、それぞれの障害は構造化診断面接により確実に同定できる。

● DSM-IVとICD-10の分類

DSM-IVの基準とICD-10研究用診断基準は、主たる不安障害を定義するために用いる基準においてとても似通っている。我々は、両者の分類を同定するためにCIDIを用いた社会調査における有病率の相違について報告した（Andrewsら, 1999b; Andrews, 2000）が、それにもかかわらず臨床の場においては、両者の分類は機能的に同等であると考える。パニック障害はいずれの診断基準においても、反復し、突然起こり、予測不能な恐怖や不安の発作であり、数分以内に頂点に達し、この章の最初に記載した症状と二次的に起こる恐怖を伴っているものとして記述される。パニック障害を伴う広場恐怖の基準は、確かに細部では異なっている。ICD-10は伝統的記載に従い、群

衆や公の場、1人での外出、自宅から離れることに対する過度あるいは理由のない恐怖やそれらからの回避として記載している。その状況に置かれたりその状況を考えたりしたときに不安症状を伴う。DSM-IVはこの障害の重要な特徴をよく包括している。つまり、はじめは、パニック発作そのものが悩みであり障害であるのだが、次にはパニック発作が、逃げ出すことが困難であるか、あるいは助けが得られないような状況からの回避や忍耐を引き起こす。

特定の恐怖症は、特定の対象や状況に対しての過剰なあるいは不合理な恐怖として定義づけられる。DSM-IVにおいてはさらに、その恐怖のために患者さんの生活や活動に支障を来していることが、診断基準として要求される。社会恐怖は、自分が衆目のもとに曝される状況や、もしもその場でまごついたり恥をかいたりすれば大勢の注目を集めることが予想されるような状況に対しての、過剰なあるいは不合理な恐怖として定義される。ICD-10では、特定の不安症状の存在が要求されているが、これに対してDSM-IVにおいては、一定以上の機能障害が必要とされている。

強迫性障害は、強迫観念（これは、患者さんにとっては侵入的な思考として感じられる）あるいは強迫行為を特徴とする疾患として定義される。強迫観念も強迫行為も、共に反復的である。これらは患者さんには抵抗することのできないものとして感じられ、過剰かつ不合理な性質のものでもある。また、患者さんはこれにより多くの時間の浪費を強いられるため、非常な苦悩と障害を抱えることになる。DSM-IVは、強迫性障害の診断基準の中で、強迫行為について、「反復的行動または心の中の行為で、中和を意図するもの」として定義している。一方、ICD-10では、症状の持続期間が最低でも2週間に達することを診断基準として要求している。2者にはこうした相違点があるが、実用上は、どちらの診断基準に拠っても大きな差はないものと思われる。全般性不安障害は、日々の出来事や問題についての不安や心配あるいは緊張感が、種々の不安の身体症状を随伴しつつ、6ヶ月以上にわたって持続する状態として定義される。ICD-10の全般性不安障害の診断基準は、DSM-IVのそれに比べて、より多くの不安症状の存在を求めている。一方、DSM-IVの診断基準では、不安によって障害が生じていることと、不安を患者さん自身がコントロールできないものと感じていることとが求められている。繰

り返しになるが、個々の相違はあるものの（Slade & Andrews, 2001）、この2つの診断基準も臨床実地上は同等であろう。外傷後ストレス障害の閾値については、ICD-10はDSM-IVの2倍の事例を定義しているという大きな違いがあるが、これはICD-10には感覚鈍麻と臨床的意義についての基準が欠けているためである（Petersら，1999）。

●診断と評価の方法

　後の章で述べられているそれぞれの不安障害に対する治療プログラムは、上記のDSM-IV、ICD-10の診断基準に合致する患者に対して使用するよう立案されている。治療の要素の多くは異なるプログラムで共通に使用されているが、プログラムはそれにもかかわらず診断特異的である。それぞれの患者さんの正確な診断と評価は、効果的治療を行うのにきわめて重要である。それぞれの障害の診断と行動分析についての詳述された論点については関連した章で議論するつもりであるが、全般的な論点のいくつかはここで議論したい。他の評価手段による傍証を得ないで臨床診断を下すことは、もはや良質の精神医療行為とは言えないだろう。傍証を得ていない診断は、臨床医学の他のどの分野においても、もはや良い医療ではない。

　40年前、Meehl（1954）は、同じデータに基づいた臨床的予測と統計的予測の正確さを比較した。彼は、統計的予測は訓練された臨床医の予測と少なくとも同程度に、いやしばしばより正確であると結論した。臨床医はMeehlの結論に憤慨した。なぜなら彼らは、自分たちの判断が「ゴールドスタンダード」であり、これを基準として検査は開発され標準化されてきたと考えていたからである。諸検査の統計処理結果は、どのようにして検査についての彼らの判断より優れたものたり得るのであろうか。その答えは信頼性ということである。同じデータについての臨床的判断は場合によって、また異なる臨床医の間でも、一様でないかもしれない。統計処理結果はこの方法においてこのようには変動しない。信頼性は妥当性の前提条件であるため重要である。もし1人の臨床医が同じ臨床データを再検討したときに、1回目と同じ診断に至ることができないのであれば、その2回の診断の少なくとも一方の妥当性は疑わしい。もし、同じ臨床データを与えられた2人の臨床医が、

意見を一致できないのならば、2人ともが正しいということはありえないし、少なくとも彼らのうちの1人によって処方された治療は間違っているであろう。妥当性の高い判断は信頼性の高い判断に依拠している。

　構造化された診断面接は、患者さんの訴えがどれほどよく診断基準を満たしているかについての臨床判断の信頼性を改善するために開発されてきた。このような面接は通常、臨床面接に範を取ることによって目的を達成してきた。これによる妥当性の向上は、質問内容を標準化したり、面接の形式や得点計算の形式を整えることによって得られた。構造化された診断面接がどんなに完璧であるとしても、その妥当性は、面接のもととなった診断基準に固有の妥当性と、面接によって診断基準で述べられている行動や考え、感情をどの程度正確に聞き出せるかによっている。現在利用可能な面接の総説はPage（1991b）を参照。

　DSM-Ⅳの不安障害面接スケジュール（Anxiety Disorders Interview Schedule：ADIS-Ⅳ）（Brownら, 1994）は、DSM-Ⅲ-R診断を導くようにできており、臨床家が施行する半構造化面接である。この面接スケジュールは非常に綿密であって、すべての不安疾患を網羅している。しかし、施行するのに2時間を要することもある。もし面接者が適切に訓練されているなら、ADIS-Ⅳで詳細な、そして信頼性の高い評価を得ることができる。非常に詳細な評価を必要とする小規模臨床研究で主に使われる。

　統合国際診断面接（Composite International Diagnostic Interview：CIDI）は訓練を受けた面接者が施行し得る構造化診断面接である。コンピュータ化されたCIDI-Autoでは面接者あるいは直接患者さんが用いることができ、コンピュータがこの複雑な面接のアルゴリズムを処理してくれる（Andrews & Peters, 1998）。これはWHOの援助のもと、診断面接スケジュール（Diagnostic Interview Schedule：DIS）から開発され、ICD-10やDSM-Ⅳ診断を出すことができる。CIDIはモジュール化され精神疾患の主たるカテゴリーを網羅している。面接者が用いるものは不安障害をカバーするのに30分かかるが、コンピュータ化されたものでは、臨床家の時間はほとんど要らない。CIDIは大変信頼性が高く世界各地で用いられていて、14カ国語で入手できる。主な使用法は疫学調査や臨床研究、臨床実地である。妥当性を研究したところ、CIDIでは臨床家に比してより多くの併存症が診断される傾向

があるので、特異性を高める必要がある。しかしながら、重要でない診断は臨床家によって容易に却下されるし、一方、臨床上より重要であろう偽陰性診断は稀である。

感情障害および統合失調症用面接基準（Schedule for Affective Disorder and Schizophrenia : SADS）（Endicott & Spitzer, 1978）は半構造化面接で、十分な信頼性と妥当性を有するが、施行に時間を要するので、臨床研究には最適である。神経精神障害の臨床評価用面接基準（Schedule for Clinical Assessment in Neuropsychiatry : SCAN）は経験に富んだ臨床家が用いる半構造化診断面接で、DSM-ⅣとICD-10診断を出すことができるが、そのスコアリングは複雑である。この面接基準は現在の診断分類には依存しない方法で症状を記載することを目的とする。信頼性を得るには優れた臨床的判断と相当な訓練を要する。DSM-Ⅳ面接法（Structured Clinical Interview for DSM-Ⅳ : SCID）（Firstら, 1997）は半構造化面接である。不安に関するサブセクションは信頼性があり臨床研究や臨床実地に有用であるが訓練を要する。

不安障害の患者さんを評価するために、多くの質問票や評価尺度が開発されてきている。ほとんどの臨床家はそれぞれの興味分野を持っており適切な評価尺度を使用していると思われる。臨床の現場に適した検査バッテリーを後続の章で記す。

疫学と健康サービスの利用頻度

疫学は普通、臨床実践にはほとんど役に立たないと考えられている。しかしながら臨床家は、自分の患者さんに良き治療を提供できるかどうかが、お金と政治的決定に影響される現実世界に生きている。疾患の有病率や健康サービスの財源についての情報は、それゆえに臨床家が生き延びるために必須の情報である。疾患の全体的負荷研究（Global Burden of Disease project）（Murray & Lopez, 1996）は疾患の負荷を以下のように定義した。それは失われた年数と疾患による障害の重症度に従って重みづけされた障害を背負って生きた年数との合計である。1990年には彼らは精神疾患は疾患の全体的負荷の9％を占めると報告した。米国、英国、オーストラリアのような発達した市場経済を持った諸国においてはその数字は22％に達した。それは精

神疾患による負担がこれらの国々で大きいからではなく、感染症や周産期疾患による負荷が小さいからであった。1996年の報告には、3種類の不安障害、外傷後ストレス障害、強迫性障害、パニック障害しか含まれていないが、これらの3つの障害による負担は、発達した市場経済諸国においては統合失調症による負荷に等しい。そしてそれぞれ精神障害による負担全体の10分の1を占めることが注目された。すべての不安障害による負担を計算した最初の研究は、Mathersらによって発表された（1999）。彼らは、オーストラリアにおいては不安障害が全精神疾患による負担の24％を占めると報告した。感情障害は負担の3分の1を、統合失調症は負担の5パーセントを占めた。これらの推定と同時に出費についても報告があり、不安障害は負担の24％を占めるのにもかかわらず、精神保健システムの費用の8％を占めるに過ぎないということが示された。

　不安障害はしばしば見られるもので、おそらくすべての精神障害の中で最も高頻度の疾患である。個々の不安障害の生涯有病率は、研究の対象となった人口や用いられた方法によってかなり違っている。米国全国併存症調査（USA National Comorbidity Survey）は、15～54歳の成人のうち、17.2％が過去12ヶ月間に不安障害の診断基準に合致した事を示した。これらはこれまでに報告された最高の有病率で、方法論的な要因によるのかもしれない。Kesslerら（1994）は、回答率を高めるために探り質問を用い、無回答者における高い有病率を補正し、DSM-Ⅳにあるような臨床的意義という基準を用いないDSM-III-Rを用いた。さらに彼らは、それ自体はしばしば臨床の対象とならない単純恐怖についても問い、社会恐怖についてはより緩やかなDSM-III-R診断基準を用い、生涯診断のついた回答者に対し、過去12ヶ月に実際に診断基準を満たしたかどうかではなく、症状があったかどうかを聞くことによって、12ヶ月有病率を推定した。オーストラリアでの調査による同じ疾患に対する12ヶ月有病率のデータを表2.2に示した（Andrewsら, 2001a）。この調査では、過去12ヶ月の間に不安障害の診断基準に合致したかどうかを確かめた。いずれの調査でも不安障害は精神疾患の最も頻度の高い疾患群であった。

表 2.2：オーストラリア（DSM-IV）とアメリカ（DSM-III-R）における不安障害の 12 ヶ月有病率（除外基準は操作化されていない）　SE：standard error

	オーストラリア、n＝10,641 (DSM–IV　18-54歳)		アメリカ、n＝8,098 (DSM–III-R　15-54歳)	
	％	SE	％	SE
パニック障害＋／－広場恐怖	2.3	0.2	2.3	0.3
パニックを伴わない広場恐怖	1.7	0.2	2.8	0.3
社会恐怖	2.8	0.3	7.9	0.4
特定の恐怖症	測定せず		8.8	0.5
全般性不安障害	4.1	0.4	3.1	0.3
強迫性障害	0.8	0.1	測定せず	
外傷後ストレス障害	1.7	0.2	測定せず	
全ての不安障害	9.3	0.5	17.2	0.7

　18～99 歳の人口（すなわち全成人人口の代表とみなすことができる）についてのオーストラリアの調査では、除外診断基準を操作化すると DSM-IV 不安障害は 12 ヶ月有病率が 5.6％、1 ヶ月有病率は 3.8％であった。現在症状のある人は過去 28 日間のうち 10 日間は仕事ができない、あるいは通常より仕事量を減らさなくてはならなかったと報告した。また彼らの SF-12 による精神的機能の得点は 35.9 点で、現在精神疾患を患っているすべての人の平均よりもかなり低い数字であった。不安障害は機能障害が強い。不安障害は女性に多く（オッズ比 1.6）、54 歳以上の人では少なく（オッズ比 0.4）、離別、死別あるいは離婚した人で多く（オッズ比 1.9）、未婚の人で多く（オッズ比 1.4）、高等教育を受けた人あるいは現在就労中の人で少ない（オッズ比 0.6）。うつ病の人口動態統計的な関連要因はほぼ同一であった。
　こうした疾患は概して早く発症する。発症年齢の中央値は、特定の恐怖症で児童期、社会恐怖では 10 代中期、強迫性障害では 10 代後期、パニックと広場恐怖、GAD では 20 歳から 30 歳である。ほとんどの疾患において、発症してから患者が治療を受けるまでに何年もが経過する。女性の方が男性に比べて罹患しやすいが、社会恐怖、強迫性障害、全般性不安障害に対する治療プログラムにおいて性の比率はほぼ等しくなっている。若年者においては自殺企図と不安障害の間に目立った関連がある。

オーストラリアにおける調査（Andrewsら，2001b）では、現在精神疾患を患っている者のうち44％だけが過去12ヶ月の間に精神的な問題ゆえに助けを求めた。全般医のみを受診した人と、精神科医あるいは臨床心理士も受診した人と、その他の健康上の専門家を受診した人は各々ほぼ同数であった。1年間で平均9回受診し、精神的な問題ゆえの受診の39％を占めた。半数は処方を受けた。半数は非特異的なカウンセリングを受け、6分の1のみが認知行動療法、すなわち第1選択の治療を受けた。援助希求行動は、年齢・性別・機能障害および婚姻状態に関連していた。24歳以下もしくは54歳以上の男性では20％しか受診していないが、25～54歳で機能障害があり、もはや結婚していないという女性では75％が受診していた。受診しない人々における主観的な治療の必要度は、情報と心理的な治療に対するものであって、薬剤すなわち最も一般的に提供されている治療に対するものではなかった。恐らくこれが彼らが受診しなかった理由かもしれない。

　ここ20年間で不安障害に関する知識は急激な進歩を遂げている。診断基準が決まり、診断や評定の手技の信頼性と妥当性の高さが示されてきている。本書により有効で効果的な治療法がはっきりとわかっていただけるだろう。疾患特異的あるいは全般的な病因についての情報も明らかになりつつある。今や不安障害の患者さんを積極的かつ上手に治療するのは臨床家の責任である。

第3章 不安障害の治療総論
治療者向けガイド

　本書は種々の不安障害の効果的治療法を述べるものである。いくつかの治療、とりわけ主たる不安障害に対する認知行動療法は、かなり細部にわたって述べられている。本章は認知行動療法の主たる技法の背景情報を述べるとともに、これらの技法を効果的に用いるために重要な臨床上の諸問題についても述べる。

認知行動療法の技法

　前章で我々は現在の逆境となるライフイベンツ、もしくは逆境となるライフイベンツの心象により、そのライフイベンツが脅威にあたると評価するようになるという不安のモデルを提示した。もし、このライフイベンツが、例え現実のものであれ想像上のものであれ、予想不可能でコントロール不可能な脅威であると決定されたならば、神経症傾向のレベルに応じて覚醒の程度、および経験される症状の程度が決定される。脅威を受け覚醒度が上がったならば、各人は以下の2つの課題に取り組まなくてはならない。第1に、不安が促進的であり阻害的ではないようにコントロールすること、そして第2に、その脅威を否定するような戦略をとることができるようになること。問題は神経症傾向の強いほとんどの人が、脅威は予測不可能でコントロール不可能なものであるから克服不可能なものであると即断してしまう点である。治療は、ほとんどの脅威が理解可能でコントロール可能なものであるようにしなくてはならない。呼吸コントロールや、またある程度までの瞑想やリラクゼーションという戦略は、覚醒度を減弱させるための戦略である。疾患の症状あるいは恐怖の対象となった状況に対する段階的曝露は、覚醒を減弱し回避を克服するための鍵となる。認知療法は、「この出来事は本当に脅威なのか？」という評価の過程に焦点をあてる。構造化された問題解決技法は、脅

威もしくは問題を、少なくともその一部に対する解決が試みられうるような形で定義し、もはやコントロール不可能ではなくなった問題を徐々に克服することができるようにする方法である。熟練した治療者は、これらの技法、例えば認知療法や段階的曝露のたった1つを用いることによって患者さんの回復を手助けすることができるが、我々の多くはこれら4つすべてを個々の不安障害に応じて改変しながら用いることを躊躇しない。Marks（Marks & Dar, 2000）は、曝露療法の強力な推進者であったが、以上すべての技法によって恐怖の減弱は可能であろうと述べている。

●覚醒を減ずる技法

呼吸コントロール：普段より深く呼吸をすることは脅威に対する正常な生理学的反応である。症状（頭が軽くなる感じ、目まい、息ぎれ感、窒息感、四肢のうずき感や感覚麻痺、動悸、胸痛や胸部圧迫感、現実感のない感じ）を呈するほどの過呼吸は、かねてより不安障害の患者さんで観察されてきた（Lowry, 1967; de Ruiterら, 1989a; Holt & Andrews, 1989b）。Kerrら（1937）は、このような患者さんに対する教育的技法として、意識的な過呼吸をさせて症状の原因に気づかせようとした。最近強調されていることは、パニックの合併としての過呼吸反応の重要性である（Garssenら, 1983）。そして、過呼吸の治療の研究は、ほとんど全てこの疾患に限定される。Rapee（1985b）は、パニックの症状と意識的な過呼吸によって引き起こされる症状の類似に注意を引くことによって、パニック発作における過呼吸の重要性を患者さんに明らかにした一症例報告をしている。彼は、安静時の呼吸数を何度も患者さんに数えさせた。最終的に患者さんは、8秒周期へとゆっくり呼吸する練習をし、パニック発作の始まりに気づいたときにはいつでも、この回数の割合で呼吸をするように促された。

Clarkら（1985）およびSalkovskisら（1986a）は、パニックの治療のための意識的な過呼吸の効果を例示する2つの症例シリーズを報告した。一定期間意識的に過呼吸することによって引き起こされる症状を経験した（身体感覚への内的曝露の一種）後には、パニック発作をよりよくコントロールすることができる。なぜならパニック症状の原因を過呼吸によるものだとみな

すことができるからである。これらの患者さんは、さらに5秒周期で呼吸するように訓練され、いつでも発作が起こったときには、この割合の呼吸でパニックをコントロールするよう教えられている。

過呼吸症候群に対する伝統的治療は、紙袋を口に当てた状態で息を吸わせてCO_2レベルを増加させるというものである。この手法が効果的であるというエビデンスはない。恐らくそれは、不安が始まると同時にはできない、もしくは期待される効果が得られるほど長く続けることができないからであろう。これに対して、呼吸コントロール技法は役立つと考えられる。なぜなら、不安やパニックを予期したときに直ちに呼吸コントロール技法を始めることができるし、また定期的訓練によって、差し迫った不安やパニックで圧倒されているときでも実行できるからである。それが効果を発揮するのは過呼吸を是正するためなのか、状況から気をそらすためなのか、あるいはリラクゼーション反応を引き起こすためなのかはわかっていない。呼吸コントロールのみによってパニック発作をコントロールしようとすることは、患者さんがパニック発作は実際には危険ではないのだということを学ぶことができないゆえに、非適応的かもしれないという合理的なエビデンスがある（Schmidtら，2000）。しかし、パニック症状への身体感覚への曝露と組み合わせるならば、呼吸コントロールも価値あるものである。呼吸コントロールはいかなる理由であれ、人々が急性に不安を感じるときには有用なコントロール技法である。

瞑想：Benson（1976）は、簡略化したヨガの技法を西洋世界に紹介した。そこでは人々は快適な姿勢で静かに座り、目を閉じ、呼吸に集中し、息を吐くたびに「いち」という言葉を言うように指示される。これを10～20分間続け、気が散りそうなときには元の課題に注意を集中することによって、人々は平穏な気持ちと逃げるか戦うか反応の逆転にいたる。Bensonはこれによって生じる短期的な変化についてのデータを提示した。この方法は不安障害において有用であると示されたことは一度もないが、患者さんは特に神経症傾向の強い場合には有用であると報告している。これもまた覚醒度をコントロールする技法であるが、すべての急性の状況で使用できるようなものではない。

深部筋リラクゼーションは、西洋世界にはJacobson（1962）によって紹介

された。この技法はすべての筋肉群を交互に緊張を高め、また緊張を減じることからなる。そこにはしばしばオーディオテープによるガイダンスがつく。これもまた覚醒度の低下をもたらすが、不安障害の患者さんにおいてはプラセボに勝る効果が示されたことは決してない。筋肉を収縮させまた弛緩させることによってリラクゼーション反応を生じることができるようになったならば、人々はストレスフルな状況においても、アイソメトリックな深部筋リラクゼーションの簡略化した方法を用いることによって、リラクゼーション反応を引き起こすことができる。アイソメトリック・リラクゼーションを用いることによって覚醒度をコントロールできるという経験は有用であり、漸進的筋リラクゼーションを規則的に練習することは全般性不安障害を持った人で見られる筋緊張に対して有益である。

●曝露

　段階的曝露はおそらく、患者さんに恐怖の対象となった状況を克服させるのにもっとも強力な技法である。これらの技法は、学習理論に確実な基盤を持っており、習慣化あるいは段階的消失として知られている。端的に言うと、この技法は、恐怖や不安を引き起こすような刺激に段階的に再曝露することを含む。患者さんから得られた情報をもとに、患者さんが圧倒的な不安をおぼえずに行動できるように、治療者は段階的な一連の曝露課題を計画する。不安階層にのっとった進行は系統的であり、最小限に不安を引き起こす程度の行動から始められ、順に課題を習得してより大きな不安を引き起こす課題へと治療は進められる。

　形式と機序の点で、系統的脱感作（これは基本的には想像上で曝露を行うものである）との類似点が気づかれるが、段階的曝露に含まれる技法には2つの重要な相違点がある。1つは、曝露をできるだけ想像上よりも現実に行うということである。2つ目は、リラクゼーションのような拮抗反応を教えることはなく、人が不安を引き起こすような刺激に曝露されたときに、不安反応に取って代わるような反応は用意されていないということである。各人それぞれが自分の不安には根拠が無いことを学ばなくてはならない。

　不安を軽減するために、恐怖を引き起こすきっかけに対して曝露すること

は、決して新しい方法ではない。ゲーテは、1770年代初期に高所や騒音、暗闇、流血に対する恐怖を克服するために自ら行った曝露について、興味深い記載をしている。自己治療の記載の中で、彼はこう言っている。「印象が、私にとってすっかり薄いものになるまで、恐怖と苦痛を伴う感覚を繰り返した（Eysenck, 1990より引用）」。

Herzberg（1941）は、段階的曝露という方法で、まったく自宅から離れられなかった重症な広場恐怖を患った女性の患者さんの治療に成功した。Grossberg（1965）は、限定的な社会恐怖（人前で話すことに対する恐怖）の女性の治療に段階的曝露技法を用いて、卒業に必要な課題をこなすことができるようにした。これらの初期の調査以降、対象群を設けた追試および技法の拡張が行われ、段階的曝露はパニック障害や広場恐怖、社会恐怖、特定の恐怖症、強迫性障害、外傷後ストレス障害の行動療法において必須の役割を担うようになった。

恐怖の対象となった状況に曝露することによって、恐怖には根拠がないということを学ぶことが肝要である。多くの人にとって恐怖となる刺激は症状そのもの、例えばパニック発作における動悸あるいは強迫性障害における侵入的思考である。内的曝露とはそれらの内的な症状に対して段階的に曝露し、それらが不安を引き起こさないようにすることをいう。パニック障害においては、内的曝露は自分でコントロールできるという感覚を提供するために特に重要である。

●認知療法

認知療法が、行動療法的な技法に加えて使用されるようになったのは、比較的最近のことである。しかし、認知療法の底流となっている前提的な考え方自体には長い歴史がある。ギリシャの哲学者エピクテートスは次のように言っている。我々は出来事自体に影響されるのではなく、それをどう解釈するかによって影響されるのである。従って、その解釈を変えることができたならば、その出来事が我々におよぼす影響を変えることができるだろう、と。Ellis（1957, 1962）が主唱したような認知療法的な手法は、心理的な障害というものは誤った、あるいは不合理な思考パターンの結果として生じている

という信念に直接的には由来している。論理情動療法（Rational Emotive Therapy：RET）において用いられている治療的技法は、誤った、あるいは不合理な思考パターンや信念に対して修正を施し、より合理的な思考パターンに置き換え、結果として障害を軽減することを目的としている。RET の本質的な特徴は、以下に示す A-B-C-D-E パラダイムに見られると言っていいだろう。すなわち、

　　A － 個人が遭遇した出来事
　　B － B に対する反応として、個人が行う一連の思考や信念
　　C － B の結果として生じる、情動面および行動面での反応
　　D － B で生じる思考や信念に対して、治療者が行う修正の試み
　　E － 修正を施され、有益なものとなった情動面や行動面の結果

　認知療法の形態には、もう1つ Beck（1976）の提唱したものがある。その最終的な目標は、RET と同様、合理的で適応的な思考パターンを形成することである。端的には、患者さんに自分の思考を意識させることによって、すなわち誤った、あるいは歪んだ思考を同定することを学ぶプロセスによって、これらの思考パターンが形成される。患者さんはこれに習熟することで、合理的で適応的な思考パターンを獲得できる、ということになる。これらの誤った思考は、治療者からフィードバックを施したり、患者さんに自分の間違った思考を検証するようにデザインされた体験行動をさせたりすることで、より客観的で正しい認知に置き換えられる。治療の最終的な段階では、治療前の不適応的な認知の原因となっていた基礎的前提を克服することに注意が向けられていくことになる。

●構造化された問題解決技法

　行動の修正を行うのに適した応用方法を求めて、D'Zurilla & Goldfried（1971）は人間の問題解決に関する広範な文献を総説した。もともと無力で困難を解決することができなかった人が、問題に取りかかる方法を学ぶことができ、その方法によってより有能となり、ついには「自分自身の治療者」として機能するようになるであろうと彼らは述べた。彼らは、効果的な問題解決には5つの段階があるという点で双方の意見が一致しているとした。す

なわち、全般的な方向や様子をとらえること、問題の定義と明確化、選択肢の設定、決断、検証の5段階である。D'Zurilla & Goldfried はまた、臨床適用のためのガイドラインを示した。しかし、彼らの例は臨床実践にはあまり適していないように思われた。

Falloon ら（1988）は、統合失調症に対する効果的な行動家族療法の一部として、その技法を採用した。構造化された問題解決技法では、患者さんと家族が問題を同定し、いくつかの選択肢を考え出し、最善の選択肢を同定し、そしてそれを実践するように働きかける。その後 Falloon は、全般医たちから紹介された他の精神疾患の患者さんに対して働きかけるときにもその技術を用いるよう、地域の精神保健看護婦たちを訓練した。これらの患者さんは一般に不安神経症か抑うつ神経症を患っていたが、この技術が、以前には他者を頼りにしていた患者さんを変化させ、それによって、その後も問題や困難により良く対処しコントロールできるようにさせるのにかなり有効であった、と全般医たちは報告した（Andrews, 1990c）。

D'Zurilla & Goldfried（1971）によって同定された特徴を有する構造化された問題解決技法は、単極性うつ病の患者さんには、集団療法やウェイティングリストよりも効果があることが示されている。問題解決技法の有効性は、短期的および長期的なうつ病の症状軽減、ならびに Locus of Control の内在化と共変していた（Nezu, 1986）。さらに最近では、Salkovskis ら（1990）が、この技法が治療の終結時とその1年後に通常の治療に比べて抑うつ症状、絶望感、自殺念慮、標的問題を軽減することにより、自殺企図を繰り返すリスクの高い患者に有効であることを示した。

特定の不安障害の患者さんに対してこの技法の有効性を調べた比較試験は無い。プライマリケアで同定された患者さんを対象とした Falloon ら（1988）の業績を基礎におき、我々は治療マニュアルの一部として、また全般性不安障害の治療プログラムの中心的成分としてそれを取り入れた。その段階を以下に示すが、D'Zurilla & Goldfried（1971）によって最初に要約されたものとあまり変わらない。

1. 問題点の明確化：まず最初に、患者さんに主要な恐怖や問題を具体的に挙げさせ、それらが他の人や機関などによって対処されるのではなく、彼ら

自身に対する脅威であることを確認する。大きく複雑な問題は通常一連の構成要素に分解することができるので、別々の目標のリストとして特定するのが一番良い。そしてそれらの1つを治療ターゲットとして同定する。

2. **すべての可能な限りの解決法を挙げる**：次に患者さんにこの問題を解決するためにいくつかのアイデアを具体的に挙げさせる。このブレインストーミング的なアプローチでは、仮にその解決法の中に非現実的なものがあっても問題とはならない。なぜなら奇異な解決法でさえ良いアイデアを生むためのもとになるかもしれないからである。
3. **起こり得る結果を評価する**：それぞれの解決法の主なメリットとデメリットを手短かに話し合う。
4. **最善の治療法について合意を得る**：どの解決法が好ましいかは通常明らかである。その時点でその解決法が実践可能であるかどうかは、即座に実行に移れない他のより良い解決法よりも優先される。
5. **計画と実践**：患者さんはその問題解決的行動を実施する方法について、かなり詳細にわたって計画を立てるべきである。これらの計画の詳細（電話番号、名前、住所、鍵となるフレーズ）を書きあげなければならない。その解決法を実施するときに、人は不安と恐れを抱き、用いようと決めていた理性的な手段を忘れてしまったり、混乱してしまうことが非常に頻繁に生じてくるであろう。
6. **結果を再評価する**：引き続きその問題解決的試みの結果を再評価し、そして臨床家はすべての試みを賞賛すべきである。現実の問題は複雑で、さらなる問題解決における努力が通常要求される。重要なことは、なされた進歩を踏まえて同じ問題を再定義できることである。たとえ最初の解決法がまったく効果がなかったとしても、その過程を思い返せば、目標や解決法を再考するための何かを学ぶことができたであろう。

臨床的問題

● 診断

本書のマニュアルに示した治療が奏効しそうな患者さんのすべてが、パ

ニック障害、広場恐怖、社会恐怖、特定の恐怖症、強迫性障害、全般性不安障害あるいは外傷後ストレス障害に苦しんでいる。それまでの治療法に反応しなかったことそれ自体では、治療法の選択が不適当ということを意味しない。重症度と慢性度は、むしろ患者さんを選択する方向での判断基準となる。普通に生活する自由があるはずなのに、疾患によって高度の機能障害を負わされたり苦しめられることは、多くの患者さんに回復するための努力に必要な原動力を与える。不安障害からの回復は、実に大変な所業であり、相当な勇気を必要とする。

臨床家は、症状がICD-10やDSM-IVの診断基準に合致することを確認するのに必要な正確な診断面接を行う責任がある。症状の生起や同時に生じる認知に影響を与える状況を明確にする行動分析もまた必要である。慎重な臨床家は好奇心豊かに問診しなくてはならない。「もし何か起こったら？」というのが、最終的な恐怖を明らかにする際にしばしば用いられる重要な質問である。「もし心臓発作を起こしたら」「もし他の人に不安そうに見られたり軟弱だと思われたら」「もし自分の家族に災難が起こったら」「もしすべてが失

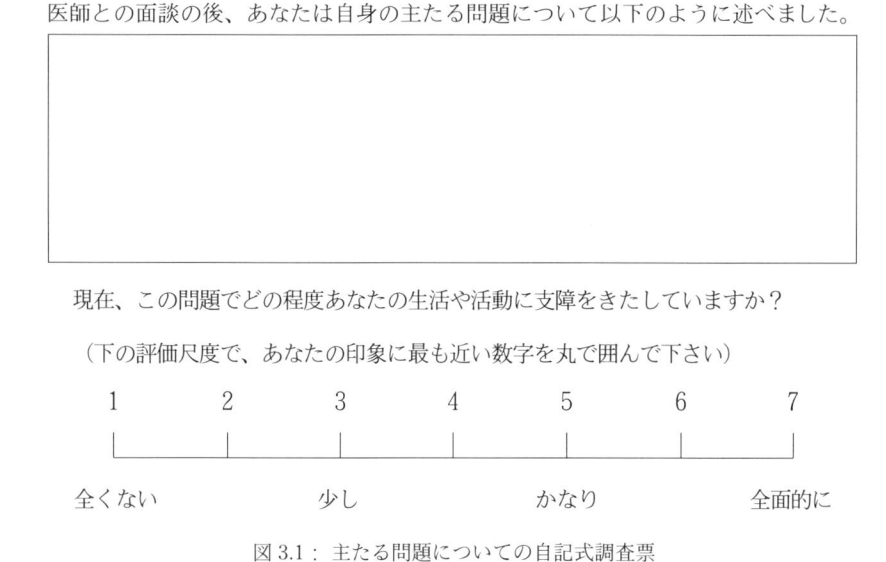

医師との面談の後、あなたは自身の主たる問題について以下のように述べました。

現在、この問題でどの程度あなたの生活や活動に支障をきたしていますか？

（下の評価尺度で、あなたの印象に最も近い数字を丸で囲んで下さい）

```
   1       2       3       4       5       6       7
   |       |       |       |       |       |       |
 全くない          少し            かなり          全面的に
```

図3.1：主たる問題についての自記式調査票

敗したら」「もし記憶が戻ってきたら」というのが個々の不安障害の特徴的思考内容である。ひとたび主たる訴えが同定されたら、疾患がどの程度生活や活動に支障をきたしているかを患者さんに評価（点数化）させるのが良い（図3.1）。この評価尺度には2つの目的がある。（1）治療開始時点における患者の主たる目標を同定する、（2）繰り返し用いることにより、良好な治療の結果として得られる機能障害の軽減を評価する上で鋭敏で個別的な測度となる。

●併存症

　2つの障害が共存し、不安障害が一次性であり、併存する状態が二次性と判断されるなら、明らかに不安障害を治療する方がよい。唯一の例外は物質乱用である。不安障害のためにアルコールやベンゾジアゼピン系薬物を使用していた人であっても、不安障害の治療が実際に行われる前にこうした薬物の使用を止めなくてはならないという。長期間ベンゾジアゼピン系を使用していてかなり依存形成されている人だと離脱することができないかもしれないので、認知行動療法的技法から十分に益を得ることはできないだろう。慢性的にベンゾジアゼピン系を摂取するのに慣れてしまう人もいるので、こうした患者さん全員にこのような薬物を止めさせようとするのは愚かな臨床家のすることである。そのような治療手段でのプラスとマイナスを考えなくてはならない。ベンゾジアゼピン系からの離脱は困難である。我々は、患者がジアゼパムのような長時間作用型ベンゾジアゼピン系に変更し、その後3日毎に、服用量を前日の量から10%減らすことを推奨する。そのような場合でさえ、薬物の使用を止めるまでには10週間もかかるかもしれず、またその期間の最後が一番困難であろう。

　他の精神障害の基盤として不安障害が現われ、不安障害がこの障害に対する二次的なものであるという場合には、一次性の状態が解決するまでは不安に関する治療を提供しても何の役にも立たないだろう。2つの状態が共存していても、それぞれが原因となっているのでなければ、臨床家はより障害が強いか、最も容易に治療することができる障害をまず治療すべきである。不安障害の治療の禁忌は共存する物質乱用である。というのは、薬やアルコー

ルの影響下にあるか、あるいは渇望しているような間は、不安をコントロールすることを学習することはできないからである。

　はなはだしい重症人格障害はもう1つの禁忌である。なぜなら、不安というものが患者さんの困難さのうちでもっとも小さいものであることが多いからである。こうした患者さんを認知行動療法家に紹介することは、どこかで何かがなされうるという希望的観測による破れかぶれの行動である。精神病の患者さんは確かに不安になるので、基本的な治療は精神病にねらいをつけるべきではあるが、認知行動療法の技法を使って不安を軽減するようにすることは、価値あることであろう。我々の経験で言えば、精神病の治療を担当する治療者が認知行動療法を行うのは最も良いことである。なぜならこの治療法は他の治療と協調しながら行われねばならないからである。

●患者さんの動機づけ

　最初に問うべき質問は「あなたはなぜ今治療を求めていらっしゃったのですか？」という質問である。もし、その答えに家族や医師、あるいはその他の外部の要因が含まれていたら、臨床家はその患者さんの治療を引き受ける前に注意をすべきであり、その患者さん自身が回復するための取り組みを行いたいのかどうかについてさらに尋ねるべきである。我々は患者さんの障害が訴訟問題である場合には、その患者さんの治療は引き受けないことにしている。というのは、回復への動機づけは、金銭的補償の公算があることによってひどく萎えてしまいうるからである。不安障害からの回復には勇気がいる。自分の不安をコントロールし、かつ恐怖対象と直面できるように自らを鍛錬しようとするならば、動機づけがなければならないのである。

　患者さん自身が自らの治療者にならなければならない。多くの不安障害は慢性であり、患者さんの中には具合の悪い時期の解決策として、他者を頼ったり薬物に依存したりすることを覚える者もいる。彼らは自分自身を信頼することを学ばねばならない。そしてこの先、事がうまく行かないときにも薬や他者の庇護を用いてはならないことを受け入れなくてはならない。その不安障害が実際に機能障害を生じ、苦痛を生じさせるほど、彼らはこうした責務を受け入れるようである。守ってくれる家族や簡単に手に入る薬によって、

彼らが不安の苦痛から隔離されればされるほど、回復のために必要な自主的な歩みを進めようとはしないようである。ありふれた言い方ではあるが、このような認知行動療法から利益を得ようとするならば、患者さん自身が変化したいと思う必要があるのである。

罹患が長期にわたり、誤った治療あるいは怠慢な治療を受けたあとには、多くの患者さんは強い怒りを抱き、効果的な治療の可能性を否定する。この怒りの気持ちを調べることは意味がある。「これまでに受けた治療をどう思いますか？」「回復の可能性を信じますか？」と切り出してみるのが良いだろう。ほとんどの患者さんは回復したいと思っている。これまでに受けたがうまくいかなかった治療にかかった費用や被った損害について臨床家が共感することは、治療過程にとって本質的に重要な治療同盟を促進しうるという証拠もいくつかある。

普通の臨床家は、認知行動療法は強力で有効な手順であり、大うつ病性障害や統合失調症、摂食障害、性や結婚の機能不全を含めた様々な障害に適応でき、また診断ができない心理的問題や精神科的問題にも適応できることをよく知っているはずである。しかし、認知行動療法を表面的な治療で症状しか扱っていないと考える臨床家もいるし、患者さんはどのようにしてよくなるのか教えられるべきとする考えをひどく嫌う臨床家もいる。どちらの見解も間違っており、また治療の妨げになる。

放置しておけば慢性化し、重大な精神障害をもたらす疾患において、その症状に対処することは有効で持続的な治療法であることを臨床試験が示している。不安障害についても違いはない。同様に、認知行動療法は単に患者さんに何を行うべきか、何を考えるべきかを教えるに過ぎないと考えるのは間違いである。この治療法を有効に適用するには、本書に述べられているように患者さんと治療者の協力を必要とする。治療者の基本的な役割は、患者さんにいかに疾患をコントロールしたらよいか教えることに始まり、患者さんが自らの回避行動を減らし、また恐怖や心配に直面するのを遅らせるために用いるその他の方策を最小限にする過程を通じて、患者さんを導き、ときには患者さんを支えることである。これらの目的の達成は単に患者さんが何をするか教えられただけだとしたら不可能である。患者さんはここへ治療を受けに来るまでに、数多くの友達や親類や、善意ではあるが訓練の不十分な医

学専門家から何をすべきか教えられてきたに違いない。

　患者さんが病的な不安を抱かなくなるように導くというのは、ただ単にどのような考え方をすべきかを患者さんに教えるというのとは異なる。臨床家は、患者さんが自ら進んで治療プロセスに参加するように仕向けなければならない。患者さんとの関係が治療的となるためには、患者さんへの理解と共感とを伴ったアプローチが必要である。患者さんは困り果てた挙句に治療の場に現れるのであり、自分の状態が軽く見られていると取られかねないふとした治療者の言動に傷つきやすいのである。臨床家の態度が投げやりに見えれば、進歩は妨げられ治療への意欲は阻害される。同様に、似たような症状に苦しんでいる人は他にもいる、と伝えることで患者さんが安心する場合も確かにあるけれども、「あなたの訴えはありふれた（従って聞き飽きた）ものだ」と言うように響いては、せっかく勇気を振り絞って治療にやってきたのに突き放されたように感じることになるだろう。従って、理解と共感は当然のこととして、臨床家は患者さんの福利と回復とに純粋な関心を寄せていなくてはならないのである。

　Rabavilas ら (1979) は、行動療法を受けた恐怖症の患者さんと強迫性障害の患者さんに治療者を評価してもらうという研究を行った。評価項目は16あり、治療者の態度に関するものか、治療の進め方に関するものであった。治療者を、患者さんを尊重する、理解がある、関心を寄せてくれる、励ましてくれる、やる気を起こさせてくれる、簡潔明瞭に説明してくれる、と評価した患者さんがもっともよく改善していた。治療者を、依存欲求を充たしてくれる、寛容である、と評価した患者さんの改善はそれほどではなかった。

　この治療法の性質からして、また、主要な目標は患者さんに自らの症状に対処する技法を習得させることであることからして、臨床家は依存を助長しないようにしなければならない。認知行動療法をうまく教えることのできる臨床家は、めったに依存の問題に巻き込まれることがない。その主たる理由は、治療の進展を常に患者に帰するからである。つまり、何かがうまく行ったとすれば、それは治療者が教えた効果的な技法を患者が習得し、採用し、実行したからだというわけである。依存欲求を持つ患者との間で問題が生じるのは、治療者が全能のエキスパートのイメージを投影してしまい、自分は患者さんにその状態と治療法とを教育することができなかったとか、逆に変

化は患者さんの努力ではなく治療者自身の技量で生じたと考えてしまう場合である。

　認知行動療法は効果的で長く持続するが、治療の進行は一直線ではない。進歩の速度は揺れ動くし、認知行動療法の過程をスムーズに問題もなく行えることはめったにない。治療が進むに連れて患者さんの動機づけの問題が現れてくる。患者さんは、病気を克服したいという希望が、彼らの恐れる状況に直面する際の恐怖よりも強いときに治療を求めてくる。治療の進行は、設定された課題が困難すぎるように見えると進歩が止まってしまう。患者さんの治療を受ける動機が消失したかのように見えるとき、臨床家は治療を躊躇する理由を見つけ、患者さんに治療を続けるように促さなければならない。励ましはそれまでに患者さんが達成したことを賞賛したり、またこの疾患を患ったままで生じる個人的な損失を指摘するという形を取ることもあるだろう。一般的には患者さんは、治療の一部分として達成しなければならない課題に、より関心がある。現在の課題だけに焦点を当てていると、患者さんは今まで達成したものを見失い、また自分の病気が引き起こしている苦悩や不快を忘れがちである。治療を受ける動機が弱くなったときに、患者さんの注意をこれらの幅広い問題に向けると、しばしば状況を安定させる手助けとなる。動機づけのための面接については第14章*に述べてある。

　すべての不安障害において、恐怖が目立たないものとなるためには、患者さん自らが自分の恐怖対象に直面しなければならない。患者さんによる拒絶は、治療プログラムの組み方が下手であることを反映しているかもしれないし、予期不安の機能によるかもしれない。期待されている進歩の速度が速すぎたり非現実的なものでないか見定めるために、患者さんにとってプログラムを再び行うことが要求されるかもしれない。もしそうなら、さらに細かく段階を分けた曝露プログラムを設定すると良い。もし予期不安が鍵ならば、認知再構成法を用いて予想される困難を分析し、達成感を強化することが助けとなるかもしれない。最後に非常に大切なことだが、患者さんが困難な状況を扱ったりこれに直面するよう手助けするには、ユーモアが必要不可欠の道具である。ユーモアは、大昔からそうであったように、不安に対する最善

＊原著第14章は「特定の恐怖症」の治療者向けガイドですが、日本語訳に入っていません。

の防御の1つである。

●薬物療法の併用をどうするか

　ベンゾジアゼピン系薬剤については後の章でも議論をするつもりであるが、2つの理由から禁忌となるように思われる。1つには、この薬物がこれからの治療で患者が学習する、薬物なしの状態のための新しい技法の全般化を妨害するからである。もう1つには、この薬物動態から考えてベンゾジアゼピンによる利益がありえない場合ですら、患者さんは治療に成功しても、それを誤って薬のおかげであると解釈してしまうし、治療が失敗したら自分自身が技法をよく理解していなかったせいだと思ってしまうからである。成功してもそれが自分の業績とならないような課題を誰にも行わせるわけにはいかない。抗うつ薬の場合は事情が異なるように思われる。抗うつ薬は治療の妨げにはならないが、我々は不安障害に対して抗うつ薬を処方されている場合にはこれを中止し、うつ病に対して抗うつ薬が処方されている場合にはこれを継続するようにしている。強迫性障害におけるセロトニン作動性抗うつ薬も同様に考えるべきであり、薬物を継続するかどうかについては患者さんと話し合わなければならない。大抵の患者さんは何らかの恐れを抱きはするものの、薬なしで自らの障害をコントロールしたいと考える。薬物療法を継続したまま認知行動療法を行って、さらに効力が大きくなることを望む患者さんもいる。その理由が何であれ、薬物を急に中止してはならない。

●治療者の動機づけ

　とても容易に臨床家の士気はくじかれる。臨床家であれば誰でも、難治性で回復の遅い患者さんを頻回に診察することになる。また、回復の早い患者さんを診察することはほとんどない。従って、臨床家が自分の持っている予約表を見たならば、相対的な失敗感を経験する。つまり予約表には、回復の遅い患者さんの名前が連なっている。これは当然のことである。なぜならば一旦回復の早い患者さんが治癒したら、彼らは病院に来ることはなくなり、薬物療法や精神療法の助けを得ずとも自立して生活していけるからである。

同僚は再発したあなたの患者さんをちょうど診ていると言って、この失敗感を補強してくれる。治療者は、よくなった患者さんを2度と診ることはないということを忘れてしまう。我々は多くの追跡研究を行ったが、結果は決まって安心できるものであった。つまり、追跡研究の対象となった患者さんの数を平均すると、現在待合室をいっぱいにしている患者さんの2倍うまくやっている。

　もし臨床家が意気喪失することによって、無益感や、特異的治療計画の実行は時間をかける値打ちがないという感覚や、「さあ今日は何をしましょうか？」というような治療が許されるという虚無的な考えを生んでいないのであれば、治療の有効性に対するこのような不安の念は、すべて単なる学問的問題にすぎないであろう。しかし、実際はそうではない。本書の重要なメッセージは、特異的で効果的な治療が存在するということである。それゆえ、治療者は、確かな診断をつけ、その診断に基づいて適切な治療計画を立てるべきである。一旦この治療計画が立てられたならば、なすべき仕事は1つである。あなたの能力とあなたの患者さんの能力のあたう限り最善の治療を行いなさい。

第4章 パニック障害と広場恐怖
症　状　編

　パニック障害と広場恐怖の患者さんは、「パニック発作」の症状を訴えると共に、恐怖に駆られて様々な程度での状況回避を強いられていると訴える。同様に治療も、患者さんが言うところの「パニック発作」の症状を変化させることと、回避行動を減弱することの両方に焦点が当てられている。現在使われている主な診断基準においては、パニック障害と恐怖症性回避との関連性を認めてはいるものの、パニック発作と広場恐怖的な回避の間に質的な区別を設けている。

診　　断

　DSM-IV は、パニック発作と広場恐怖的な回避行動の間に時間的な関連性を想定している。パニック発作を特徴づける症状は以下の通りである。恐怖感、目まい感や気が遠くなる感じ、息苦しさ・息切れ感・窒息感、死ぬことに対する恐怖、気が狂うことに対する恐怖、コントロールを失うことに対する恐怖。DSM-IV では、パニック障害の方が広場恐怖よりも重きをおかれている。DSM-IV の診断基準では、パニック障害とは、予期せぬパニック発作が反復して起こるか、もしくはパニック発作によって著しい生活上の障害（具体的には、もっと発作が起こるのではないかと心配すること、もしくは今度発作が起きたら一体どうなるのだろうかと発作の結果について心配することを指す）が生じていることであるとされている。パニック障害の診断は、広場恐怖を伴うパニック障害、あるいは広場恐怖を伴わないパニック障害という形で下されるのが常である。広場恐怖は、「逃げることが困難であるかもしれない（または恥ずかしくなってしまうかもしれない）場所または状況、またはパニック発作またはパニック様症状が生じた場合に助けを得ることができなかもしれない場所または状況にいることについての不安」として定義

される。患者さんが回避する状況としては、家の外で1人でいること、1人で出かけること、トンネルの中や橋の上、ひらけた場所にいることなどが特徴的なものとして挙げられる。パニック障害の既往歴のない広場恐怖は、多分歴史的な理由で疾病分類学に残されている。疫学研究においては、その診断はしばしば見られるが（例えばRobins & Regier, 1991）、しかし、そのような症例は臨床実践においてはめったに見られない。個々の症例を調べたところ、それらもまた不安発作を伴っているが、その不安発作はDSMやICDでパニック発作と診断するには閾値以下であるか（Barlow,1988）、あるいは特定の恐怖症として記述した方が良いようである（例えば閉所恐怖；Friend & Andrews,1990）。DSM-Ⅳと対比して、ICD-10は疾病分類学的構造においてパニック発作に優位を認めていない。広場恐怖は恐怖不安障害の下位項目として載っていて、「家から離れること、店、雑踏および公衆の場所にはいることなどを含む、相互に関連し、しばしば重複する恐怖症の一群」と習慣的に定義されている。広場恐怖の方は、パニック障害とともに起こる場合もパニック障害なしで起こる場合もあると認められているが、パニック障害（あるいは「挿話性発作性不安」）それ自体は、「その他の不安障害」の範疇に含まれている。

　経験的研究は、ICD-10よりむしろDSM-Ⅳの構成を支持している。治療を求める患者さんにおいては、パニック障害は典型的には広場恐怖の前に生じている（Aronson & Logue,1987；Franklin, 1987; Garveyら, 1987）。広場恐怖は、ある状況を恐れるということによって特徴づけられているというよりもむしろ、そのような状況においてパニックになるのを恐れることによって特徴づけられている（Franklin, 1987）。

　臨床実践の見地からすると、パニック障害と広場恐怖の分離は、パニックだけではなく1人の人が広場恐怖的回避を標的とした治療をどの程度必要とするかを示唆するような説明的機能を主に果たしている。回避が強いほど、回避を修正するのに費やされる時間は長い。我々の経験では、広場恐怖的回避があって不安発作を生じない人が非常に稀であるように、状況回避を全く伴わずにパニック発作が長く持続する人は非常に稀である。

　臨床現場においては、通常、患者さんとの面接をした後で診断が下される。典型的な面接以上の信頼性や妥当性が要求される場合には、構造化診断面接

が重要かつ貴重な臨床上および研究上の資料となる。どの構造化診断面接を選択するかは、最終的には現場の必要性に依るが、最も総括的で妥当性の高い面接は、改訂版不安障害面接スケジュール（Revised Anxiety Disorders Interview Schedule: ADIS-R（Di Nardo & Barlow, 1988））である。この面接では、狭い範囲ではあるが（Page, 1991b）不安障害を奥深く網羅している。もし、もっと広範囲を対象とする必要があるのならば、（コンピュータ化された）構造国際診断面接（Composite International Diagnostic Interview：CIDI）（Peters & Andrews,1995；Andrewsら, 1999b）を選択するのが良いだろう。

● 症例提示

　Wさん、33歳、女性。心気症について書かれた雑誌記事を読んで、不安クリニックを受診した。この10年間、彼女は、自分は心臓発作を起こしていると信じ込んで「とても多くの」医学的検査を受けてきた。

■ 現病歴 ■

　10年前、第1子（1人っ子）の出産に引き続く産後体操教室に出席中、急に心拍数が増加したことに気がついた。心臓発作で死ぬのではないかという恐れと同時に、彼女は他の症状も自覚した。呼吸は困難になり、両手はしびれ、筋肉は強ばり（とりわけ左側で）、汗をかき、身震いして、胸部に激しく刺すような痛みを覚えた。彼女は赤ん坊を教室に残して救急病院を受診した。心電図検査がなされたが異常はなかった。以降、少なくとも月3回、動悸を感じ、心臓発作の徴候ではないかと恐れ驚き、安心できる医学的助言を求めるというパターンが生まれた。この最初の「心臓発作」以来、Wさんは、医学的な助けがすぐに得られないところへ1人で出かけることが大変難しくなっている。彼女は、新しい携帯電話を持っていれば1人で旅行に出かけられる。というのは、それがあれば、彼女は救急病院にすぐ連絡できると思うからである。そうは言いながら、彼女は逃げることができないと困るので、混雑した銀行やショッピングセンターや映画館は避けている。携帯電話がないと彼女は自宅から1人で出かけることができない。

■生育歴および精神医学的既往歴■

はじめに彼女は「過敏な心臓」のため様々なベータブロッカーで治療を受けていた。自宅近所の開業医は過去8年間ジアゼパムを彼女に処方していた。ジアゼパム（現在1日30mg）では彼女の「心臓発作」の頻度に変化はないようである。1人娘だった彼女は、両親が心配性だったと語るが、その両親は精神科的医療を受けたことはない。彼女は大きな都市で生まれ育ち、高校卒業後、専門学校秘書科に進んだ。6年間働いたあと、彼女は妊娠し結婚しそれ以後は家にいる。彼女は事務弁護士である夫の手伝いをパートタイムでやっている。

■検査■

ルーチンの身体診察や血算、甲状腺機能検査では異常なし。彼女は1日3杯のアメリカンコーヒーを飲んでいると報告し、アルコールにより心臓発作のリスクが減少するという記事を読んでからは1日1杯のワインを飲んでいる。彼女は自分のことを生来気分不安定で「静かで神経質なタイプだ」と述べる。Eysenck 性格調査票に対する彼女の反応は、高い神経症傾向と中等度の内向性を示している。彼女の広場恐怖症的認知調査票（Agoraphobic Cognitions Questionnaire : ACQ）と不安感受性調査票（Anxiety Sensitivity Inventory : ASI）の得点は共に大変高く、一方、Beck うつ病尺度（Beck Depression Inventory: BDI）の得点は非常に軽度のうつ症状を示唆しているに過ぎなかった。

上記の症例では、広場恐怖を伴うパニック障害についてよく見られる3つの現象が観察される。まず初めに、パニック障害にははっきりとした発症の始まりがあり、それは初めのパニック発作の日までさかのぼっていた（Uhdeら, 1985; Aronson & Logue,1987; Franklin,1987; Garveyら, 1987）。2つ目は、パニック発作に引き続き状況の回避が始まった。なぜなら彼女はある特定の状況でパニックを起こした後に生じる出来事を恐れていたからである（Goldstein & Chambless,1978）。3つ目は、パニック発作によって交感神経系の興奮が劇的に増したが、その興奮の本来の原因が彼女自身には分からず（Franklin,1990b）、そのため重篤な身体疾患の徴候であると誤解されることとなった（Clark,1986,1988）。

鑑別診断

　パニック障害の診断においては、身体疾患あるいは他の精神疾患を除外する必要がある。典型的には、患者さんは十分な医学的評価をしてくれるであろう実地臨床家のもとへ最初に訪れている。この時点において、パニック発作と類似の症状をきたす疾患が除外されているかを確認するのが有益である。そのような疾患には、低血糖・甲状腺機能亢進症・クッシング症候群・褐色細胞腫・前庭神経の障害・僧帽弁逸脱症候群がある。物質使用の問題が、現在の問題に対してどの程度原因ないし増悪因子となったかについて評価することもまた不可欠である。違法な薬物やアルコールはすぐに思いつくが、過剰なカフェインの摂取を除外することも重要である。他の精神疾患との鑑別診断はより困難なことがある。積極的に除外される必要のある疾患の中には、他の不安障害の多くが含まれる。強迫性障害の患者さんは不安が身体疾患（例えば心臓発作）につながる可能性よりも、ある思考内容や行為をしないこと、あるいはすることが身体疾患やケガにつながる可能性を心配する。パニック障害の患者さんは、パニック発作への反応として外傷後ストレス障害に似た症状を呈するが（Barlow,1988）、外傷後ストレス障害における焦点はパニック様症状の原因となる外傷的出来事である。広場恐怖的回避の患者さんは社会的場面における否定的評価を恐れることもあるかもしれないが、彼らの恐怖はパニックが大変な出来事（例えば失禁）をもたらすかもしれないと信じることの結果として生じる。対照的に、社会恐怖ではパニックは他人にじろじろ見られることの結果である（Page, 1994c 参照）。社会恐怖と広場恐怖の鑑別診断が困難なときに潜在的に有益なアルゴリズムは、患者さんが、(ⅰ) パニック発作時に目まい感や頭が軽くなる感じ、(ⅱ) 公共交通機関を用いて1人で出かけることの回避、を示すたびに＋1を付し、(ⅲ) 見知らぬ人に話しかけることの回避、(ⅳ) 赤面や震えやばかばかしく見えることに対する恐れ、(ⅴ) 他人と一緒に食事することに対する恐れ、を示すたびに－1を付す方法である。得点がゼロかそれ以上の患者さんは、パニック障害と広場恐怖である可能性が高く、－1もしくはそれ以下の患者さんは社会恐怖を患う可能性が高い（Page, 1994c）。広場恐怖の診断の際には、分離不安障害も

また除外する必要がある。児童期におこる分離不安障害との主な相違点は発症年齢となろう。分離不安障害の患児は、対象者（例えば親）と離れているときに、その人物が大ケガでもしないかとしばしば（必ずというわけではないが）心配する。広場恐怖の患者さんは、支援や助けのないときに外傷的出来事が自身に降りかかる可能性について心配する。

　最も難しい鑑別診断は、閉所恐怖と広場恐怖との間の鑑別診断である。DSM-Ⅳにおける広場恐怖は、逃げることが難しいか困惑させるような場所や状況にあるということについての不安であることが含まれる。閉所恐怖の人たちは、まったく同じような状況で不安を感じると言うだろう。DSM-Ⅳでは、「広場恐怖」がいくつかの特殊な状況（例えば閉所恐怖であるような閉じられた空間）に限られている場合には、特定の恐怖症という診断を考えるように提案している。概念的にも実際的にも、閉所恐怖を広場恐怖と分けることはむずかしい。あらゆる様々な恐怖症の発症年齢を検討すると、2つのパターンが現れる。恐怖症のほとんどは、2種類、すなわち広場恐怖と閉所恐怖を除いて、児童期ないし早期青年期に現われる（Ost, 1987a）。広場恐怖と閉所恐怖は、他にも共通性があるかもしれないが、青年期以降に現われる傾向にある。実際、Friend & Andrews（1990）は、パニック発作のない広場恐怖を報告した人々の経過を追い、ほとんどのケースで特定の恐怖症、通常は閉所恐怖の診断基準を満たしたということを示した。どちらかの障害に悩んでいる人は、逃れることが困難な状況での恐怖を訴えるかもしれないが、臨床的に有用な我々の経験則によると、こうした恐怖の主となる原因を同定するように尋ねることである。我々は「簡単には逃げ出すことができないので、閉じ込められた空間でパニック発作を起こすことが怖いのですか（すなわち広場恐怖）、それとも閉じ込められた空間にいて出ることができないためにパニック発作が起こるのですか（すなわち閉所恐怖）？」と尋ねる。しかし、認知行動療法というのは、患者さんに恐怖に立ち向かうと同時に不安をコントロールするようにさせるので、鑑別診断が劇的に治療法を変えるわけではない。

アセスメント

　一旦診断を確定したら、治療に関係する因子をきちんと評価しておくことは役に立つ。行動分析(Kirk, 1989; Schulte, 1997)は個々の症例を理解し、適切な治療を組み立てるための確実な基盤を提供してくれるが、一方、標準的な評価は臨床面接では入手できない比較可能なデータを提供する。

　パニック障害と広場恐怖は、一般神経症症候群（Andrews, 1990b）の表現形であるという議論があるため、評価は基盤にある神経症性の脆弱性と神経症性の症状の両方をカバーするものでなくてはならない。改訂版 Eysenck 性格調査票(Eysenck Personality Questionnaire Revised : EPQ-R ; Eysenck & Eysenck, 1975)の神経症傾向尺度は、研究面でも臨床面でもこの基盤となる脆弱性の良好な尺度であることがわかっている（Andrews, 1996）。抑うつ不安ストレス尺度（Depression Anxiety Stress Scale : DASS ; Lovibond & Lovibond, 1995)は全般的な神経症性の症状の特に有用な尺度である。DASSは、他の尺度よりもよく不安と抑うつを判別する著作権料のかからない尺度である。その精神症状測定学的な特性は良好で（Brownら, 1997)、しかもその因子構造は他の尺度よりも安定しているようである。

　パニック障害と広場恐怖のより障害特異的な側面を評価するためには、Bouchardら（1997）および Page（1998a）の総説を参照されたい。しかしながら要約すれば、Shear & Maser（1994）の推奨する評価は以下のとおりである。(1) パニックの頻度と重症度と持続、(2) パニック関連性の恐怖症、(3) 予期不安、(4) 機能障害と一般的 QOL、ならびに (5) 全体的重症度。この意味ではパニックと広場恐怖尺度（Panic and Agoraphobia Scale: P&A; Bandelow, 1995）は臨床家あるいは患者さん自身が評価する短い尺度で、特に有用である。全般の重症度得点が得られるが、5つのサブスケールも得られる（パニック重症度、頻度と持続、恐怖症性回避、予期不安、障害および健康に関連した心配）。同様の尺度には、臨床家によってつけられる日記用のパニック関連症状尺度（Panic-Associated Symptoms Scale : PASS ; Scupiら, 1992)がある。この尺度は状況性のパニックと自発性のパニックと症状限定性発作と予期不安と恐怖症性回避を測定する。全般的重症度得点はこれら

のサブスケールを合算する事によって得られる。P&A と PASS は類似しており、臨床家によって評価された得点は高い相関を示す。それぞれの長所と短所は異なる。PASS は遡及的な報告に頼らない。しかしながら P&A は時間がかからない。つまり P&A は迅速で精神症状測定学的に健全な（遡及的であるのにもかかわらず）尺度で、パニック障害の主たる側面を評価できる。もし恐怖症性回避に対する評価も必要となるのならば、広場恐怖の可動性目録（Mobility Inventory for Agoraphobia：MI；Chamblessら，1985）は、広場恐怖性の回避を、単独でいるときと同伴者がいるときの両場面で測定するための27項目の尺度である。さらにそれは過去1週間のパニック発作の頻度の推定を得ることができる。

　これらの疾患全体に対する評価尺度に加えて、特異的なパニック症状の評価尺度は2つのカテゴリーに分けることができる（Bouchardら，1997）。それはパニック関連性の症状とパニック関連性の認知の評価である。パニック関連性症状でもっとも精神症状評価学的にデータがそろっているのはパニック発作症状調査票（Panic Attacks Symptom Questionnaire：PASQ；Clumら，1990）である。PASQ は広い範囲の症状をカバーし、症状に焦点をあててその持続を測定する。パニック関連性の認知を評価するという面では、広場恐怖症的認知調査票（Agoraphobic Cognitions Questionnaire：ACQ；Chamblessら，1984）と身体感覚調査票（Body Sensations Questionnaire：BSQ）が傑出している。BSQ（Chambless, 1988）は、パニック障害の患者さんを健常者からもまた他の不安障害の患者さんからも判別することができる。ACQ はさらに、パニック障害の患者さんを広場恐怖を伴うものと伴わないものに分けることができる（Chambless & Gracely, 1989）。さらに BSQ は恐怖の強度の指標を与えるが、ACQ は破局的認知の頻度を測定する（Chambless, 1988）。ACQ と BSQ の両者を用いることによって、パニック障害に関連した認知をよく評価することができる。

　以上をまとめると、診断が確立した後、パニック障害の包括的な評価は、一般的神経症症状、基礎脆弱性、パニックとその帰結に対する治療効果に敏感な評価、ならびにパニック関連性の症状と認知の指標を含んでいなくてはならない。各領域にはいくつかの有用な尺度の候補があるが、我々が推奨するのは表4.1のとおりである。

表 4.1：パニック障害の包括的評価の範囲、それぞれの範囲に対する推奨される評価尺度、および推奨される施行時期（Page, 1998a より）

範囲	尺度	治療前	治療中	治療後	追跡
診断	ADISあるいはCIDI	○		可能であれば○	○
神経症性脆弱性	EPQ-N	○		○	○
神経症症状	DASS	○		○	○
パニックとその影響	P&A	○	○	○	○
パニック症状	PASQ	○		○	○
パニック認知	ACQおよびBSQ	○		○	○

EPQ-N : Eysenck Personality Questionnaire-Neuroticism Subscale

病　因

●脆弱性

　当初は、パニック発作には特異的な生物学的素因があるのではないかと考えられていた。この想定には主に次の4つの根拠があった。すなわち、特定の薬物療法への特異的な反応、生物学的負荷テストに対する反応の特異性、パニック発作が自然発生的に起こること、そして特有の遺伝的素因である。しかしながら、厳密な再評価の結果、特異性仮説は棄却されて、一般的な神経症性脆弱性という仮説が立てられることとなった。第1に、治療反応の特異性について。Klein（1964）は薬理学的分析に基づいて、パニック発作には特異的な基質があると主張した。彼によれば、三環系抗うつ薬はパニック発作を防止するが予期不安を軽減しない。一方、ベンゾジアゼピンは予期不安を軽減するがパニック発作を防止しないというのである。治療反応性のみを根拠に病因を推論すること自体にそもそも問題があるが（Barlow & Craske, 1988; Mattickら, 1995）、より最近の研究の明らかにするところでは、当初のKleinの主張とは異なり、三環系抗うつ薬には全般性不安を緩和する作用があり（Kahnら, 1986; Hunt & Singh, 1991 参照）、高用量／高力価のベンゾジアゼピンにはパニック発作を抑える作用がある（Dunnerら, 1986）。

第2に、ある誘発試験がパニック発作、パニック障害の生物学的なマーカーとして機能するだろうと期待された（Dagerら, 1987）。様々な物質と方法（例えば、乳酸ソーダ、過換気、CO_2吸入）を使用している多くの実験にもかかわらず、頻回のパニック発作を伴うものと伴わないものとの間の差は、結局のところベースラインでの覚醒度の差によるものであった（例えば、Ehlersら, 1986a,b; Klein & Roth, 1986; Margrafら, 1986; Ley, 1988; Holt & Andrews, 1989a,b）。すなわち、不安な人は誘発試験に反応して、対照群よりも覚醒／不安のより高いレベルに達するが、これは、誘発試験前の彼らの覚醒／不安のベースラインのレベルがより高いことによる。第3に、もともとパニック発作は自然発生的であるから、それは単にいくつかの内因性の機能障害の「発火」や働きを反映していると議論された（Klein,1981）。この主張における主要な問題は、パニック発作が一見したところ自然発生的であることが、状況に引き起こされるパニック発作と、自発的なパニック発作との間の症状の側面での類似を説明できないことである（Margrafら, 1987）。さらに最近Barlow（1988）は、パニック発作を、予期されるもの、もしくは予期できないものと、きっかけのあるもの、もしくはきっかけのないものとして記載することがより有益であることを示唆した。Uncued（きっかけのない）という言葉はspontaneous（自発的）という言葉より望ましい。なぜならそれ（uncued）は、想定された病因についての暗に示された仮説を含むよりも、現象を表すからである。さらに、最初のパニック発作が驚くべきもので困惑させる経験であっても（Franklin,1990a）、パニック障害の患者さんの大半は、パニック発作はきっかけがあり、予期されたものとして述べている（Goldstein & Chambless, 1978；Streetら（Barlow, 1988から））。パニック発作の病因が単一であるとする見解を支持すると目された第4のデータは、パニック障害の家族性を観察した報告であった（Crowe, 1985を参照のこと）。第2章で議論したように、遺伝学的な諸研究は広場恐怖を伴うパニック障害に遺伝的な要因があるという考え方を支持している（例えばPaulsら, 1980; Croweら, 1983; Kendlerら, 1993）。しかしながら、その素因はパニック障害にも広場恐怖にも特異的なものではない。むしろ現在利用できるデータから最も強く言えることは、その素因とは不安になりやすいという一般的な特性（例えば神経症傾向。Torgersen, 1983; Roth, 1984; Andrewsら, 1990bを参照

のこと）だということである。神経症になりやすい一般的な素因があるという考え方は、パニック発作が様々な不安障害で見られるという観察結果とも一致する。ここで種々の不安障害を区別するのに重要なのは以下の点である。パニック発作は予期されるものとして体験されたか、予期されないものとして体験されたか。あるいはきっかけがあるものとして体験されたか、きっかけがないものとして体験されたか（Barlow, 1988）。患者さんはその発作にどのような意味づけをしたか、である。不安になりやすいという一般的な傾向に加えて、多くの危険因子が広場恐怖を伴うパニック障害の発症と関連づけられてきた。まず、ストレスになるライフイベンツが、この障害の発症に先行していることが様々な研究からわかっている（Faravelli, 1985; Faravelli & Pallanti, 1989; Franklin & Andrews, 1989; Pollardら, 1989）。ここで興味深いのは、患者さんにおいてそうしたライフイベンツ自体の頻度が高くなっているのではないという点である。それよりも臨床上問題となるような不安を訴える患者さんは、正常対照群と比べて、ライフイベンツの重大性を否定的に受け取っているように思われる（ここでも各種不安障害の間には差がなかった。しかし、すべての不安障害で正常対照群との間に差が認められた）。ライフイベンツを正常対照群よりも否定的に評定してしまう理由は、様々な因子に帰せられてきた。その因子とは（第2章で討論されているように特性不安、神経症傾向といった）性格、ソーシャルサポート、身体的な健康状態（Roth & Holms, 1985; Andrews, 1990a; 1991）、早期の喪失体験である（Faravelli ら, 1985）。

　要約すると、広場恐怖を伴うパニック障害は、他の不安障害と不安に陥りやすい傾向を共有している。遺伝子型の表現様式の正確な特性は、いまだ討論されているが（第2章参照）、最近の理論では、不安になりやすい非特異的な傾向について議論されている。Barlow（1988）は、脆弱性の増加は逃げるか戦うか反応（Cannon, 1927）がとても容易に引き起こされるということを意味している、と提言している。潜在的に危険な環境下では、緊急反応が引き起こされる（すなわち本当の警報である）。あるいは、それは潜在的な危険がないにもかかわらず、人生のストレスに対する否定的な認知に対する反応として引き起こされることもある（すなわち、誤った警報である）。さまざまな生物学的基質が提案されているが（ Barlow, 1988 ; Gray, 1988 ; Gorman

ら,1989; Andrewsら,1990b)、重要なポイントは、逃げるか戦うか反応の行動傾向が不適切に引き起こされる、ということである。その結果、特定の状況が「警報」を引き起こすだろうと予期するようになる。広場恐怖に見られる回避の最も強い予測因子の1つが、パニック発作は特定の状況において起こるという予期である（Telchら,1989）。不安反応が不安障害の患者さんにとても起こりやすいことは真実だが、パニック発作の特異的生物学的基質を明確に同定できないために、高い特性不安を持つ個人が他の不安障害ではないとまさしく広場恐怖を伴うパニック障害を発症する病因学的要因を探し出そうとすることに、注意が注がれている。関心の1つは、パニック発作を起こす人の認知の過程を調査することである。もう1つの関心はパニック発作の原因もしくは増悪因子としての過呼吸の役割を調査することである。

● 過呼吸

過呼吸になると、呼吸の回数や深さは増加を示し、身体の需要をはるかに上回る換気が行われることになる。その結果、肺胞内および動脈血中の二酸化炭素分圧が低下し、血液のpHが上昇する。過換気が持続すると、動脈の収縮、神経の興奮性の上昇、乳酸産生の増加、動脈血中のリン酸濃度の低下、体細胞に対する血液からの酸素供給の低下といった様々な変化が生じてくる（Missri & Alexander, 1978; Magarian, 1982; Ley, 1988）。過呼吸に伴うこれらの生理学的な変化は、目まい、錯乱、失見当、頭が軽くなる感じ、異常感覚といった、身体における一連の特徴的な変化を生じると考えられている。こうした症状のパターンをもって特に「過呼吸症候群」あるいは「過換気症候群」と呼称されてきた。過呼吸症候群の症状とパニック発作の症状は類似しており（Garssenら,1992）、そのために次の2つの仮説が生じることとなった。第1の仮説は、過呼吸がパニック発作の原因であるとするものである。第2の仮説は、過呼吸はパニック発作の増悪に関与しているとするものである。第2の仮説は、パニック障害の患者さんに対して意識的に過呼吸を行わせると、患者さんはその際に生じる症状について、パニック発作の症状によく似ていると認識したという結果が数多く報告されているという事実に基づいている。さらに、自然発生的パニック発作の際には、pCO_2は低下しており

（Salkovskis ら, 1986b; Griez ら, 1988)，このことは，発作の際に過呼吸が起こっていることを示唆している。けれども，パニック発作が過呼吸のみによって生じる，という仮説と矛盾するいくつかの発見がある (Gorman ら, 1984 ; Griez ら, 1988)。これらのデータでは，乳酸塩の点滴で引き起こされたと報告されたパニック発作が，過換気と関連していたという発見 (Gorman ら, 1984) も含んでいる一方で，意識的な過呼吸によって明らかなパニック発作は生じなかったというデータ (Gorman ら, 1984 ; Griez ら, 1988) や，パニック発作は CO_2 の低下と関連はあるが，その低下は急性の過呼吸を示唆するに足るほどの規模ではないというデータ (van Zijderveld ら, 1999) もある。さらに Hibbert & Pilsbury (1989) は，過呼吸を伴うパニック発作と伴わないパニック発作の症状に何らかの違いを見出すことはできなかった。その上，動脈血 pCO_2 の低下を示したのは，パニック障害の患者さんの約50%のみだった (Garssen ら, 1992)。最後に Roll (1987 (Garssen ら, 1992 が引用)) は，挑戦的な精神的課題が，過呼吸誘発試験と同じくらいしばしば過呼吸症候群と関連した症状（呼気終末期の pCO_2 の変化の証拠が無いにもかかわらず）を生じることを示した (Hornsveld ら, 1990 も参照)。我々の研究所のデータは，過呼吸はパニックをもたらす1つの経路かもしれないが，必要条件でも十分条件でもないということを示唆している。Holt & Andrews (1989a) は，過呼吸を（他のパニック誘発試験と同様に）用いて，パニック障害の患者さんと他の不安障害の患者さんにおける主な違いは，生じた症状ではなく，症状に対する破局的な解釈にあることを発見した。さらに，過呼吸はパニック発作と広場恐怖に独特なことではないとわかった。それよりも，過呼吸は強い不安の期間に生じるらしかった（不安が高まると多分このメカニズムによりますます多くの症状を経験する）。

　要約すると，過呼吸により，パニック発作の間に起こったと報告されている症状と同様の症状を生じることができる。加えて，パニック障害の患者さんの多くでパニック発作の間に過呼吸を認める。けれども，過呼吸がパニック発作を生じるという結論を下すことはできない。なぜなら，パニック発作は明らかな過呼吸なしでも起こるし，過呼吸はいつもパニック発作を生じるわけではないし，同様の症状が過呼吸なしでも生じるからである。むしろ，パニック発作の症状のいくつかは，無呼吸を含む様々な手段で生じることが

明白である。そこで、過呼吸(あるいは他の手段)によって生じた症状がどのようにパニックの体験と関連しているのか?という疑問がわく。その疑問に対する1つの答えをパニックの認知モデルの中に見出すことができる。

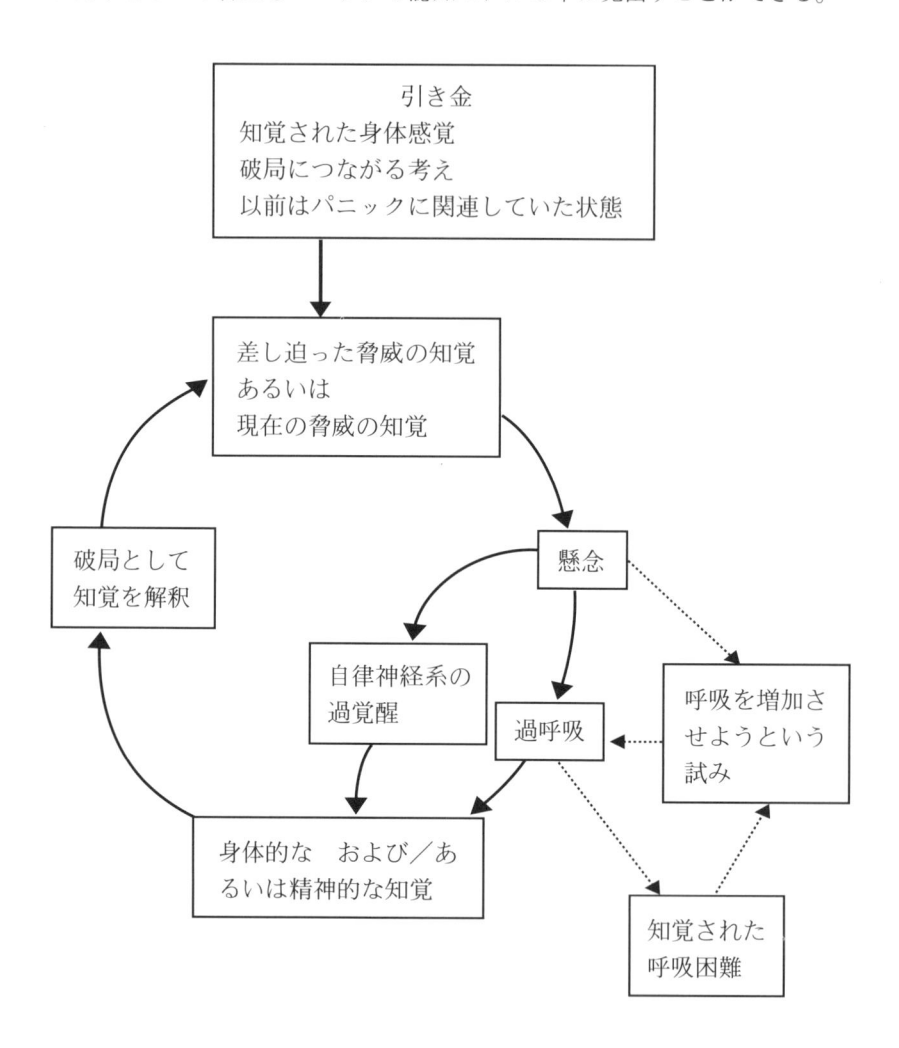

図4.1:パニック発作の認知モデル(Salkovskis, PM (1988) Hyperventilation and anxiety. Current Opinion in Psychiatry, 1, p.78 から修正して引用)

● 認知

　認知過程がどのように関与してパニック発作を生み出すか，その機序については様々なモデルが提示されてきた（例えば Clark, 1986, 1988 ; Beck, 1988，図 4.1 参照）。各モデルの説明は重要な相違があるものの，パニック障害の患者さんは，内部の身体的刺激や外部環境における情報を，あたかもそれらが患者さんに対して脅威であるかのように加工するのだ，という前提を共有している。これらのモデルを考察する前に，パニック障害の患者さんが情報を処理するプロセスが，健常者や他の不安障害の患者さんとどのように異なっているかに関して調査することは価値がある。

　パニック障害の患者さん（広場恐怖を伴うものも伴わないものも含む）が健常者と異なっていると指摘された最初の領域は，危険の予期やコントロールの知覚についてである。パニック発作のある患者さんはコントロールを喪失することが怖い，と述べる。次の結果はこれらと矛盾しない。CO_2 誘発試験の間，調整つまみによって身体感覚の強度をコントロールできることを患者さんに伝えると，患者さんの 20％しかパニック発作を報告しなかった（Sanderson ら，1989）。反対に，誘発試験で与えられる CO_2 をコントロールできないと信じていた患者さんの 80％は発作を報告した。同様に，患者さんに CO_2 吸入で生じると予期される症状を教えると，破局的思考の頻度や不安の程度が減少した（Rapee ら，1986）。これらのデータの 1 つの解釈として，不安発作は，人がコントロールできないと感じるような感覚を経験するときに生じると考えることができる。

　パニック発作はコントロールできないと認識することと関係があるという仮説に関連して，不安障害の患者さんは曖昧な情報の解釈の際に偏りがあるということが知られている。例えば，McNally & Foa（1987）は，広場恐怖の患者さんは曖昧な筋書きを対照群や治療を受けた広場恐怖の患者さんよりもより恐ろしいものだと解釈するということを発見した。そのような偏った解釈は内部の刺激に対して特異的ではなく，外部の刺激への反応にも見られた。情報の偏った解釈に加え，不安に関連する情報に対して特に敏感であることを報告した。パニック障害の患者さんは様々な設定の中で脅威の徴候に

対して優先的に注意を払うが（Burgessら, 1981；Ehlersら, 1988；Hopeら, 1990による）それは単にそのような刺激に慣れ親しんでいるからではない（McNally, 1990 参照）。さらに、パニック障害の患者さんは脅威に関連した情報に対する偏った記憶を有するという証拠がある。Nunn ら（1984）は、対照群と比較して広場恐怖の患者さんの中には恐怖となるものを優先的に思い出すという報告をした（McNallyら, 1989 も参照）。しかし、恐怖対象を優先的に思い出すことはインプットのときの偏り（すなわち注意の偏り）やアウトプットのときの偏り（すなわち検索の偏り）を示唆するかもしれないことも注意するべきである。前者の方の可能性が高いというデータがある（例えばMathewsら, 1989；Williamsら, 1997 の考察参照）。今のところは、パニック障害の患者さん（広場恐怖を伴う場合も伴わない場合も）は脅威に関連する情報を選択的に処理するという一群の証拠があるということに留意するだけで十分である。つまるところ、パニック障害の患者さんは、曖昧で脅威かもしれない情報に優先的に注目し、思い出すのである。

しかしながら、特定の不安障害はその障害独自の題材を優先的に処理するという証拠がある（Ehlersら, 1988；Hopeら, 1990；McNallyら, 1990a,b；Foaら, 1991a）一方で、脅威となる情報を自動的に優先的に処理するということがすべての不安障害にわたって見られるようである（Williamsら, 1997）。これらのデータをまとめることにより、広場恐怖を伴うパニック障害における認知のプロセスについて、いくつか述べることができる。第1には、注意は無意識に脅威と関連する情報に向くであろうし、そういった情報の想起は中立の情報よりも高頻度となるであろうことである。第2に、曖昧な内的および外的刺激は、脅威となる形で解釈されるであろうことである。以上の要約は、パニックにおける認知モデルと一致する（Beck, 1988; Clark, 1988 参照）。Beck も Clark も特定の（特に害のない）きっかけは、不安を惹起する脅威となる形で解釈されると論じている。惹起された不安（および関連する過呼吸）は、ある身体感覚を生み出す。そしてそれらは再び脅威となる形で解釈され、将来の発作に対しての予期不安を生じる。

これらの認知モデルには強固な説得力があるが、人々はこのことにほとんど気がついていない。いずれのモデルも、パニックにおける生物学的素因に関して上述したどのデータとも矛盾しない。しかしながら認知モデルでは、

いずれの推論上の病態生理学から生み出された感覚においても、その他の感覚と同様の方法で誤った解釈がなされるとされる。認知モデルに説得力がある理由として、夜間のパニック発作を説明し得ることが挙げられる。夜間のパニックが、状況依存的でない自己発生的なパニックの必要条件と見なされてきたことについて（Roy-Byrneら、1988）、認知理論者は、認知プロセスは必ずしも常に意識されている必要はないと応酬する（Mathews & MacLeod, 1986 参照）。むしろ、患者さんは覚醒している間、選択的にある（「脅威となる」）身体の感覚に注意を向けながら過ごしているので、睡眠中はこれらの身体感覚が起こったときに、患者さんはパニックでもって反応するのである。それは即ち、一般人口において、睡眠中でも個人的に関連する事象に反応することとまったく同じである(Barlow, 1988 参照)。パニック発作を持つ患者さんは、選択的に情報を処理し、そしてパニック症状に反応するのである。

　パニックについての認知モデルでは、内的身体的きっかけから生ずる破局的な誤解を重要視する。同様の問題に対するもう１つのアプローチは、不安感受性の文脈で論じられてきた。不安感受性とは、破局的な方法で不安症状を解釈しようとする傾向における個人差を説明する心理特性である。身体症状や感覚は様々な原因から生み出されるかもしれないが、皆が皆同じ程度に悩まされるわけではないということは知られている（例えば、Clark & Hemsley, 1982; Griez & van den Hout, 1982; Starkmanら、1985）。「誤った警告」にはまりやすくなる程度を不安特性と呼び、感覚について心配するようになる程度を不安感受性と呼ぶ。その結果として、不安感受性は他の不安障害よりもはるかに強く広場恐怖を伴うパニック障害と関係してくるかもしれない。不安感受性の概念は不安問題における認知の偏りに対する他のアプローチとは異なり、不安感受性は概念的にも経験的にも特性不安とは区別される特性である（McNally, 1990 参照）という特定の想定を設けている。

　要約すると、不安についての認知モデルは、パニック発作の発症における決定的因子は身体感覚（その源が何であれ）ではなく、感覚に付与される解釈であることを示唆している。パニック発作の持続についての認知モデルには経験的な根拠があることに加えて、当初は予想しなかったが、認知モデルはパニック障害の人がどの程度の広場恐怖症的な回避を示すかについてますます予測力が高くなってきている。

広場恐怖的回避

　パニック障害の患者さんを、広場恐怖を伴う者と伴わない者に分けるという決定は、一面では次元的というよりはむしろ範疇的であろうとする分類システムに由来する。しかしながら、パニック障害の患者さんは様々な程度の広場恐怖的回避を示す。にもかかわらず、境界線上の症例をどちらか一方に分類することが難しい一方で、はなはだしい回避傾向を持つ個人が、回避傾向を伴わない個人とは非常に異なった臨床像を呈することは否定できないのである。広場恐怖的回避は、長い間、条件づけという点から概念化されてきている。つまり、嫌悪イベント（例えばパニック発作）と状況とが同時に生じるので、その状況が恐怖をかきたてるような性質を帯びるようになる、というものである。この理論を用いた治療は、不安が十分に減じられるまで恐怖を感じた刺激の中にその個人をさらすことを含む。曝露を基本とした治療が、恐怖に基づく回避行動を減じるのに効果的であることは、繰り返し立証されてきている　（Emmelkamp, 1979）。

　回避のいわゆる条件づけモデルを支持する証拠（Rachman, 1991）があるにもかかわらず、回避行動の予測因子を検討すると、広場恐怖の病因において認知プロセスが重要であることが示唆される。実際に、認知的な変数は、条件づけモデルに含まれる変数（つまり、発作の頻度や重篤度）よりもよく回避を予測できるようである。Clum & Knowles は広場恐怖の回避行動の発展の理由を説明している文献をレビューした(1991; Andrews, 1993b も参照)。彼らは8つの理論を調べて以下のように結論した。つまり、パニック発作はほとんどいつも広場恐怖的回避の発展に先行する一方、その回避は、重篤度、パニック発作の頻度、あるいは発症年齢と関係がなかった（Uhdeら, 1985; Aronson & Logue, 1987; Franklin, 1987; Garveyら, 1987）。

　パニック障害の罹病期間と初回発作の場所に関する研究は、一貫性のあるものではなかったが、その所見は、パニックの特徴に広場恐怖の起源があるとする説に納得できる支持を与えているとは受け取られなかった。対照的に、Clum & Knowles（1991）は、広場恐怖的回避は3つの認知的構え、すなわち、否定的な結果の予期、パニックの引き金の認知、パニック症状に対処で

きないこと、により予測されるという理論をその先行研究が支持したと議論した。広場恐怖的回避に関連した第1の認知的構えは、否定的な結果の予期に関連していた。広範な回避はパニック発作だけの恐怖より、むしろ状況の恐怖を予期することと関係していた（Franklin,1987; Noyesら, 1987a; Craskeら, 1988; Fleming & Falk,1989）。加えて Telch ら（1989）は、否定的な（身体的よりむしろ）社会的にまずい結果になると予想することが、非回避性のパニック障害の患者さんから回避性の患者さんを区別することを発見した。回避と関連した2番目の認知的構えは、与えられた状況とパニック発作の結びつきの認識に関係した。例えば Rapee & Murrell（1988）は、パニック障害と著しい回避のある人は、状況と発作の結びつきをより認識しやすいことを見つけた（Craskeら, 1988; Adlerら, 1989; Telchら, 1989 も参照）。最後に Clum & Knowles（1991）は、対処方法とこれに関連する自信が回避の起こりやすさを予測することを示した（Craskeら, 1988）。恐怖に耐えられるという認識は逃避と回避が起こりにくいことを予測した。回避性行動は将来のパニック発作に対処する能力に関する自信の欠如と関連した（Craske ら,1988; Mavissakalian,1988; Telchら, 1989）。また回避する患者さんは、ソーシャルサポートを求めるという対処方法よりも希望的観測を使う傾向があった（Vitaliano ら, 1987）。効果的な対処方法（呼吸訓練とリラクゼーション）を訓練すると回避が弱まった。

　これらのデータは臨床上重要な意味がある。広場恐怖の回避は、特殊な状況におけるパニック発作に関する一定の認識によって予想される。まず、重症な広場恐怖の人々はある状況とパニック発作の間に関連を認める傾向がある。そこで治療ではこれらの確信を修正する必要があると言えるかもしれない。この目的を達する1つの方法は、患者さんにパニック発作の原因についての最新の学説を教え（性格的脆弱性、過呼吸、破局的な認知）、そしてそれ自身ではパニックを生じることはないと説明することである。もう1つの戦略は、患者さんにパニックを生じるような状況でもパニックを止めることができると自信を持ってもらうことである。

　回避の予測因子であることがわかった2番目の認知的構えは、個々の状況でおこるパニックの結果、破局的なことが生じると予感することである。治療はこの信念を修正しなければならないだろう。とりわけ、これらの恐怖に

しがみついている患者さんは、これらの状況に対する段階的曝露の練習を行うことに躊躇するからである。認知再構成は、これらの信念を修正する1つの戦略である。そこでは、1つ1つの破局的考えが再検討され、吟味される。例えば、失神の恐怖については、気絶する感じの原因を教え、なぜ失神が起こりにくいか病因に基づいて説明し、実際に失神する頻度を検討し、その後の段階的曝露において失神の頻度を記録することで修正することができる。パニックに対処することができないという自覚が恐怖症的回避を予測する第3の認知的構えであることがわかった。回避を完全に克服するためにはこの信念を修正しなければならない。パニックを止めるだけでなく将来のパニック発作を予防するような戦略を教えることは、自信を取り戻すのに有効である。ひとたび不安の管理方法を覚え、段階的曝露を練習しているときにそれらが有効であると分かると、パニック発作に対処する能力が増大する。

経　　過

初めてのパニック発作が起こる年齢は15歳から19歳の間が最も多い。パニック障害の発症年齢はそれよりも約10年遅く20代半ばにピークがあり、40代半ばまでには少なくなる。他の不安障害と同様に、パニック障害の発症の前にもストレスフルなライフイベンツが多い傾向があることを示した研究がある（例えば、Lastら, 1984; De Loofら, 1989）。しかしながら前述のように、さらに詳しくデータを見ると、パニック障害に先行するのはストレスフルなライフイベンツの起こったこと自体というよりは、そうしたライフイベンツの否定的な解釈であることが示唆されている（Rapeeら, 1990）。

疫　　学

DSM-Ⅲより前には、パニック障害は独立した診断カテゴリーとは認められていなかったし、広場恐怖という用語の指す内容も今日と同じではなかった。従って、現在使われている意味でのパニック障害および広場恐怖の有病率に関する最も有用な見積もりのいくつかは、Robins & Regier (1991) によるものである。広場恐怖を伴わないパニック障害の生涯有病率は2％弱、広

場恐怖（通常パニック障害を伴う）の生涯有病率は6％弱である。パニック障害と広場恐怖では、男女比が異なっている。パニック障害は1000人当り1.43人の年間有病率で、そのうち約3分の1は、広場恐怖を伴わない（Eatonら,1998）。通常（当てはまらない場合もあるが；Eatonら,1998）、パニック障害には性差はない（Myersら,1984）。これに対して、広場恐怖では罹患者の4分の3が女性である（Yonkersら,1998）。興味深いことに回避の程度は女性という性と関連していて、女性のパニック障害の患者さんでは男性患者さんと比べて広場恐怖の診断基準を満たす割合が高く（Clum & Knowles, 1991を参照のこと）、また男性患者さんよりもパニック症状の再発が多くなりがち（Yonkersら,1998）という結果が出ている。この結果を説明するのに多くのメカニズムを提案しうるが、広場恐怖的状況から回避する傾向が性役割スケールでの女性性スコア（femininity score）と相関しているという所見（Chambless & Mason, 1986; またReichら,1987を参照）から、1つのメカニズムの可能性が主張されている。女性であることと女性性スコアの高得点は相関しているが、比較的女性性の高い男性もいれば、逆に女性性の低い女性もいる。Chambless & Mason（1986）は、どちらの性であれ自分の女性性が高いと評定した被験者ほど、広場恐怖的回避がひどいという所見を見出した。Clum & Knowles（1991）はこの所見を、多くの広場恐怖の患者さんはパニック発作の結果として生じるかもしれない恥辱感を恐れているという結果と付きあわせて、さらにこの議論を展開させた。彼らの示唆するところによれば、女性性スコアは社会的感受性と関連していて、広場恐怖と性の関連は「女性性」を媒介として出現するということになる。これは広場恐怖の性差を説明する最近の仮説の中では魅力的なものの1つであるが、社会恐怖ではこうした性差が見られないという所見によって説得力が弱められている。

　にもかかわらず、パニック障害と広場恐怖を持った女性は、その回避、破局的思考、身体感覚の数において男性よりも重症であるように見える（Turgeonら,1998）。またパニック障害の経過は女性においてより重症であるかもしれない（Yonkersら,1998）。女性は男性よりも2倍弱症状の再燃を経験しやすい（治療6ヶ月後で25％対15％、3年後で61％対41％）。これらの性差の理由は明らかではないが、現在のところそれは心理的（例えば女性における害回避がより大きいため、治療に与えられる曝露の指示に対する

遵守が低くなる）ならびに生物学的（例えばパニックへの脆弱性を収縮する周期的なホルモンの変化）な違いによるものであると考えられよう（Bekker, 1996 参照）。

併存症

　パニック障害と広場恐怖の患者さんは、その他の精神障害をも併存し（Katonら, 1987）、また、QOL（quality of life）も低い傾向がある（Markowitzら, 1989）。特に関心を呼ぶのは、パニック障害の患者さんにおける大うつ病の発症、自殺念慮（Overbeek ら, 1998）、そして自殺率の上昇である（Weissmanら, 1989）。パニック障害の診断は、物質乱用、社会および結婚機能の障害、経済的依存とも関連している（Markowitzら, 1989）。さらに、パニック障害の患者さんが他の診断を併存するときには、それがない場合に比べて、併存している障害の方の治療を求める可能性が高くなる（Boyd, 1986）。病因に関していえば、特定の恐怖症との併存が注目される。興味深いことに、Starcevic & Bogojevic（1997）は、死に関連した恐怖がパニック障害と広場恐怖の発症に先立つ直近の特定の恐怖症であることを見出した。これらの恐怖の亢進がパニックの発症に対して何らかの病因的な重要性を持っているかもしれない。

　臨床医が注意すべき合併症の1つとして、人格障害の併存がある。パニック障害の患者さんは、一般人口に比べて「不安」群に該当する人格障害（すなわち、依存性、回避性、強迫性人格障害というDSM-IVのC群人格障害）になる可能性が高い（Klassら, 1989; Mauriら, 1992）。Barlow（1988）が記しているように、この併存症のパターンは、全般的な神経症傾向の状況を想定すると驚くべきことではない。その関連の強さは、広場恐怖の回避機能と相関しているようである。すなわち、広場恐怖を伴うパニック障害の患者さんでは、より強い回避を示す人ほどC群人格障害の特徴が多くなる。なぜならば、どちらの障害も脆弱性が共通しているからである。

　併存症については性差が存在するというエビデンスもいくらかある。女性は、社会恐怖および外傷後ストレス障害の併存が多いようである（Turgeonら, 1998）。パニック障害ならびに広場恐怖を持った男性も女性もアルコー

乱用の併発が多い（パニック障害では男性 15%，女性 9 %；広場恐怖では男性 27%，女性 9 %）。しかし，鎮静催眠剤の問題使用の報告は，パニック障害および広場恐怖の患者さんで驚くべきほど高い（パニック障害の男性 10%，女性 6 %；広場恐怖の男性 18%，女性 9 %；Page & Andrews, 1996）。

要　　約

　広場恐怖の治療のためにクリニックを訪れる患者さんは，ほとんどの場合パニック障害も併発している。パニック障害は困惑させるような極端な不安の発作があるので，結果として患者さんは，その不安の反応を何らかの精神的あるいは身体的病理の信号と誤解する。パニック発作の原因を特定の状況に求める人や，特定の状況でのパニックを処理できないと感じる人や，特定の場所でのパニックの結果，嫌なことが生じると心配する人は，広場恐怖的回避を発症するようである。

第5章 パニック障害と広場恐怖
治　療　編

　1988年にDavid Barlowは、数多くのエビデンスをくまなく検討し、「特定の症状に標的を絞った心理学的治療を行うことにより、ほとんどすべての症例においてパニック発作は消失し、その効果はフォローアップにおいても1年以上維持されている。この結果がさらなる検討によって確証を得ることになれば、精神療法の歴史において最も重要かつエキサイティングな成果の1つとなるだろう。」と結論づけた（Barlow, 1988; p.447）。この言葉に対し、研究者も臨床家も一様に次のような疑問に直面することになる。Barlow以後10年以上の後発研究の成果をもって、果たして彼の主張は正しいと確信を持って断言できるだろうか、と。それに答えようとするなら、まずパニック障害と広場恐怖に対する効果的な治療の基準を示すことから始めなければならない。

治療の目的

　パニック障害と広場恐怖は、最近では、2つの別個の、しかし関連していることも多い障害として概念化されている。特に、パニック発作は、広場恐怖的回避を「駆動」する「モーター」として作用すると見なされている（例えばClarke & Jackson, 1983）。従って、広場恐怖に長期間有効な治療は、パニック発作にも長期間有効な治療であることが求められることになる。敷衍すれば、広場恐怖（を伴うパニック障害）に対する有効な治療において、その第1の目的は、パニック発作を止めて、パニック発作による患者さんの生活上の障害を除去することである。第2の目的は、同時に生じる広場恐怖的回避を減ずることである。特定の恐怖症と同様、回避は予期不安や曝露を引き金として喚起される不安と関係があるので、治療は単に回避を「止める」ということには留まらないだろう。さらに、理想的な治療は、現存する症状

を修正する以上のもの、すなわち障害に対する脆弱性を軽減するものでもあるはずである。もし、パニック障害と広場恐怖への脆弱性(例えば特性不安)を修正することができるならば、再燃も恐らく減少することになるだろう。要約すれば、パニック障害と広場恐怖に対する有効な治療とは、次の通りである:(1) パニック発作のコントロール、(2) 恐怖に駆られての回避行動の抑止、(3) 脆弱性の軽減。

非薬物療法

●曝露

　実体験曝露 in vivo exposure は、広場恐怖的回避に対する最も強力で、最も一貫して効果を証明されている治療法である。実際、実体験曝露は、他のもっともらしい心理療法やプラセボによる介入よりも優れていることがしばしば示されてきた(例えばMathewsら, 1981; Mavissakalian & Barlow, 1981; Emmelkamp, 1982; Teusch & Boehme, 1999)。さらに比較検討の対象となる治療法に非曝露指示が加わると、曝露の有益性は一層明らかになった(例えばGriestら, 1980; Telchら, 1985)。曝露治療だけを見れば、広場恐怖症の患者さんの約75%(ドロップアウトは除外)に何らかの臨床的効果が得られるというBarlow (1988) の結論は、類似した総説(例えばMattickら, 1990)を代表する結論と言えよう。しかし、広場恐怖の治療における実体験曝露の有益性にもかかわらず、自己満足で安心する余地がほとんどないことは注目すべきである。約4分の1の患者さんには治療の間に臨床的な改善がまったく見られず、その後の追跡調査でも、すべての患者さんが完全に症状がなくなったわけではなく(例えばMcPhersonら, 1980)、治療で効果があった患者さん全員がその効果を維持しているわけでもない(Munby & Johnston, 1980)。先行研究は、成功する曝露パッケージの内容についていくつかの詳細を提示している。

　第1に、練習する曝露が、患者さんが回避している実際の状況に似ていれば似ているほど、良い結果が生じる。つまり、実体験曝露は想像上の曝露より通常優れている(例えばEmmelkamp & Wessels, 1975)。第2に、患者さ

んが恐れる状況に頻回に直面すればするほど、そして曝露セッションの期間が長くなるほど、終了時に高い機能に到達して治療を完了する者の割合は高くなる（例えば Vermilyea ら, 1984）。そして最後に、不安が軽くなるまで曝露を続ける方が、短い曝露よりもおそらく望ましいだろう（例えば Stern & Marks, 1973; Foa ら, 1980）。例えば Rayment & Richards（1998）によれば、パニック症状の発生と経過を経験した方が、恐怖の対象となる状況の回避がより少なくなる。ただし、特定の恐怖症（Marshall, 1985 参照）では、不安が生じた時に「逃げる」よりも、不安が軽減するまで曝露を続ける方が効果があった一方で、広場恐怖では、どちらの方法も同等の効果があることを示唆するデータもある（de Silva & Rachman, 1984; Rachman ら, 1986; ただし Rayment & Richards, 1998 も参照）。

　曝露プログラムを増強するかもしれないもう1つの要素に、曝露が必ず認知の変化を引き起こすように努力することがある。認知に関係する特定の変数は回避の程度を予測するので（Clum & Knowles, 1991）、曝露も、回避を予測する認知を修正することを目的とすべきである。すなわち、曝露治療は、パニック発作の真の原因に関する教育を含み、また不安をコントロールする戦略のトレーニングと組み合わせることが重要である。そうはいっても認知理論において同定された認知上の変数が治療上果たす役割は、完全には明らかではないことは明らかである(Oei ら, 1999)。例えば、Soechting ら（1998）は、広場恐怖を伴うパニック障害の患者さんにおいて曝露治療に対する認知理論と行動理論の効果を比較したが、認知理論が全体的に優れているとはいえなかった。しかしながら Hoffart（1998）は、認知療法を受けた広場恐怖の患者さんは、誘導による段階曝露を受けた患者さんよりもアウトカムが優れていたことを見出し、パス分析により認知モデルによる変数を同定できたと言う。とりわけ広場恐怖の患者さんにおける状況恐怖の変化は自己効率の変化によって媒介されており、破局的信念や主観的思考コントロールの変化によって媒介されているものではないようである（Hoffart, 1995）。

　曝露による治療プログラムの効力を補強するもう1つの方法は、治療への配偶者の関与である。広場恐怖に対する夫婦あるいは家族療法に関するすべての研究結果を議論することは本書の範囲を超えているが(Daiuto ら, 1998 参照)、要約すると以下の通りである。Barlow ら（1984）によると、良好な夫

婦関係にある広場恐怖の患者さんにおいて配偶者に治療に参加してもらうことは改善率を変えなかったが、夫婦関係の不良な人については、配偶者に治療に参加してもらう治療のアウトカムが向上し、悪い夫婦関係の影響が打ち消された。従って、曝露による治療プログラムにおいては、特に配偶者との関係が治療にマイナスの影響を与えると心配されるときは、配偶者に参加してもらうことが有用である。行動療法的夫婦療法は有用な追加治療であるかもしれないが、平行して治療することにはいくつかの問題がある。例えば、夫婦に焦点を当てた介入と広場恐怖の治療とを組み合わせることが難しくなる（Daiuto ら, 1998）。従って我々は、典型的には広場恐怖に対する治療と夫婦療法とを前後させ、個々の患者さんに応じていずれを先にするかを決定している。

　最後に、最近の曝露プログラムはパニック発作に焦点を当てている。実体験曝露プログラムを改善する1つの方法は、さらに多くの異なった曝露を追加することによる。Fava ら（1997）は、曝露に当初反応していなかった患者さんにも追加の曝露が有用であることを示唆するデータを報告した。比較的新しい治療法、例えば内的曝露は、パニック発作に直接的に焦点をあてるために使用されてきた。パニック発作を有する患者さんは、パニック発作中に起こるものと同様の感覚を生じる一連の運動をすることを要求される（Rapee & Barlow, 1990）。例えば、頻脈が心臓発作の合図かもしれないと恐れる人はその場で走ることを要求される。その運動で心拍は上昇するが、これをその人の段階的曝露のヒエラルキーに組み込むことができる。我々は広場恐怖の患者さんの中でこのような運動によって治療結果全体に改善の傾向を示すと立証した（Page, 1994a; Ito ら, 1996 も参照）。Craske ら（1997）は、内的曝露を追加することによって治療直後および6ヶ月後追跡時点でパニック発作の頻度が減少することを見出した。Craske らの研究は、治療効果の特異性を見出したという点でも注目に値する。すなわち内的曝露はパニック発作の頻度に格別の効果を有するように見えた。従って、頻回のパニック発作を呈する患者さんにおいてはこの治療が強調されるべきかもしれない。当初はサンプルが小さかったため統計学的有意差を出すことができなかったが、我々は今パニック障害のみを有する患者さんの中で研究を反復し、パニック発作が減少する速度がその技術を加えることによって有意に改善することを

発見した。

　要するに、実体験曝露は広場恐怖の回避の治療上の第1選択である。単独でもそれは強力な治療であるが、すべての患者さんにおいて最終的に高機能状態に達することは保証できない。それゆえ付加的な治療を考慮し、曝露と組み合わせることが必要である。事実、Murphy ら（1998）は、曝露が治療の重要な構成要素であると述べて不安管理法の全体的改善に寄与した。とりわけ曝露練習が決定的な閾域を達成したならば不安管理法の重要性が増すと思われる。有望な新しい方向は、パニックと関連する身体的感覚に曝露することである。ほかに追加し得る治療には、突発的なパニック発作を制御する技法もあるだろう。そのような介入の1つに呼吸コントロールがある。

●呼吸コントロール

　意識的な過呼吸は、パニック発作と似た症状を生み出し得るし、パニック発作の最中にしばしば起こる過呼吸によって体験されるものと似た症状を生み出し得る。従って、各患者さんにおいて過呼吸をコントロールすることを目的とした適切な呼吸法を指導することが、パニック症状を軽減し長期的な症状コントロールの助けとなるであろうと考えることは、理にかなっている。

　さまざまな呼吸技法が教えられているので、治療に関する先行研究を分析することは複雑である（Garssenら, 1992 参照）。ここでは、呼吸コントロールと曝露に根ざしたプログラムとの比較に関心を絞ろう。呼吸コントロールでもパニック発作の頻度を減少し得るが（Lum, 1983; Rapee, 1985b 参照）、曝露に根ざしたプログラムが実際の効果を示すことから、臨床に関連する疑問としては、呼吸コントロールは標準的な曝露療法の効果を増強し得るかという点である。3つの研究がこの問いを扱っている。そのうちの1つの研究では、呼吸コントロールと認知再構成施行後にパニック発作の頻度が減少することを示せなかった（de Ruiterら, 1989b）。こういった治療は当然パニック発作の頻度を減少させるはずなので、この結果は驚きである（Clarkら, 1985; Salkovskis ら, 1986a 参照）。この研究が治療効果を示すことに失敗しているので、曝露療法との比較検討は困難である。残りの2つの研究では、曝露に根ざしたプログラムに呼吸コントロールを併用するか否かで治療後の効

果の違いを見出せなかった (Bonnら, 1984; Hibbert & Chan, 1989)。結論としては、呼吸コントロールはパニック発作を減少させるであろうが、短期的には曝露に根ざしたプログラムの治療効果を増強しない。しかしながら、1つの研究 (Bonnら, 1984) では6ヶ月の追跡研究によって、曝露療法に呼吸コントロールを併用することで治療効果を増強することを見出した。まとめると、単独で用いた場合では、呼吸コントロールは症状を減らすかもしれないが、より重要なこととしては、包括的な認知行動療法としての曝露プログラムに追加して施行した場合において長期予後を改善し得ることである。恐らくそれは、治療中に得られた進歩を確かなものとし治療効果の安定性を増強することによって得られるものである（例えばChamblessら, 1986)。

●リラクゼーション

広場恐怖を伴うパニック障害の治療で使われるもう1つの戦略は、リラクゼーションである。異なるリラクゼーションの型が結びついた場合、リラクゼーションだけでも広場恐怖を伴うパニック障害の患者さんのおよそ47％に臨床的に有意な改善をもたらすと評価されている (Michelson & Marchione, 1991)。しかしパニック障害の文脈でみると、応用リラクゼーションは、漸進的筋リラクゼーションに勝るということが知られている (Ost, 1987b)。応用リラクゼーションは、必要とした時にすぐにリラクゼーション反応を引き出すことができるようにするリラクゼーションの速攻型の1つである。効果的ではあるものの、Arntz & van den Hout (1996) によれば、特にパニック発作の頻度において、応用リラクゼーションは認知療法ほどの効果は見られなかった。漸進的筋リラクゼーションは、広場恐怖の認知行動療法プログラムの価値を減ずるかもしれないという考えもあった (Barlowら, 1989)。しかしその研究デザインは、認知行動療法プログラムに導入する最初の構成部分の1つとしてリラクゼーションの紹介を含んでいた。慢性不安障害の人のほとんどが、ある時点でリラクゼーション技術を教えられていたと仮定すれば、患者さんがすでに試みたことがある治療を受けることに幻滅するために、この状況ではさらに高い脱落率が観察されたのかもしれない。この疑問についてさらなる研究が必要ではあるが、包括的認知行動

療法プログラムには、前半よりも後半にリラクゼーションを含めた方が良いかもしれないと考えられるかもしれない。

●認知再構成と統合的認知行動療法パッケージ

　ここ最近で最も興味深い発展の1つは、曝露プログラムに認知技法を加えたことであろう。曝露は回避行動に焦点をあてることが多いが、一方で認知的介入はパニックの症状の解釈において、破局的な見方をしないようにすることに焦点をあてている。典型的には、認知的アプローチは単独で用いられることはなく（単独治療介入として用いても有効ではあるけれども；Salkovskisら, 1991; Williams & Falbo, 1996)、曝露（パニックの外的および内的引き金の両方に対して）、リラクゼーション、呼吸トレーニングと組み合わされる。こうした組み合わせを用いると改善は顕著である。認知療法を加えることが曝露の効果を上げるかどうか、必ずしも明確ではないが（Burkeら, 1997)、組み合わせることは非常に効果がある。Barlowら（1989）は同様に、組み合わせによるパニック治療を行った後には、パニック障害の患者さんの約9割に、パニックが起きなくなったとの所見を得ている（他にKloskoら, 1990; Beckら, 1992)。加えて、これらの治療パッケージの効果は患者さんに広範囲の影響をおよぼし、そのQOLの全般的向上をもたらすことが明らかになりつつある（Telchら, 1995)。

　さらに、これらの治療パッケージは臨床研究セッティングだけで有効なわけではないということも明らかになりつつある。効果はセルフヘルプの形でも治療方法にもみられ（Gouldら, 1993; Gould & Clum, 1995)、1対1の治療の時間を減らし、認知行動療法の基本的原則を組み込んだコンピュータプログラムで代替した場合でも維持される（Newmanら, 1997)。治療パッケージは青年期の患者さんにも一般化できるし（Ollendick, 1995)、臨床試験で典型的に見られるよりも重症の患者さんを診る一般診療場面へも一般化できる（例えばSandersonら, 1998)。地域精神保健センターで使用されたときには、パニック障害の患者さんの87％が認知行動療法15セッション後にはパニックが消失していた（Wadeら, 1998)。このような数字は、臨床研究場面で得られた結果と肩を並べるものである（例えばMichelson & Marchione, 1991)。

患者さんはまた、予期不安、広場恐怖性回避、全般不安および抑うつの点でも減少を示した。このようなパターンは臨床研究場面でなされた研究をもとに予想されたことでもある（Clumら，1993）。
　マニュアル化された認知行動療法をベースとした治療パッケージは、併存障害を持った患者さんには不適切であると批判されたこともある（Wilson，1996 参照）。Marchand ら（1998）は、人格障害を合併している広場恐怖を伴うパニック障害と、合併していない広場恐怖を伴うパニック障害の患者さんの間で改善の度合いを比較したところ、いずれの群も不安障害の治療に反応はしたが、人格障害を有した患者さんでは反応が遅かったということを見出した。また Hoffart & Hedley（1997）は、依存性人格傾向は治療の進展にとってとりわけマイナスであるようだが、広場恐怖を伴うパニック障害に対する認知行動療法は人格障害（とりわけ回避性および依存性傾向）の症状を減らすことができたとしている。従って人格障害を合併した患者さんにおいては、人格障害を伴わない患者さんにおける治療とは本質的に異なったというよりは、より長期間の治療を必要としていると結論するのが妥当であるように思われる。このように一貫した、かつ劇的な効果をあげたことは、広場恐怖を伴うパニック障害の今後の治療に吉兆をもたらすものである。より大きなサンプルを用いた研究が今後報告されれば、統合的認知行動療法パッケージを支持するという現状での仮の結論は、より確かなものとなるだろう。

薬物療法

　認知行動的パッケージの治療アウトカムはますます良くなっているが、薬物療法が考慮される3つの理由がある。1つには、薬物療法は認知行動療法パッケージと同じ転帰になるが、（患者さんにとっては経済的に、あるいは治療者の時間に関して）よりコストがかからず、よりドロップアウトと再発率が少なく、副作用のような関連した困難さが少ないかもしれない。第2に、薬物療法は認知行動療法パッケージの有益な付加物であるかもしれない。第3に、薬物療法は包括的で良質の認知行動療法プログラムがうまくいかなかったかあるいはそのような治療を受け入れられなかった患者さんに対して試みるのに有益な治療であるかもしれない。治療者がおのおのの可能性を考

える前に、薬物療法に関する文献を評価する必要がある（Clum, 1989; Michelson & Marchione, 1991; Clumら, 1993）。薬物療法には5種類ある：三環系抗うつ薬、ベンゾジアゼピン（高力価あるいは低力価）、ベータブロッカー、モノアミン酸化酵素阻害薬、そして選択的セロトニン再取込み阻害薬（SSRI）である。あらゆる薬剤がそうであるように、使用上のプラス・マイナスと処方についてのガイドラインがあるが、全体的な効果について言えば、低力価のベンゾジアゼピンとベータブロッカー（例えばプロプラノロール）は効果が限定されている。

三環系と高力価のベンゾジアゼピンは、より良い成功率が報告されている。Hollandら（1999）によると、三環系抗うつ薬であるクロミプラミンは、ベンゾジアゼピンであるアルプラゾラムやアジナゾラムよりも効果の発現が遅かったが、アルプラゾラムと同じぐらいの有効率に達し（アルプラゾラムもクロミプラミンもアジナゾラムよりも優れていた）、また減薬にまつわる問題も少なかった。Den Boer（1998）は、ベンゾジアゼピンに比して三環系抗うつ薬が有利なもう1つの点は、後者が不安や広場恐怖の治療において同程度の有効さを持っている上に、併存する抑うつに対してより大きな効果を有していることであろうと述べている。

Clum（1989）は、一般に行動療法は（ドロップアウトも含めて）54％の患者さんでうまくいき、三環系抗うつ薬は19％、高力価のベンゾジアゼピンは42％で有効であると評価している。三環系抗うつ薬に対する予想外の悪いアウトカム（Mattickら, 1990）は、おそらくこれらの研究が広場恐怖を伴うパニック障害（治療がより困難）のある集団を対象とする傾向があり、一方、高力価のベンゾジアゼピンを用いた研究はパニック障害のみの患者さんを対象とする傾向があったためであろう（Clum, 1989）。同様の比較において、Michelson & Marchione（1991）は、認知行動療法パッケージは一般的に広場恐怖を伴うパニック障害のある患者さんの（脱落群を含めて）74％でうまくいき（パニック障害のみでは86％）、三環系抗うつ薬では45％、高力価のベンゾジアゼピンでは51％で有効であるとしている。ここでも低力価のベンゾジアゼピンとベータブロッカーによる治療アウトカムは比較的悪い（それぞれ13％と8％）。2つの総説は最終評価において異なるが、結果のパターンは似ていて、薬物療法の中で高力価のベンゾジアゼピンと三環系抗うつ薬

が認知行動療法パッケージで得られた好結果にアウトカムが近い唯一の介入である。もし薬物療法をこれらの2種類の薬に限定するなら、いずれを選ぶべきかは難しい。三環系でドロップアウトする割合は高力価のベンゾジアゼピン系に比べて高い一方で（しかしこれは異なったサンプルによる；Clum, 1989）、再発率は高力価のベンゾジアゼピン系の方がおそらく高い（Clum, 1989; Michelson & Marchione, 1991）。副作用の点では、抗コリン性副作用があるため三環系抗うつ薬の方が人気がないが、高力価のベンゾジアゼピン系はしばしば依存性の可能性があるため、また記憶力への悪影響のため（Kilicら, 1999）避けられる。実はパニック障害の治療においてイミプラミンやアルプラゾラムの効果を証明したあと（Schweizerら, 1993）、Rickelsら（1993b）は「長期的に見ると（つまり減薬後）、イミプラミンあるいはプラセボで当初治療された患者さんは、アルプラゾラムで治療された患者さんと同様の成績を追跡時に示し、しかも長期のアルプラゾラム治療では必ず起こってくる精神的依存や断薬の問題はなかったという冷厳な事実」(p.67)について述べている。

　興味深いことにClumら（1993）は、後になってClum（1989）の分析に方法論的な弱点があることに気がついた。より厳しい包含基準を用いると、より最近のメタアナリシスは以前のメタアナリシスの結論のいくつかを支持している。特に抗うつ薬が第1選択の治療であることに変わりはなく（脱落率は高いが）、精神療法も再び第1選択とされ、曝露とフラッディングが有効な治療法として認知された。しかしながら、高力価ベンゾジアゼピンを支持するデータは以前の分析よりははるかに弱くなった。それは恐らく以前の分析が対照群を設けず、しかも治療を完遂した人からのデータのみを扱ったいくつかの臨床試験を含んでいたからであろう。

　要約すると、認知行動療法の効果は薬物療法に比べて同じか、ときには勝ることもある（Clum, 1989; Michelson & Marchione, 1991）。さらに、副作用や依存の可能性といった薬物治療に関連した問題点があるため、精神療法はパニック障害や広場恐怖に対して第1選択の治療法であるべきだ。初期のコストが低いために薬物療法が選ばれることがあるかもしれない。しかし継続治療にかかるコストや高い再発率による隠されたコストも計算に入れなくてはならない。しかしながら、比較的最近のSSRIの台頭により、これらの薬物

について結論を出すのは時期尚早である。それでもなお、最新のデータには期待すべきものがある（例えば、Pollack, 1998；Boerner & Moeller も参照, 1997）。最後に、文献で議論されることは稀であるが、薬物治療を良しとしないと見込まれる患者さんがいると同様、認知行動療法プログラムに参加しない患者さんもいるだろう。認知行動療法プログラムの成功は積極的に関係する上に成り立つので、これらの患者さんには薬物療法の方が良いだろう。

薬物療法と非薬物療法の組み合わせ

　併用療法の効果を検証することは簡単ではない。どのようにグループ分けしても、不均一なカテゴリーを組み合わせるというリスクを生じるからである（例えば、1つのクラス内の薬物の違い、投与量の違い、投与期間の違い、曝露方法の違い、認知療法的介入の違い等；Oeiら, 1997 参照）。興味ある読者は Spiegel & Bruce（1997）の最近の総説および Schmidt（1999）を参照されたい。本書の目的に照らして行動療法と組み合わせて用いられるのは、主に高力価ベンゾジアゼピンと三環系抗うつ薬という2つのクラスの薬物である。Van Balkom ら（1997）は、広場恐怖を伴う／伴わないパニック障害に対する薬物療法および認知行動療法の併用についてのメタアナリシスを行った。パニックと広場恐怖についての指標に注目して、彼らは、高力価ベンゾジアゼピンと抗うつ剤と認知行動療法は全て対照群よりも同様に優れており、治療の終結後も進歩は維持されたと結論している（Bakkerら, 1998）。興味深いことに、実体験曝露はパニック症状の軽減にはコントロール群よりも有効ではなかったが、広場恐怖症の症状の軽減には顕著に有効であった。さらに実体験曝露の効果は三環系抗うつ薬を加えることによって劇的に上昇した（効果サイズ［Cohen の d］= 2.47）。この効果はさらなる検証を要する（とりわけ Fava ら（1997）が、曝露にイミプラミンを追加することによって実体験曝露の効果が減じたと報告しているから）。しかしながらこの点についてはMurphyら（1998）の研究が示唆を与えてくれる。広場恐怖を伴うパニック障害の患者さんが抑うつ的でもある場合には、実体験曝露セッションから得られる利益が減じたことを示した。すなわち、抑うつが媒介的な役割を果たしているかもしれないので、抗うつ薬は実体験曝露の効果を抑うつ

の抑制的な効果を除外することによって増進させているのかもしれない。このような推論を重ねるならば、認知行動療法の中で患者さんが得た技能を使うことによって、抑うつ症状が不安障害に重なっているときには抑うつの症状に焦点をあてることによって、アウトカムの改善が得られるかもしれない。

　ベンゾジアゼピンと精神療法の併用については全体的にはあまり好ましくない。例えばSchmidt（1999）は、ベンゾジアゼピンと認知行動療法の併用は認知行動療法単独の場合よりも劣った最終機能状態を示すようだと結論した。Wadeら（1998）は、治療後のパニックに対する唯一の予測因子は、治療前の抗不安剤の使用、それは主にはベンゾジアゼピンであるのだが、であることを見出した。さらにもし動物実験のデータも考慮するならば、Boutonら（1990）は、2種類のベンゾジアゼピンにおいてラットの恐怖消去に対して用量依存性の干渉があることを見出した。これらの動物実験データが示唆するのは、行動療法に高力価のベンゾジアゼピンを併用するればするほど再燃率が上昇するかもしれないということである。この点について適切なヒトでの研究は行われていないが、今日のところ、認知行動療法にベンゾジアゼピンを併用することには強い支持も強い反対もないと考えられる（Spiegel & Bruce, 1997参照）。合理的な姿勢は、認知行動療法にベンゾジアゼピンを併用することは、一般的臨床として推奨されるには研究による支持がなくてはならないとする立場であろう。

要　　約

　広場恐怖を伴うパニック障害の治療は、以上で述べた病因モデルと合致している。包括的な非薬物療法パッケージは、パニックのコントロール（例えば、不安に関する教育、呼吸コントロール、パニック誘発練習）、および恐怖症的回避や破局的な解釈の間違いの修正（実体験曝露と認知再構成）を含む。高力価ベンゾジアゼピンや三環系抗うつ薬を用いた薬物療法でも、非薬物療法とよく似た成功が示されているが、それはおそらく、これらの薬剤も不安を減少させ（Barlow, 1988）、その結果曝露を促進するためであろう。しかしながら、薬物療法も非薬物療法も共に効果的であるとはいえ、見過ごされている1つの利点がある。それは、認知行動療法は障害の原因となる脆弱性因

子を修正するということである。例えば、Andrews & Moran（1988）は、この章で説明するようなパッケージの初期の方式を使えば神経症傾向得点は大きく減少し、その減少の程度はその後の再燃を予測することを示した。脆弱性を減少させるという長期的な利点を考えれば、認知行動的介入は、治療における第1選択となるべきであろう（Nathan & Gorman, 1998 も参照）。

　パニック障害と広場恐怖に対する認知行動療法の成功にもかかわらず、2点ほど注意しなくてはならない点がある。第1に、患者さん調査は今日の臨床実践について健全な注意を喚起してくれる。広場恐怖を伴うパニック障害の患者さん100人の調査において Bandelow ら（1995）は、証明されていない治療法（例えば薬草）が過剰に利用され、効果の証明された治療法（例えば認知行動療法、三環系抗うつ薬）が過少に利用されていることを見出した。また Wade ら（1998）は以下のように述べている。臨床家はプロトコルへの遵守を要求する構造化された短期的な治療を使うことにはしばしば躊躇し、この特定の患者さんに有効であると自分が信じる治療法を選ぶという昔ながらの方法を用いることを好むようである、と。従って、研究の結果が広く流布されることも重要であるが、臨床家が有効性の確立された治療法を使い、かつ、組織的に使い続けるよう奨励されるということが重要である。

　最後の注意点は、最近の Barlow の研究からとってくることができる（1997）。この章は認知行動療法に対する Barlow の熱意ある言葉でもって始まった。もちろん彼はこの熱意を今も持っており、「認知行動療法は最高の平均効果サイズを呈し、薬物療法および薬物と認知行動療法の併用療法とも比肩し得る」（Barlow, 1997; p.34）と述べている。しかしながら、この情熱は、無視できぬ数の患者さんが治療後も持続的にあるいは反復性にパニックを呈しているというデータによって軽減されてしまう。例えば Barlow は、自分たちの患者さんのデータから以下の点を指摘している。「我々が治療した患者さんの74%は24ヶ月フォローアップの時点でパニックを呈さず、57%が治癒に相当するような『最終高機能状態』に達するが、これらの数字は患者さんをさらに長期に縦断的に追跡すると著明に低下する。…これらの患者さんの少なくとも何人かは、長期にわたってかなりいい状態を続けるが、パニック障害と広場恐怖が増悪する時期もくりかえすように思われる」（Barlow, 1997; p.35）。従って治療中にあまり進歩が見られなかった人々へ

注意を向け、どうすればより効果的に治療を行うことができるかを策定しなくてはならない。

第6章　パニック障害と広場恐怖
治療者向けガイド

　診断が確定し評価がなされたならば、治療の計画を立案する段になるわけであるが、その際、まず次の2つの事柄を考慮に入れる必要がある。第1に、臨床家は、パニック発作と回避行動を引き起こし、かつそれを慢性化させる原因となっている因子を同定せねばならないということである。そのためには、徹底的な行動分析を行う必要がある。第2に、臨床家は、治療において併存症の与える影響について注意を払わねばならないということである。

行動分析

　一般的な行動分析の理論と実際については、他の文献に概説されているので、それに譲ることにする（Kirk, 1989; Schulte, 1997）。しかしながら、パニック障害および広場恐怖に関して言うと、その行動分析には一種独特な面もあるので、その点を顧慮する必要がある。まず、パニック発作の先行条件に着目する意味で、何が患者さんにおいてパニック発作の身体的もしくは心理学的な引き金になっているのかを評価せねばならない。これは、典型的には、以前発作と関連したことのある状況だとか、特定の身体的な感覚であるとか、特定の心配（例えば「だめだ！もし今パニックになったら、絶対大変なことになる！」など）だとか、そういったものである。さらに、パニック発作は、人間が身体的に覚醒の亢進を来したときに、より生じやすくなるという点にも注意せねばならない。覚醒度が亢進するときとはつまり、不安になったとき、ストレスを受けたとき、暑いとき、喫煙しているとき、飲酒しているとき、刺激性の物質（例えばコーヒー）を摂取しているときなどである。また、パニック発作は、人間が何らかの理由で「衰弱」しているときにも、より生じやすくなる。その原因としては、病気（例えば、インフルエンザ）であるとか、身体的および心理学的ストレス（例えば出産）であると

か、睡眠不足などが挙げられるだろう。

　パニック発作の先行条件をリストにすることができたら、次は、パニック発作がもたらす結果がどのようなものであるのかを明らかにすることが必要になる。これは、主に次の3つの要素に分けて考えることができるだろう。第1に考慮するべきは、パニック発作への対応として取るであろう、患者さんの回避行動である。広場恐怖においてしばしば回避される状況は、割合早期に患者さん自身から聴取できることが多いが、ここで重要なのはむしろ、パニック発作と回避の間の認知的な結びつきを明らかにすることが、認知行動療法への導入を容易にするという点だろう（例えば「私は満員電車には乗らないようにしている。なぜならば、満員電車の中で乗客みんなが呼吸をしたら、空気が無くなってしまうかもしれないからだ。」）。第2に考慮するべきは、やはり患者がパニック発作への対応として取るであろう、細々とした微妙な回避戦略（例えば、何か安全を保障する信号のようなものを自分の中で決めてしまう）である。第3に考慮するべきは、パニック回避が患者さんの社会性におよぼす影響である。例えば、病前から依存的特性を有する患者さんの場合、パニック発作の結果、病前よりも多くの支援を周囲から受けられることになれば、喜んでそれを受け入れるだろうし、それによってますます依存的になるかもしれない。こうした行動様式を前もって明らかにしておくことが、治療の進展が妨げられることのないようにするために、必要なのである。

併存症の治療

　最も頻度の高い病的なⅠ軸疾患は、もう1つの不安障害、特に社会恐怖である（Sandersonら, 1990）。認知行動的介入の1つの利点は、不安障害すべてに適応があり、それぞれの不安障害が不安治療と曝露計画の様々な組み合わせに反応することである。従って、我々は原発の不安障害を最初に治療して、その後患者さんが学んだ新しい技術を続発性の不安障害のコントロールにも用いるように促すことが多い。人格障害は次に考慮すべき併存症の1つであろう（Klassら, 1989; Mauriら, 1992）。C群（つまり不安性）人格障害は、治療のゴールに到達するのがより困難であるので、問題があるかもしれない。

回避性人格障害の患者さんは、曝露課題を行うのにより多くの激励を必要とする傾向がある。依存性人格障害の患者さんは、曝露課題の間、過度に治療者や友人やパートナーに頼るので、そういったサポート無しで機能することを学ぶ必要がある。対照的に、強迫性人格障害では、患者さんが治療プログラムで定められたガイドラインに厳格に忠実であるとき、明らかな利点があり得る。けれども柔軟性の欠如は、認知の再構成が始まったとき困難をもたらすかもしれない。従って、C群人格障害は一層の注意が必要であるけれども、治療の適応外ではないかもしれない。

　A群人格障害（風変わりな）とB群人格障害（行動がとっぴな）を有する人の治療は、さらに困難である。B群人格障害の患者さんは、グループの中で他のメンバーの進歩を反対方向に向かわせ、その進歩を妨げ得るような障害を引き起こすことがある。従って、人格障害が重度である場合は、個人療法が勧められる。もし、患者さんの一次的な問題が人格障害ならば、実際、不安問題の治療は最善の方策ではないかもしれない。最初の面接で、人格障害のように見える患者さんの中には、人格障害面接（Personality Disorder Examination；PDE）のような構造化診断面接を施行すると診断基準を満たさない人がいる。しばしばあることだが、患者は個々の診断基準を是認するが、このような行動は不安障害が始まる前には見られなかったと主張する。さらに、これらの外見上の「人格障害」は不安障害が治療されるに従い速やかに消失する。最初に存在している不安障害が人格障害患者的な行動を患者さんに取らせていたのかもしれない。例えば、パニックの恐怖は患者さんの依存要求を増加させ、パニックがコントロールされるとその要求は緩和されるだろう。臨床面接において、障害された行動をもとに人格障害と診断する場合は注意しなければならない。

治療形式

　治療の結果は以下の2つの要因に依存する。1つは治療パッケージそのものに基づくものであり、もう1つは（1）治療のモチベーションを高めること（詳細は第7章）、（2）治療の理解やコンプライアンスを高めること、（3）治療中に生じる諸問題をうまく処理することにおける治療者の能力、に基づ

くものである。この章の目的は、治療者がこれらの問題のいくつかを克服し、治療を最大限に成功させることができる方法を明示することである。従って、まず最初の問題は治療プログラムの構成である。我々のグループ・プログラムを記載するが、個別の患者さんに対しては読書、曝露課題を宿題として与え、グループセッションは進歩を議論し次の段階を計画するために使う。

●グループ・プログラムの構成

不安障害臨床研究所でのプログラムは、およそ3週間の構成となっている。西オーストラリア大学においては、より緩やかな9週間のプログラムになっている。それぞれのプログラムを順次説明していく。

3週間の集中プログラム

患者さんは、間に1週間のインターバルを挟んで前後に1週間ずつの2週間にわたり、月曜日から金曜日の午前9時から午後5時までクリニックで過ごす。クリニックで過ごす間に、患者さん1人1人が「患者さん向けマニュアル」のコピーを受け取り、内容の説明を受け、検討し、課題に取り組む。病院から離れて過ごすインターバルの1週間、患者さんはプログラム前半の1週間の終了時点において計画した曝露課題に自己管理下に取り組む。このプログラムの概要と時間割を、期待される改善の程度を読者に知ってもらう目的で呈示する。呼吸数をモニターすることで不安をコントロールする技法や、緩徐な呼吸やリラクゼーション技法を習得することにとりわけ力点が置かれる。とはいえ、段階的曝露課題を計画し実施することや、これらの曝露課題が遂行された時の報告聴取に、より多くの時間を費やす。

第1日目

最初の日、多くの患者さんは非常に不安で、ラポールを確立することが重要である。一般的な導入が終ったら、治療者はその不安を認知し、そして、1つにはパニックの本質を確認するために、今1つはグループのメンバーに他の人も同じ症状を持っているのだと気づかせるために、個々人の不安症状

のリストを作成する。この段階で他にやるべきことを数え上げると：

- プログラムの概略を述べ、マニュアルを配布する
- そのマニュアルはプログラムの鍵であることを説明する。患者さんは自分に関係のある箇所にアンダーラインをひいたり、自分に関連した例を付け加えることで、マニュアルを自分向けにアレンジする
- それぞれの患者さんについて、診療所への行き帰りの交通の準備ができているかをチェックする
- 我々はその上で、治療プログラムの終わりの方では患者さんは公共交通機関を使うか、1人で運転して診療所に来ることが期待されていることを指摘する
- もし、薬物療法を受けている人がまだいるなら、我々はそれぞれの患者さんが受けている投薬の種類と量を確認する
- このプログラムから最大の利益を得るために、ベンゾジアゼピン系を治療開始前に中止するよう促す。ベンゾジアゼピン系が中止されることは重要である。なぜなら、それらが消去を妨げるらしいからである（Bouton, 1990）。加えて、それらを服用すると、30～60分後に症状が緩和されることが予測できるので、患者さんは新しい不安コントロール技術によって不安症状を鎮めることができるということが学習できなくなる

　治療者は曝露プログラムに細かな指示を与えるが、患者さんたちを地域に慣れさせるための2回の短い外出を除いては、患者さんの外出には同伴しない。グループ外出の行路や個別の課題はあらかじめ決められているが、患者さんは治療者と相談してこれらの課題を修正するように促される。このことにより、課題は各患者さんにより適合したものとなる。自分の課題についてコントロール感を持つ方が治療成績が良いというエビデンスが多少あるので、それぞれの患者さんのニーズを考慮して柔軟にすることは重要である。グループ外出では、後に個人個人で外出すべき地域に患者さんを親しませる。治療プログラムは、患者さんが自分の不安に対処し、課題をこなすことに責任を持ち、それまで回避していた状況に入り込むことができるようになるよ

うに作られている。いついかなるときにも、治療者は、患者さんが理解できる言葉で話さなくてはならない（例えば Page, 1993）。治療者は、患者さんが課題を試みる前にその課題に必要なステップを練習することで、患者さんの手助けをする。第1日目に、治療者は、以下の題材と課題をカバーするように努める：

- 「患者さん向けマニュアル」の題材：第1節「不安、パニック、広場恐怖の本質」および第2節「呼吸コントロール」
- 治療者が同伴する、地域へのグループ外出（20分間）
- 個別の課題1：最寄のバス停まで歩き、診療所まで戻ってくる。課題は、最も簡単なものから最も難しいものへ、という順番通りに行うように強調することが重要である。個別の課題を達成するたびに黒板にチェックする。それは各人の成功を強化し、また、気乗りのしないグループのメンバーを促すためでもある。グループ課題と個別の課題はすべて治療者のチェックを受ける。すべての困難、とりわけパニックと関連した条件を同定し、これらの困難に打ち勝つための戦略の概要を提示する
- 第1日目の宿題：呼吸回数をモニターし、呼吸コントロール技法を練習する

第2日目

2日目の最初には、このプログラムに対する各患者さんの態度を訪ね、また前夜の睡眠について詳しく聞き、そしてそれぞれの患者さんの現在の不安レベルについて聞いてみるとよい。患者さんには、後に個々に割り当てられた課題を試みることを期待されているのだろうということを再度告げる。治療者は2日目のうちに以下の題材や課題をカバーしなければならない：

- 宿題のおさらい：呼吸モニタリング、呼吸コントロール技法の練習
- 「患者さん向けマニュアル」の題材：第3節「リラクゼーション・トレーニング」および第4節「段階的曝露」
- 漸進的筋リラクゼーションのグループ練習

- スタッフの同伴なしでその区画の周りをグループで散歩する。前日の課題にあったバス停よりも遠くへ行くこと
  個別の課題2：グループでの散歩と同じであるが、この場合は1人で完遂する
- 宿題：呼吸数のモニタリング、呼吸コントロール技法とリラクゼーション技法の練習

第3日目

治療者は以下の題材と課題をカバーしなければならない：

- 宿題のおさらい：呼吸モニタリング、呼吸コントロール技法とリラクゼーション技法の練習
- 漸進的筋リラクゼーションのグループ練習
- スタッフの同伴なしのグループ外出：バスに乗って停留所2区間分を行く
- 「患者さん向けマニュアル」の題材：第5節「認知再構成」
- 宿題：呼吸数のモニタリング、呼吸コントロール技法とリラクゼーション技法の練習

第4日目

その日の後半でグループ外出と個別の課題の実施が予定されていることを再度患者さんに告げる。「認知再構成」という節は完了しなければならない。すべての自由時間は、認知技法に特に力をいれてグループと個別の課題の準備と見直しに使われるべきである。治療者は以下の題材や課題をカバーしなければならない：

- 宿題のおさらい：呼吸モニタリング、呼吸コントロール技法とリラクゼーション技法の練習
- 漸進的筋リラクゼーションのグループ練習
- スタッフの同伴なしのグループ外出：停留所10区間分バスに乗り、小さなショッピングセンターへ行く。患者さんは、そこに30分間

留まり、1人だけで店に入ったり銀行に行ったりショッピングセンター内を散歩することを推奨される
- 個別の課題3：1人でバス停10区間分バスに乗ることを繰り返し、またショッピングセンターへ繰り返し行く
- 課題のあと報告を受ける：不安管理技法と認知再構成技法をどのように適応したかを復習する
- 宿題：呼吸数のモニタリング、呼吸コントロール技法とリラクゼーション技法の練習

第5日目

治療者は以下の題材と課題をカバーしなければならない：

- 宿題のおさらい：呼吸モニタリング、呼吸コントロール技法とリラクゼーション技法の練習
- 漸進的筋リラクゼーションのグループ練習
- 「患者さん向けマニュアル」の題材：第6節「パニック感覚を再生する」
- スタッフの同伴なしのグループ外出：停留所15区間分バスに乗り、大きなショッピングセンターかモールへ行き、そこでコーヒーを飲んでくる。この外出の目的は患者さんたちの外出範囲をクリニックから拡大し、より混雑した多種類の店のあるショッピングセンターへ彼らを曝露することである
- 個別の課題4：この日のグループ課題を1人で繰り返す
- 課題のあと報告を受ける：不安管理技法と認知再構成技法をどのように適応したかを復習する
- 第2週目の計画：第1週目が終わる前に、すべての患者さんは日記形式で書かれた詳細な第2週目の計画をたてるべきである。個々の患者さんは毎日、段階的曝露練習1つとパニック感覚を生じる練習1つを終えることを目標とすべきである。治療者は、各人の目標と段階的曝露ヒエラルキー（第4節）とパニック感受性ヒエラルキー（第6節）を用いて、個々の患者さんが自分の課題の計画を立てられ

るように手助けをすべきである。課題は患者さんにとって身近なものであり、日常の行動と矛盾がないようにすべきである。第1週の個別の課題が終えられない場合は、第2週目の作業を進める前にそれらの課題を終えるべきである

第15日目
治療者は以下の題材と課題をカバーしなくてはならない：

- 第2週目の宿題（呼吸数のモニタリング、呼吸コントロール技法、リラクゼーション技法）のおさらい：各々の課題を慎重に復習し、どれを達成しており、その達成感をどのように感じているかを明らかにする。患者さんは課題を計画するときに、以前避けていた状況に入る能力をしばしば過大評価する。そのような場合、彼らはやる気をなくしてしまうことがある。課題達成を妨げる要因があったかどうかを見定めながら、治療者はこのような状況を慎重に解析しなければならない。そして問題解決アプローチをグループ内で用いながら、患者さんが再びそのような状況に入るときに用いることができるかもしれない新しいアプローチあるいは戦術を確立せねばならない。このアプローチを採用することによって、治療者は患者さんに対し不安を引き起こす厄介な状況に対する合理的な考え方や計画の立て方を示す
- 漸進的筋リラクゼーションのグループ練習
- スタッフ同伴の外出：最寄の鉄道駅まで歩いて行き、診療所へ戻ってくる
- 「患者さん向けマニュアルの題材」：第7節「毎日の生活でパニック感覚に慣れること」
- 個別の課題5：停留所20区間分バスに乗って行き、そこで20分間留まる
- 課題のあと報告を受ける：不安管理技法と認知再構成技法をどのように適応したかを復習する
- 宿題：呼吸数のモニタリング、呼吸コントロール技法とリラクゼー

ション技法の練習

第16日目
治療者は以下の題材と課題をカバーしなくてはならない：

- 宿題のおさらい：呼吸モニタリング、呼吸コントロール技法とリラクゼーション技法の練習
- 漸進的筋リラクゼーションのグループ練習
- スタッフの同伴なしのグループ外出：この外出の目的は、自分たちは6時間の外出に対処できるのだ、と患者さんに分からせることである。この外出は、かなり長いバス移動、ごく短い列車移動、エレベーターとエスカレーターの使用を含む場合がある
- 課題のあと報告を受ける：この最後の課題は長くて疲れるものだったこと、しかし疲労を不安と取り違えてはならないことを強調することが重要である。不安管理技法と認知再構成技法をどのように適応したかを復習する
- 宿題：呼吸数のモニタリング、呼吸コントロール技法とリラグゼーション技法の練習

第17日目
治療者は以下の題材と課題をカバーしなくてはならない：

- 宿題のおさらい：呼吸モニタリング、呼吸コントロール技法とリラクゼーション技法の練習
- 「患者さん向けマニュアルの題材」：第8節「ふたたび認知再構成について」
- 漸進的筋リラクゼーションのグループ練習
- 個別の課題6：昨日の課題を今度は1人で行う
- 課題のあと報告を受ける：不安管理技法と認知再構成技法をどのように適応したかを復習する
- 宿題：呼吸数のモニタリング、呼吸コントロール技法とリラグゼー

ション技法の練習

第18日目

治療者は以下の題材と課題をカバーしなくてはならない：

- 宿題のおさらい：呼吸モニタリング、呼吸コントロール技法とリラクゼーション技法の練習
- 漸進的筋リラクゼーションのグループ練習
- 個別の課題7：途中で乗換えをして6駅分を電車に乗っていく。可能ならば地上の電車と地下鉄の両方を用いる
- 課題のあと報告を受ける：不安管理技法と認知再構成技法をどのように適応したかを復習する
- 宿題：呼吸数のモニタリング、呼吸コントロール技法とリラグゼーション技法の練習

第19日目

治療者は以下の題材と課題をカバーしなくてはならない：

- 宿題のおさらい：呼吸モニタリング、呼吸コントロール技法とリラクゼーション技法の練習
- 漸進的筋リラクゼーションのグループ練習
- 「患者さん向けマニュアルの題材」：第9節「進歩を確実なものにするために：今後のために」
- 個別の課題8：30〜40駅分の電車での移動、駅と診療所の間は、歩いたりバスを使ったりする（この練習には、3〜4時間かかるだろう）
- 治療プログラムのおさらい：このセッションで治療者は、本プログラム中に教えたすべての方法をおさらいし、それぞれの方法がどのようにどんなときに使われるかをもう1度述べる。教示のエッセンス部分をカードに印刷し、ハンドバッグやポケットに入れて携帯できるような形で患者さんに手渡す

> **パニックになったとき：**
> 1. それがパニック発作であり、身体症状がパニックのために起こっていることを認識しましょう。
> 2. パニックがおさまるまで、呼吸コントロール技法を用いましょう。
> 3. そこまでできたら、それまでやっていたことを続けてください。

> **不安になったとき：**
> 1. それが不安であり、身体症状やあなたの思考は不安のために起こっていることを認識しましょう。
> 2. 今までに学習した技法を思い出して、適切な技法を選びましょう。呼吸コントロール技法を用いる必要があるでしょうか。等尺性リラクゼーションを用いる必要があるでしょうか。漸進的筋リラグゼーションのカセットテープを用いる必要があるでしょうか。あなたは不合理な思考に反駁する必要があるでしょうか。
> 3. 不安が治まったら、あなたの次の行動を積極的に計画しましょう。
> 4. そこまでできたら、その計画を適切に続けてください。

● 最後の教示：訓練を毎日行ってください。また不安を惹起する状況あるいは行動を回避することの言い訳はやめましょう。あなたが不安を惹起する状況を避けず、不安管理技法を用い続ければ、さらなる改善が望めます

9週間の比較的集中的ではないグループ治療プログラム構造

総じて上記の3週間集中プログラムと同じ題材をカバーする。しかしながらこのプログラムでは、最大10人のグループに対する9回の毎週2時間のグループセッションを行う。各セッションはそのセッションで取り上げる課題（ならびに当てはまる場合には宿題のおさらい）と、「患者さん向けマニュ

アル」の関連する節のディスカッションと、特定の技法の訓練および練習と、宿題の設定（マニュアルの該当する節を読むことや、3週間プログラムと同様の階層的パターンにしたがった曝露練習を含む）からなる。9週間の各セッションは、「患者さん向けマニュアル」の9の節の1つ1つに焦点を当てる。主たる差異は、曝露課題が治療セッション内ではなく、セッションとセッションの間に行われ、個々人において行われるという点である。

治療のプロセス

治療者の仕事は、認知行動技法を教えることだけではなく、進歩の妨げを上手に排除することでもある。治療に対する理解とコンプライアンスの妨害となる事柄は、以下の5つに分けることができる：（1）教育、（2）呼吸コントロール、（3）リラクゼーション、（4）段階的曝露、（5）認知再構成。

●教育における問題点

Franklin（1990b）によると、全般性不安障害の患者さんは、自分の最初の発作をストレスに対する反応として説明できるが、広場恐怖症の患者さんは、自分の症状の起源や本当の意味について当惑しているという。「患者さん向けマニュアル」の教育に関する部分の目標は、1つ1つの身体感覚および症状の起源について患者さんに完全に理解させることによって、この問題を解決することである。そうすることにより、不安を減弱するのみならず、認知再構成のための基盤を提供することになる。治療マニュアルの最初の2つの節は、パニック発作は過呼吸と不適応的認知に増悪されて逃げるか戦うか反応が誤って起こったものだということを患者さんに理解させる助けとなる。逃げるか戦うか反応が起こってしまったのは、その閾値が低すぎるからである。逃げるか戦うか反応の敏感さの昂進は、神経質、ストレス、過呼吸の傾向によって生じる（第4章を参照）。パニックに対する新しい理解を提供するために必要な最初のステップは、患者さんとの間で、共通の用語に合意することである。このマニュアルでは、パニック発作の症状と広場恐怖的回避の定義を患者さんに示すことで、その最初のステップが果たされることになる。

グループ治療を行う場合には、各患者さんの症状を表にして、それが全員に見えるように黒板に書くか紙に印刷したものを配るとよい。こうすることで、患者さんは、自分自身とグループ治療の他の参加者との類似点と相違点を知ることができ、また、パニック発作の間に経験される症状を公の場で述べることになる。すると次に、パニック発作の症状が、逃げるか戦うか反応のときに自然に見られる反応によく似ているのだということを、患者さんに説明することが可能となる。そうなると、パニックの症状のそれぞれについての心配が減弱することになる。患者さんは、パニックのときに見られる個々の身体的な変化について、これは危険に対する準備に過ぎないという点に注意を向けるようになるからである。その結果、患者さんのパニックに対する見方は、「いくつかの心配な症状の雑然とした集まり」というものから、「危険に対する秩序だった反応であり、人間の安全を保持するために合理的なのだ」というものへと変化することになる。パニックの際にも、この症状は本質的には危険なものではなく、ただ単に、不適切な時に不適切な場所で反応が引き起こされているに過ぎないのである。

　逃げるか戦うか反応とパニック発作との間に認知的な結びつきが形成されたならば、次は、その新しい認知を強化する必要がある。それには、逃げるか戦うか反応の閾値が下がる原因について推測されていることを説明することが有効である。「患者さん向けマニュアル」には、ストレス、神経質、過呼吸が、最初のパニック発作のきっかけとなった3要因として掲げてある。また、このマニュアルでは、逃げるか戦うか反応が不適切に生じるのは、発火のメカニズムが敏感になりすぎているときなのだ、という説明をするために、車の防犯警報の喩え話を用いている。こうした喩えを用いれば、ストレスに対して不安で反応するかどうかという感受性に、気質的な差異があるのだという抽象的な概念を理解することが容易になる。治療マニュアルでは、呼吸のメカニズムと過呼吸の影響について、詳しく述べられている。この点についての患者さんの理解を確実なものとするためには、やはりそれだけ患者さんに対して細部にわたるまで時間をかけてゆっくりと説明する必要がある。そうした基礎的な準備をここで行うことで、ともすればありがちな、「ゆっくり呼吸をすることが大事だというのではあまりにも事態を単純化しすぎているのではないか」という患者さんの不満を汲み上げることが可能となる。そ

れには、パニック発作は、逃げるか戦うか反応が暴発し、さらに過呼吸によって悪化したものだという説明をするとよい。そもそも、ゆっくり呼吸をすることを勧めることは、決して事態を単純化しすぎていることにはならない。なぜなら、呼吸コントロール技法はパニックにエスカレートさせる複雑なメカニズムを修正することができるからである。しかしながら、確かにゆっくり呼吸をするという技法は、実際には、美しいまでに単純なものである。また単純であるだけに、それだけ好ましいものだとも言える。ひとたび患者さんがパニック発作の原因として想定されている過程について理解することができたならば、呼吸コントロール技法によって不安の進行を逆転させることは単純明快なこととなる。呼吸コントロール技法の詳細を概説したら、治療者は、パニック発作と広場恐怖の状況に関する誤っていて不合理な信念を修正する手助けにとりかかることができる。治療マニュアルでは、引き続きパニック発作の引き金になり発作を悪化させる、間違った考えをはっきりと述べている。不適応な信念を修正するために、治療者はいくつかの方法を取り替えながら用いる。その方法は以下の3点を含んでいる：(1) 誤った情報を正しい情報に置き換える、(2) パニックの症状の原因（従って、それが良性のものであること）を説明する、(3) 逃げるか戦うか反応の目的を繰り返し説明する。治療の後の方では、保証を与えることを避けることがいっそう重要になってくる。従って、早期の段階では、患者さんがパニック発作を正常生理学の言葉でとらえ直すための土台を提供する必要がある。パニック体験に対する新しい考え方を確固たるものとすることは重要である。逃げるか戦うか反応が、患者さんを危険から守るために作られた緊急反応ならば、1つ1つの困った症状をこの見地からとらえ直すことができる。例えば、パニック発作が起こると汚い言葉を叫びながら走り回ってしまうことになるのではないかと恐れている患者さんにとっては、そのような行動が生理的な危険のある状況で起こるならば、何か利点があるのではないかと考えてみるのは有益かもしれない。状況の不合理さを理解できたら、逃げるか戦うか反応が間違った信号として生じたとき（つまりパニックの間）に、なぜそのような行動が引き起こされるのかを患者さんに考えさせることもできる。何年も特定の方法で症状を解釈してきたので、パニックについての新しいとらえ方が患者さんの考え方全体を修正するには時間がかかる。従って、治療を通じ

て個々の患者さんがそれまで説明のつかなかった症状について治療者に説明を求めてくるであろうと期待しよう。保証を与えるのではなく、教育を目的として、そして、それぞれの症状を前述した不安とパニックのモデルの言葉で説明することを目的として、もう1度これらの質問に共感的態度で答えよう。

●呼吸コントロールにおける問題点

　技法の背後にある原理を教えた後は、患者さんがそれを正しく実践するようにすることが重要である。呼吸コントロールは簡単であるが、その一方で正しく実践されていないことがしばしばある。正しい実践を確実なものにするために、呼吸コントロールの1サイクルを実演し、少なくとも1サイクル通して患者さんに合わせてカウントし、患者さんが呼吸コントロールを行っているところを観察しなさい。患者さんが最初に正しく技法を学んだかどうかチェックすれば、治療の後半で患者さんが悪い習慣を学習し直さなければならないという問題を避けられる。呼吸コントロールにおいてよくある誤りは、(1) 技法の使用開始が遅すぎる、(2) 技法終了が早すぎる、の2点である。呼吸コントロールはパニックにいたる不安の悪循環を断ち切るため、不安の最初の徴候が現れたときに使われるものである。このときに行われると、過呼吸により生じる変化をかなりすばやく元に戻すことができるだろう。もし患者さんが、過呼吸が血中二酸化炭素レベルに影響をおよぼすまで待っていたら、その変化を元に戻すにはもっと長い時間を要するだろう。呼吸コントロールがパニック発作の始まりをコントロールすることに成功して使われたときでさえ、さらに数サイクル余分に呼吸コントロールを続けて行うことは有用である。そういうことをせずに目の前の活動を続けると、患者さんはパニックの原因となる一連の過程の端緒となるような身体感覚が再び現れてくることに気がつくかもしれない。呼吸コントロール技法を実行する際に、もう1つ難しい点は、患者さんが非常に大きな呼吸をする場合である。その結果、患者さんの呼吸回数はほどよいレベルまで減少しているが、体外に排出されるはずの二酸化炭素量は高いままである。このような問題が疑われた場合、典型的には治療者は、患者さんが肩で息をしたり大きく胸呼吸するこ

とに気がつくだろう。

　それに関連した問題点として、患者さんが腹式呼吸ではなく胸式呼吸をするかもしれないということがある。通常、腹式呼吸は安静時の「正しい」呼吸法として推奨されており、過呼吸する傾向のある患者さんにとっては、経験的根拠はない（Weiss, 1989）ものの、おそらく適切な呼吸法であろう。理論的には、胸式呼吸をする人は、排出される二酸化炭素量を増やす短く浅い呼吸をすると予想されるだろう。胸部の拡張は胸郭によって制限されるので、腹式呼吸をしないと呼吸コントロール率を無理なく維持することはおそらく困難であろう。これらの理由により、我々はパニック発作のある患者さんには胸式呼吸を勧めない（腹式呼吸を教えることに関する議論については、Weiss, 1989 を参照）。呼吸コントロールに関するよくある困難は、各呼吸コントロールサイクルの初めに息を止めることを怠るということである。この誤りは、技法の効果を減少させると同時に、呼吸コントロールの根本にある原理を誤解しているかもしれないことを治療者に気づかせる。息を止めることは排出される二酸化炭素の割合を低くするので、二酸化炭素の血中濃度を高める。6秒間のサイクルで呼吸することは、ゆっくりとしてバランスの取れた呼吸数を確実なものにする目的がある（それによって新たな不均衡を防ぐことになる）。この2つの要素は異なった効果をもたらすことを目的としているので、患者さんが、呼吸回数を緩徐にするだけでなく、規則的に息を止めてさらに血中二酸化炭素濃度を高めることは、どちらも同じように重要である。従って、もし患者さんが技法の一部でも怠る場合は、おそらく理論が完全には理解できていないということであろう。

●リラクゼーションにおける問題点

　緩徐な呼吸を補う方法として、「患者さん向けマニュアル（第7章）」に、不安のコントロール技法としてのリラクゼーションを示した。我々は、予防的な不安コントロールプログラムの中にリラクゼーションを含めている。患者さんは、恐怖の対象物や状況に直面する前に、「漸進的筋リラクゼーション」を行うよう勧められる。等尺性の筋弛緩法が、Ost（1987b）の応用リラクゼーション法と類似のやり方でその場で不安と戦うのに用いられる。

パニックのコントロール技法としての等尺性の筋リラクゼーションについて頻繁に引用される難点は、パニック発作が起こるときの速さである。患者さんがそれと気づいたときには、パニックは急速に進展しているので、リラクゼーション技法に取り組む時間がないと主張する。この難点の遍在性のため、我々は患者さんに、予防的な手段として、不安を誘発する状況に入る前に漸進的筋リラクゼーションに取り組むよう勧めてきた。等尺性の筋弛緩法は、パニックの最中の緊張のコントロールに用いることができる。しかし我々は、まず過呼吸をコントロール可能とすることの必要性にプログラムの力点を置いている。パニックの最初の徴候に気づいたら、パニックにいたるのを遮断するために息をこらえるよう患者に指導する。一旦緩徐な呼吸コントロールが奏効し始めると、患者さんは筋緊張といったような関連する問題に挑む上で有利となる。患者さんはその後、マイナスの思考をコントロールするために認知再構成技法を用いることができ、また、どのような緊張をほぐす上においても等尺性の筋リラクゼーションを用いることができる。この力点の選択、すなわち「過呼吸により引き起こされる症状の増悪を止めること」と「身体的緊張の増悪を止めること」のいずれに力点を置くかは、専ら患者さんからの報告によって決定される。患者さんは、パニックの最中の一番の心配は、症状がコントロール不可能で、かつ急速に増悪することであると述べる。従って、我々は問題のまずこの部分に挑むため過呼吸のコントロールを行うことの必要性を強調する。そうすることによってのみ、パニックの悪循環のうちの別の部分の修正に進むことができる。

●段階的曝露における問題点

患者さんが不安を管理する戦略のいくつかを学んだらすぐに、恐怖に直面することに対して勇気づけられるのは重要なことである。身体的感覚に関する恐怖に直面しないでは、患者さんはこの治療プログラムの理論を受け入れることはできても、パニックを克服することを補助するこの技術の効果には依然として疑いを残すだろう。ある人が、恐怖の状況下でパニックをコントロールすることに成功した場合にのみ、その治療が信頼できると分かる。そのため、「患者さん向けマニュアル」は曝露の2つの方法を紹介している：恐

怖対象の状況に対する実体験曝露と、パニック発作に関連する身体的感覚への内的曝露である。前者は、主に特定の状況を恐怖ゆえに回避することを減らすことに的を絞り、後者は、身体的感覚への恐怖を弱めることによってパニックの回数を減らすことを目的とする。Mattickら（1990）は、実体験曝露は対恐怖効果に加えて対パニック効果を持つことを示し、Page（1994）は、内的曝露が抗パニック効果を増大させることを示した。にもかかわらず、恐怖状況に直面し始めることは、しばしば患者さんにかなりの不安をもたらす原因となる。なぜなら、進歩における挫折はすぐにそれとわかり、生じる不安はきわめて強く、失意の感覚が深まることもあるからである。これらの理由により、段階的曝露は注意深く立案され、かつ首尾一貫して指導される必要がある。段階的曝露についての一般的問題点の多くは第14章*で議論されるであろう。故に、この段落では、広場恐怖に特有な問題を考察するにとどめた。不安階層を作るときによく見られる困難の1つは、中間段階をとばして最も怖い状況にただちに直面したがる患者さんである。こうした要求には2つの原因が考えられる。第1に、患者さんは我慢しきれないで目標を段階に分けることによって「時間を浪費する」ことを望まないのかもしれない（第14章参照）。患者さんがフラッディングを好んで選ぶ第2の理由は、パニックがもはや恐ろしくはないためである。パニックという恐怖の状況をかつては避けていたが、今ではパニック発作をコントロールできると考えるなら、どんな状況も同様に安全となる。このような人々に対しては、かつては最も恐怖を引き起こしたような状況にまず直面させるのが一番容易である。なぜならどのみち彼らはみんなそうするのだから。それでも、患者さんはこの試みはあくまでも1つの実験と考えるようであり、もしできなかったとしても段階的階層を試みるように説得するのは有益である（Miller & Page, 1991）。患者さんは恐ろしい状況に立ち向かうことに臆病になるかもしれないが、同様に治療者も小心なことがある。練習とは本質的に安全なものであるにもかかわらず、パニックを引き起こす練習を行うときに、小心さと不適応認知は最も一般的に初心治療者を打ちのめすように見える。治療者は、恐怖に打ち勝つためには恐怖に直面しなければならないということを、落ち着

＊原著第14章は「特定の恐怖症」の治療者向けガイドですが、日本語訳に入っていません。

いた口調で伝えなければならない。恐怖の感覚に直面することでのみ、真に不安に打ち勝つことができるのである。パニック発作をコントロールすることにいくらかでも成功した患者さんに理論的背景をはっきりと示したら、患者さんの治療遵守に問題があったためしはない。パニック誘発練習は、パニック症候の頻度を急速に減らすことと同様に、認知変化をもたらすのに有益な方法としての役目を果たしている（Page, 1994）。恐怖場面への曝露を促すとき、治療者はありがちな落とし穴にはまることがないようにしなければならない。パニック障害や広場恐怖の患者さんは、何らかの破局が差し迫っているということをしばしば恐れるために、他者あるいは何らかの物に安心や安全を求めようとする（Rachman, 1984）。こうした他者あるいは物はその後、不安軽減メカニズムとなるので、曝露を基本としたプログラムの効力を減じることになってしまう。患者さんはまた、成功を安全信号の存在に結びつけて考える傾向があるので、曝露療法で苦労して得た成果を否定してしまいがちになるのである。パニック障害や広場恐怖の患者が、どのような微妙な回避を用いるかには、ある程度の一貫性が認められる：彼らが不安発作を止めるために必要となる場合のために身につけている最もよく見られるお守りは、抗不安薬や食べ物、飲み物である（Barlow, 1988）。曝露の期間中、不安を減じるために患者さんが用いるもう1つの方略は気をそらすことである（Clarke & Jackson, 1983 参照）。これまで気をそらすことが不安に対処するためにパニックに苦しむ人々を助けていた場合もあるかもしれないが、気をそらすことは不安を消し去ったり、あるいは不安に慣れるようにすることはできない。加えて、患者さんは気をそらすために非常に多くの時間を費やしているので、彼らは不安を治療する新しい技法を実行することができない。患者さんが役に立つと思ってきたこうしたいくつかの技法の1つを諦めるよう促すのは難しいが、そうすることには益がある。ひとたび患者さんがパニック発作を実際にコントロールできると、パニックへの恐怖は減少する。基本的にパニック障害は、パニックが起こるかもしれないということを恐れるものなので、患者さんが本当にパニックを完全にコントロールしたという感覚を持てたときにのみ、恐怖は減じるのである（de Silva & Rachman, 1984; Rachmanら, 1986）。曝露課題を段階分けすることは難しいし、段階に分けることのできない状況もある。通常は、特定の課題を段階に分けること

の難しさは、想像と発想の転換によって克服することができるだろう。しかし恐怖の対象となっている顛末の中には、本当に段階に分けることができないものもある。例えば、長年の広場恐怖のある患者さんは「パニックが起こってそれが永遠に続いたらどうなるのだろう」という根源的恐怖を持っていた。曝露課題を段階的に進めようと、どのように努力してもこの確信を変えることはできなかった。というのは、その患者さんは「だけど私はその治療が所定の時間で終わってパニックはおさまるだろうことを知っていた」と答えられたから。段階に分けていなくて本質的に「終わりがない」状況（例えば長距離の列車旅行）が試みられて初めて、不安が減少するようになり、不合理な認知への挑戦が成功するようになった。

●認知再構成の問題点

　曝露の利点の1つは、外部の状況であれ内的身体的感覚であれ、それが患者さんにパニックに関連した破局的な認知に挑戦する機会を与えることである。それゆえ、たぶん曝露だけでも認知再構成の一技法となるであろう。しかし、多くの患者さんは治療で良くなったのは外的要因のためだと誤って考える（例えば「昨日は調子が良かったから」）。そして彼らは治療の失敗を誤って内部要因のせいにする（例えば「私は大変意志の弱い人間でバスにも乗れない」）。彼らはまた曝露を実際に行って、それから誤った結果を引き出すこともできる（例えば「連れがそばにいたのでパニックにならなかった」）。曝露ばかり行い、一番可能性の高い方法で順応性のない認知を調節できないなら、患者さんに認知に挑戦する方法を与えることは重要である。「患者さん向けマニュアル」はEllisのモデル（Ellis & Harper, 1975）を使用している。そのモデルによれば、感情はある出来事についての信念の帰結であると主張している。これを選択した理由は、第1に患者さんにとってこのモデルは直感的に納得できるものであるからで、これに対応した治療が実証的に支持されており（第4章参照）、さらにそれは「患者さん向けマニュアル」の第1節13にあるClark（1986, 1988）のパニックモデルに一致しているからである。治療者の中には他の認知技法（例えば、不正確な信念を試すというBeckら, 1985）に依拠しようとした人もいるが、それらでさえEllisのモデルに与え

られた枠組みの中にある。認知再構成のモデルは治療プログラムがかなり進んだ段階で初めて提示されるが、それは患者さんにとって目新しいものではないはずである。不安やパニックの認知モデルや不適切な信念を試すための段階的曝露の目的を教育することは、すべて認知再構成の準備となる。多くの場合患者さんは、それまで治療者によって行われていた認知療法を明示化するものとして認知再構成のセクションをとらえることが多い。この認識は患者さんが自分自身の認知療法にだんだん責任を持つように励まされるにつれて育まれる。患者さんの自立は治療中の3段階を経過することで促進される。治療のはじめの数日は、治療者は不正確で非適応的な信念に対して明瞭かつ強烈に反論し、パニックや広場恐怖からの回避を考え直すことにより、認知療法のモデルを提供する。第2段階において、Ellisの認知モデルを明確に提示し、パニック発作や広場恐怖による回避を認知技法の言語で概念化する。治療の中で患者さんは不合理で非適応的な認知に自ら反論するよう教えられる。反論の内容が患者さんにとって正確で信頼性があり受け入れ可能なものとなるまで、治療者と患者さんは一緒に認知再構成を行う。これに引き続き、患者さんはあらゆる機会に、特にパニック発作と段階的曝露の最中に起こる非適応的な認知を同定し、これに反論するよう促される。最後の段階では、治療者は共同的立場から挑発的立場に変わる。一旦患者さんが認知技法を理解しうまく適用し始めたら、治療者は患者さんの反論の中に弱点をわざと見つけ出して、目標を高く設定していく。患者さんにとってはこれはお馴染みの状況である。というのは、彼らが非適応的な考えに反論しようとするときは、今まででもいつも患者さん自身の内で自分の新しい考えに欠点を見つけようとする働きがあったからである。しかしながら、これが治療時に有効であるためには、患者さんがつまずきかける時点まで持ってゆくが、慎重にソクラテス的問答法を用いて、より高度な認知再構成技法の発達を促すことが大切である。患者さんがもがき始めたときに、治療者が単純で明解な解決を与えてしまえば、非適応的認知に反論するための技法が上達しないだろう。治療者が患者に新しい理解を与えるならば、彼らは適応的な考えを得るだけでなく、将来そのような考えを自ら導く技法を習得する。

●問題解決技法

　治療者がプログラムを進めて行くにつれて、説明を求められたり質問されたりするようになる。どんな質問にも率直に答えるようにしていれば、患者さんはプログラムのあれこれの点について疑念を表明するようになるものである。もしそうでないなら、治療者が脳天気に、患者さんはすべてのことを理解したばかりでなく受け入れてもいると思い込んで、一方的に事を運んでいる危険がある。このことと関連して、不安障害の患者さんは不安が強いのが普通であるので、集中力に乏しいということを念頭に置いておくのは有益である。従って、話すときにはゆっくりと、必要なら絵や図を用いて説明するとよい。どんなに上手く教えても、不満、困難、疑問が生じるのはむしろ普通である。次の項に、想定される質問と解決をいくつか提示してある。広場恐怖的回避の強い患者さんにしばしば見られる1つの問題は「二次的利得」である。疾患が改善するよりも持続した方が、患者さん本人あるいは患者さんにとって重要な他者が利得を得るように思われるという場合である。こうした関係は決して一般的に見られるわけではなく、またこれが原因で広場恐怖が生じたわけでもないことはほぼ確実であるが、この問題があると治療の進行はより困難になる。こうした振る舞いを受動－攻撃的なものと解釈することも可能であるが、それらの行動の解決には優れた治療的技量を必要とする1つの問題と考える方がおそらくより適切であろう。治療に対するこの種の抵抗を解決するのは相当複雑な問題なのであるが、いささかの単純化を恐れず、いくつかの原則を示しておくことが有益であろう。第1に、「二次的利得」が抵抗の一種と考えられるときには、治療動機を高めるような面接を用いることができる（第14章参照）。眼目は患者さんの現在の状態と治療ゴールとの間の乖離を際立たせるところにあり、回復の利得が障害の利得を上回るようにするのである。第2に、こうした振る舞いは特定の偶発的な環境要因（これは変えることのできるものである）に対する過敏な反応なのだと見なす方が、患者さんの性格に欠陥があると見なすよりも有益であろう。第3に、治療の妨げとなるのが主に（患者さん本人よりも）パートナーである場合は、パートナーの行動を変えさせる戦略を患者さんと一緒に考えるか、あ

るいはパートナーを治療に巻き込んで、おそらく行動療法的な人間関係カウンセリング（例えば Barlow ら, 1984）も行うのが有効であろう。治療中直面するもう1つの問題は、侵入的もしくは強迫的な考えの影響である。侵入的な思考と強迫的な思考は一般人口においても、よくみられることが立証されている（Rachman, 1981）。同様に、パニック障害や広場恐怖の個々の患者さんは、不快な思考を持っていることについて心配することがある。強迫性障害と診断するほどではないのかもしれないが、患者さんは治療の後半になって、しばしば奇妙で侵入的な考えをしぶしぶ告白する。彼らは、これらの思考は自分が狂っていることの証明であると確信して、ひそかにその考えに耐え忍んでいる。集団療法において、そのような「告白」が引き出されたとき、それは同様の思考を告白することができたグループの他のメンバーから歓迎されることがしばしばある。ひとたび明らかとなれば、問題（もし重大なものであれば）は別巻に述べられているような方法で取り組むことができる（第3巻「強迫性障害」参照）。

典型的な訴え

「私はもう何年もこの問題を抱えています。多くの治療を受けてきました。3週間で良くなるはずがありません！」広場恐怖を伴うパニック障害のためのグループ療法は、3週間のうち10日間集中的に行われる。最後にはクリニックから何マイルも離れて歩行、電車あるいはバスによって単独で外出し、1日のうち大部分を外出しているようになる。治療の初めにはクリニックに来ることさえ大変困難な人たちや、事実上何年も家を離れられずにいる人たちにとって、この治療の進行のスピードは信じがたいほどである。これはいくつもの治療の試みに失敗した患者さんにとってはさらに信じがたい。実際、我々もいつも患者さんの回復の度合いやスピードには驚かされている。我々が見出した、こうした不満に対応するする最も良い方法は以下の通りである。まずこうした不満が治療の初期に生じた場合には、患者さんがこのプログラムに何時間参加するかに注意を促すのがよい。もしも治療プログラムが週に1時間のペースで進むとするのであれば、治療は2年もかかってしまうことになる。患者さんは2年もあれば治療の最終ゴールに到達できるかもしれな

いと理解できるであろう。治療者はこの治療プログラムが2年にわたる治療を密度が濃いかたちで圧縮したものであり、患者さんが急速に成功体験を積み上げることができることを示唆することができる。こうした不満が治療の後半に生じてきた場合は、そのときに行っている課題に注意を向けさせてあげるのがより有用である。つまり、到達不能であると思っているゴールのことを考える（そして通常そう思い煩う）よりも、現在取り組んでいる課題をうまくマスターすべく取り組むよう勇気づけてあげるのである。そのことが、患者さんにとって不可能に思えてしまうゴールに到達するための1歩になるわけである。「私はクリニックに行くことができません。往診していただけないでしょうか。」家に閉じこもっている広場恐怖症の患者さんに治療を提供して何度も失敗してきたので、我々は現在では患者がクリニックに来るべきだと強調している。これは厳しいように思われるかもしれないが、そうしないと患者さんの依存心を助長してしまうことがわかったからである。患者さんはたとえずっと家に閉じこもりがちであったとしても、何とかクリニックに通院する方法を見つけ出すものである。我々はこうした実践方針を自身の経験から発展させてきた。同じ理由、つまり患者さんの依存心を助長するので、入院での治療を我々は断っている。もしも読者が家に閉じこもりがちな患者さんに対して、患者さんの自宅で行う治療プログラムを選択し、それに成功したのであれば、是非その方法を出版してもらいたいものである。これに関連した問題として、段階的曝露課題を行う患者さんに対する付き添いの問題がある。我々は段階的曝露のごく初期の段階でのみ、患者さんに付き添うようにしている。最初のグループでの散歩の後には、患者さんは治療者によって指導された曝露課題をまずはグループで、次には単独で行うようにしている。大抵の患者さんは、治療者同伴の場合の方が、より容易に恐怖となる状況を克服することができる。初期に患者さんの付き添いをしない場合のほうが治療の進展はゆっくりとなるが、こうした方策のほうが長い目で見れば好ましいように思われる。治療者が安全信号とならないからである（Rachman, 1984）。さらにこうすれば患者さんは治療の初期からパニックの自己管理が可能であり、この自己管理が恐怖症を克服する方法であることを学ぶことができるし、そのことが患者さんの独立心を養うことになるからである。ただし1つ例外がある。治療プログラムの途中で中断していた患者

さんがプログラムの後半を行うために復帰した後の、最初の課題の場合である。こうした場合多くの患者さんは、自分がほとんど進歩していないと誤って信じ込み、自信を失っているからである。付き添いをすることにより、治療者は患者さんがどの地点まで到達しているかを分析し、患者さんをサポートしてあげられるからである。さらに重要なのは、それぞれの患者さんが実際にどれだけのことを遂行できるか観察できるし、そうすることにより正確なフィードバックをしてあげられるということである。「パニックは我慢できない。こんな状態でもうこれ以上生きていけない！」パニック障害や広場恐怖のある患者さんの自殺率は一般人口よりも高い。さらに、それらの障害にうつ病（Andrewsら、1990c）やアルコール障害（Page & Andrews, 1996）を併存する場合は、絶望感の表現を深刻に受け止める必要がある。ほとんどの場合、患者さんは自分の知っている最も強烈な言葉を用いて、パニック発作とそれからくる恐怖によって生じる無力感を伝えようとする。従って、治療者は、患者さんが自殺企図を伝えようとしているのか、あるいは障害の深刻さを伝えようとしているのか、見極めなければならない。もし前者であれば、治療者は自殺念慮のある患者さんに介入するための通常の対応をするし、後者であれば、これまでに述べたような治療プログラムを始めなければならない。

要　　約

　パニック障害や広場恐怖の患者さんの治療を行うためには、それらの障害や治療の背景にある理論に関する完全な理解が必要だが、妥当性が実証された技法を提供するにはそれなりのコツがある。このことは、認知行動療法や介入に慣れ親しんでいる臨床家と比べたときに、認知再構成技法に不慣れな臨床家がわずかながら劣った結果を生むことがあるということを説明するかもしれない（例えば、Welkowitzら（1991）やGournay（1991）とKloskoら（1990）を比較のこと）。この章では、妥当性が実証された治療技法の提供のコツについて概要を述べた。すなわち、治療の動機づけを理解し、治療計画と同意について理解し、患者さんからの批判や困難にうまく対処することのできる治療者に、最大の成功がもたらされるということを示唆している。

第7章　パニック障害と広場恐怖
患者さん向けマニュアル

　このマニュアルは、パニック障害と広場恐怖の患者さんのための治療ガイドであり、またワークブックでもあります。治療の期間中、患者の方々は自分の病気の体験と治療者から受けた個人的アドバイスを、このマニュアルに記入していくことになります。治療プログラムが終結した後も、このマニュアルは、患者の方々にとってのセルフヘルプ資料として役に立つでしょう。治療を経ていったん回復した人が、万が一再びストレスや困難に見舞われることになった時に、該当セクションを読んでその内容を行動に移すことにより、健康を維持することが可能となるのです。

目　次

第1節　不安、パニック、広場恐怖の本質 ——————— 115
- 1.1 パニック障害と広場恐怖はどのようにして生じるのか？　117
  - 1.1.1 ストレス　117
  - 1.1.2 不安　117
  - 1.1.3 過呼吸あるいは過換気　118
  - 1.1.4 性格特徴　118
- 1.2 パニック発作の症状　119
- 1.3 広場恐怖の発生　120
- 1.4 微妙な回避　122
- 1.5 この治療プログラムの原理　124
- 1.6 回復の妨げ　126
- 1.7 不安の本質：危険警報　127
- 1.8 不安：間違い警報　130
- 1.9 なぜ間違い警報が起こるのでしょう？　131
- 1.10 性格の影響　132
- 1.11 まとめ　132
- 1.12 過呼吸　133
- 1.13 過呼吸の種類　138
- 1.14 不安症状についてよく見られる誤解　140
  - 1.14.1 気が狂う　140
  - 1.14.2 自分をコントロールできなくなる　141
  - 1.14.3 心臓発作　142

第2節　呼吸コントロール ——————————————— 143
- 2.1 自分の過呼吸を知ろう　143
- 2.2 呼吸コントロールの技法　145
  - 2.2.1 うまくいかないとき　146

    2.3 　呼吸回数の記録　147

第3節　リラクゼーション・トレーニング ──────── 149
    3.1 　リラクゼーション・トレーニングの重要性　149
    3.2 　緊張に気づく　150
    3.3 　リラクゼーション・トレーニング　152
        3.3.1 　漸進的筋リラクゼーション　152
        3.3.2 　等尺性リラクゼーション　153
        3.3.3 　その他の等尺性リラクゼーション　156
        3.3.4 　うまくいかないとき　158

第4節　段階的曝露 ──────────────── 161
    4.1 　回避について　162
    4.2 　あなたのプログラムの作成　163
    4.3 　プログラムの実行にあたって　167
    4.4 　各段階を練習するときは　167
    4.5 　恐怖に対する想像上の曝露　168
    4.6 　あなた自身の目標を達成すること　170

第5節　認知再構成 ──────────────── 175
    5.1 　第1段階：不安を引き起こす思考を同定する　179
        5.1.1 　パニック障害の患者さんに不安を引き起こす誤った思考　179
        5.1.2 　生理的感覚の誤解　180
        5.1.3 　状況恐怖と不適切な思考　180
        5.1.4 　「その場限りの希望的観測」との違い　184
        5.1.5 　不適切な思考に気づくためのヒント　185
    5.2 　第2段階：不安を引き起こす不適切な思考を論理的に否定する　186
    5.3 　第3段階：代わりのより適切な思考を考え出す　187
    5.4 　うまくいかないとき　189
    5.5 　まとめ　190

第6節　パニック感覚を再生する ─────────── 191
- 6.1　パニック感覚の練習　192
- 6.2　パニック感覚の練習において段階を設ける　194
- 6.3　パニックの感覚の練習を行う　194
- 6.4　パニック感覚の練習をプログラム中にどんなスケジュールで組み込むか　195
- 6.5　うまくいかないとき　196
- 6.6　1週間の中休みの計画　197

第7節　毎日の生活でパニック感覚に慣れること ─────────── 201

第8節　ふたたび認知再構成について ─────────── 205
- 8.1　前向きの言葉　208
- 8.2　まとめ　209

第9節　進歩を確実なものにするために：今後のために ─────────── 211
- 9.1　治療中の後戻りや困難に対処する　211
  - 9.1.1　不安と過呼吸のコントロール　211
  - 9.1.2　曝露課題の目標と段階の設定　211
- 9.2　後戻りが見られるときの情緒面の問題点　212
- 9.3　スランプも覚悟しておきましょう　213
- 9.4　結論　213

第10節　推薦資料 ─────────── 215
- 10.1　書籍　215
- 10.2　ビデオ　217
- 10.3　インターネット　217

― 第 1 節 ―
不安、パニック、広場恐怖の本質

　古代ギリシャの昔から、普段はまったく正常な人が突然きわめて不可解かつ不合理な恐怖を抱くという疾患の報告が見られます。この疾患が、「広場恐怖」の名前で知られるようになったのは、19世紀も後半のことです。広場恐怖とは、英語の agoraphobia の日本語訳で、公の場所や、開け放たれた空間に対する恐怖を意味しています。ほかに、空間恐怖と訳されることもあります。

　広場恐怖に苦しむ人の多くが、公の場所や開け放たれた空間に対する恐怖を持っているのは確かに事実です。しかし、最近の研究で、広場恐怖という疾患で一番最初に生じる恐怖（「第一次的な恐怖」と言います）は、これらの場所や状況に対する恐怖ではない、ということが明らかになってきました。広場恐怖やパニック障害という疾患での、第一次的な恐怖は、実はパニック発作や不安発作そのものに対する恐怖です。そうした発作がどこで起こったのだとしても、です。

　パニック発作自体は非常にありふれたものです。しかしながら、ごく一部分の人は、日常生活に支障を来すほど頻繁に発作を起こしたり、重症の発作を繰り返したりするようになります。パニック障害とは、パニック発作が非常に頻繁であったり、次のパニック発作が起こるのではないかと恐れながら過ごす時間が非常に長くなった状態のことを表します。

　パニック発作のある人でも、発作はいつ起こるかわからないのに、平然とふだんの生活を続けることができる人があります。しかし、そうでない人たちは、パニック発作を恐れて様々な状況を避けるようになります。パニック発作のある人が回避行動をとるようになるのは、典型的には次の3つにいずれかによるようです。第1は、パニック発作と関連がある感じがする状況を避けようとするものです。例えば、ショッピングセンターでパニック発作がよく起こった人では、ショッピングセンターを避けるようになることがあり

ます。第2は、もしその場でパニック発作が起こったときには、身体的または社会的に大変なことになる感じがする状況を避けようとするものです。例えば、パニック発作の最中に失禁してしまうことを恐れる人は、失禁してもわからないように、人に見られる場所を避けるようになります。第3は、パニック発作が起こっても、その場所では発作がコントロールできない感じがする状況を避けようとするものです。例えば、パニックが起こると車の運転ができなくなると恐れている人は、あらかじめ車の運転を避けるようになります。

パニック発作を恐れるために回避するようになる状況の例は、混雑した場所、開けひろげの場所、バス、電車、閉じ込められる場所、自宅やそのほか自分が大丈夫だと思える場所から遠く離れることなどです。これらの状況を恐れて回避するのは、元の恐怖、つまりパニック発作の恐怖からきているのだ、ということを忘れてはいけません。したがって、「広場」恐怖は、おおもとはパニック発作への恐怖であって、そこから更に、パニック発作を起こすような状況への回避や、パニック発作が起こったときに逃げたり助けを求めたりできない感じがするような状況への回避が起こってくる状態、と言った方がいいかもしれません。

第一次的な恐怖と第二次的な恐怖（第一次的な恐怖のあとに続いて起こる恐怖。場所や状況に対する恐怖のこと）とを区別することは重要です。パニック障害の人にとっては、第一次的な恐怖のもと、つまりパニック発作をコントロールできるようになることが必要です。広場恐怖を伴うパニック障害の人にとっても、広場恐怖の問題を克服するためには、同じことが言えます。なぜなら、特定の状況に対する恐怖は、パニック発作への恐怖からきているからです。このパニック発作への第一次的な恐怖をコントロールできるようになってはじめて、あなたは特定の状況に対する恐怖を克服できるようになるわけです。あなたがもし、自分の不安やパニック発作をコントロールできるようになれば、あなたがそれまで避けていた状況に立ち向かうことも可能になるのです。

広場恐怖の第一次的な恐怖は、気絶すること、倒れること、心臓発作を起こすこと、気が狂うこと、失禁すること、その他自分をコントロールできなくなることの恐怖感だ、と患者さんは述べます。第二次的な恐怖の中身はい

ろいろで、患者さんが強い不安の原因になる感じがする状況なら、どんなものでもそれに入ります。ここで重要な点は、「実際にパニック発作が起こったことがない場所を避けている場合も、第一次的な恐怖のうちに入る」ということです。パニック発作が実際に起きたことはないが、もしかしたら起こるかもという感じがして避けているのでも、同じことなのです。状況に対する恐怖の中身は、不安発作そのものというよりも、患者さんが不安発作についてどんな風に考えるかによって決まってくると言えましょう。われわれの経験では、長期にわたってパニック障害をわずらった人は、ほぼ全員、何らかの状況をパニック発作への恐怖ゆえに回避するようです。この回避の程度によって、病気を克服するのにかかる時間と労力が変わってきます。

　時として広場恐怖と間違われる精神疾患には、うつ病、統合失調症、社会恐怖、ならびに強迫性障害があります。しかしながら、広場恐怖の本質について今述べたような理解を持っていれば、ふつうこれらの疾患を区別することは簡単です。

1.1　パニック障害と広場恐怖はどのようにして生じるのか？

1.1.1　ストレス

　多くの人にとって最初のパニック発作はストレスが増大したときに生じます。この場合のストレスには心理的なものも身体的なものも含まれます。

　心理的ストレスには、両親や妻または夫との争い、家族の死亡や病気、家族以外の人間関係の問題、経済問題、仕事のプレッシャーなどがあります。

　一方、身体的ストレスには、病気、過労、お酒の飲みすぎ、睡眠不足、ダイエットによる低血糖といったものがあります。

1.1.2　不　安

　これらのストレスに反応して不安が生じてきます。いつもそうなるとは限りませんが、ストレスが不安を引き起こすことはよく見られることです。こうしたストレスや不安は、ごく軽いもののこともあります。しかし、ストレスや不安にさらされているとき、人はパニック発作を起こしやすい状況にあ

ると言えます。

　われわれは誰でも、人生のどこかでストレスを受け、不安になります。しかし、不安を感じた人がみんなパニック発作を起こすわけではありません。なぜ一部の人だけがパニック発作を起こすのでしょうか。残念ながら、この疑問に対しては「これだ」という答えはありません。しかし、いくつかの可能性が考えられます。第1の可能性は、最初のパニック発作の直前にいつもよりも多いストレスがかかって、そのために他の人よりもストレスに弱く発作を起こしやすくなって、パニック障害になってしまう、というものです。第2の可能性は、パニック障害になる人はもともと他の人よりもストレスに敏感で、パニック発作を起こしやすい、というものです。こうした敏感な人は、1度発作を経験するとそのあとパニック発作について思い悩む傾向が強いのかもしれません。

1.1.3　過呼吸あるいは過換気

　早く息をしすぎたり、または深く息をしすぎたりすると、過呼吸になります。過呼吸を起こしている人は、自分自身では異常な呼吸をしているということに気がつかないでいることがあります。しかし、過呼吸の影響は必ず自覚されます。めまい、頭がふらふらする、手や足がピリピリする、足の力が抜ける、心臓がドキドキする、胸がつまったり胸が痛くなったりする、パニックが増大する、これらはどれも過呼吸の症状です。こうした症状は、呼吸しすぎることにより、血液中から二酸化炭素が少なくなるために生じるものです。過呼吸のコントロールについては、第2節を参照してください。

1.1.4.　性格特徴

　ある人はパニック障害や広場恐怖になり、ある人はそうならないのはどうしてでしょう。その理由の1つとして、先にも少し触れましたが、人によって性格特徴が違うことが関係しているのかもしれません。パニック障害や広場恐怖になる人の多くは、ふだんからよく思い悩む傾向があります。悩みは生活上のさまざまな側面にわたりますが、特に自分の健康について心配しすぎるようです。また、物事がうまく行かなかったり、期待通りにならなかったりすると、実際よりもはるかに重大な問題に考えてしまう人も要注意です。

このような、心配のしすぎや、自己否定的なマイナスの考え方をコントロールして不安を減らす方法については、このマニュアルの後半で詳しく解説してあります。

ここでは、もう1度パニック発作に話を戻しましょう。

1.2 パニック発作の症状

パニック発作とは、他の人なら怖いと思わない状況で、急に不安や恐怖、不快感を強く感じる発作のことです。この発作の時には、次のような症状が見られます（症状のいくつかが起こるのが普通で、全部そろうとは限りません）。

- 息切れ感、または息苦しさ
- 動悸
- 目まい感、ふらつく感じ、頭が軽くなる感じ
- ピリピリうずく感じ、または感覚麻痺
- 胸の圧迫感、痛み
- 窒息する感じ
- 気が遠くなる感じ
- 発汗
- 身震い
- 冷感、または熱感
- 現実感消失（周りの物が現実でない感じ）
- 口の渇き
- 吐き気、または腹部の不快感
- 足ががくがくする
- 目がぼやける
- 筋肉の緊張
- 考えがまとまらない、頭が真っ白になって話ができないという感じ
- 死ぬのではないか、正気をたもてないのではないか、気が狂うのではないかという恐怖

パニックがひどくなると、ほとんどの人はその場からのがれようとします。のがれることでパニックがおさまらないかと考えるからです。のがれることで、もし気を失ったり、心臓発作になったり、気が狂ったりしても、誰か助けてくれる人がいるような場所へ行こう、と思う人もあります。逆に、人に見られないように1人ぼっちになれる場所へ行こうとする人もあります。

　パニック発作は、はじめの数回のうちは本当に恐ろしいものです。なぜなら、それまでに全く経験のない、異常な体験だからです。しかし、パニック発作を何度か繰り返すうちに、ほとんどの人は、正気を保てなくなったり、気を失ったり、死んでしまったり、気が狂ったりすることはないのだ、ということが、心のどこかで分かるようになります。ただ、多くの人は、「確かに、今まではそんなことは起こらなかった」ということが分かっていても、今度は違うのではないか、今度は今までで最悪の事態になるのではないか、と恐れてしまいます。中には、すっかりあきらめて、パニックの感覚に身をまかせてしまう人もいます。

　パニック発作が、文字通りに「突然に」生じることは、まずありません。最初の発作ですら、ほとんどは、感情的なプレッシャーを強く受けているときや、体調がすぐれないときや（例えば、風邪からの回復期など）、すごく疲れ果てているときに起こります。本当に安全で、リラックスして、ストレスのない状態のときに、最初のパニック発作が起こることは、非常にまれです。

1.3　広場恐怖の発生

　多くの患者さんは、パニック発作が起こるかもしれないという状況を予期するようになっていきます。ただし、それは、その状況が本当に危険だからというのではありません。そうした予期は、「もしそこでパニックが起これば、困ることになる」とか「パニックが起こればきっと恥ずかしい思いをするだろう」などと考えることから来ています。パニック発作が起こると困る場所としては、飛行機、列車、バス、エレベーター、エスカレーターがあげられることが多いようです。なぜなら、止まるまではそこから降りることができないからです。銀行や店で列を作って待つことも、同じように思う人が多く、そのために回避の対象になります。本当に1人ぼっちでいること、例

えば、近所にも呼んですぐ来てくれる人が誰もいない時にたった1人で家にいることや、さびしい道路を1人で運転すること、浜辺や広場で人っ子1人いない場所にいることなども、パニックが起こると困る状況だと思う人が多いのです。もしパニックが起これば、一体誰が助けに来てくれるだろうか？と思うからです。1人で車を運転していて交通渋滞に巻き込まれることは、二重の意味で困ることになります。万が一パニックが起こった場合、1人ぼっちで助けてくれる人もいなければ、逃げ出すこともできないからです。一部の人にとっては、助けを求めることよりも、人前で恥をかくことの恐怖の方が重大なので、かえって1人でいることを求める人もいます。

何かが起こると、われわれはその理由を求める傾向があります。だから、パニック発作を経験した人は、その説明を探すようになります。パニック発作が起こったとき、90%の人は、どうしてそれが起こったのか理由がわかりません。ストレスと不安、そして過呼吸こそが、パニック発作の本当の原因なのですが、当人にとっては、それらは原因とはみなされません。というのは、ストレスも不安も過呼吸も徐々に発生するものなので、当人はしばしばそれに気づいていないからです。

広場恐怖になる人は、パニック発作をその時の状況と結びつけるという、誤った考えを持ってしまいます。このような結びつけが起こる1つの理由は、条件づけです。条件づけとは、犬に餌をやる時に、いつもベルの音を聞かせていると、ベルの音を聞かせるだけで唾液が出るようになるという、あれです。パニック発作と発作のときの状況とは、同時に起こっているので、条件づけによって発作と状況が結びつけられてしまうのです。発作の記憶がその時の状況の記憶と関連づけられます。状況が発作を引き起こした、という信念を生み出すのは、この連想です。この信念が、特定の状況への恐怖と回避（それぞれ、状況恐怖、状況回避と言います）を引き起こすのです。

先に述べたように、広場恐怖の人が回避する状況は、全部以前にパニック発作が起こった状況だというわけではありません。例え、前に発作が起こったことがない状況でも、そこでパニック発作が起こるかもしれないと考えるだけで、広場恐怖の人はその状況を回避の対象にしてしまいます。このため広場恐怖の患者さんは、恐怖と回避の対象が、非常に広い範囲に及ぶことになります。またこのことは、広場恐怖の形成が、発症後非常に急速に進んで

いく原因にもなっています。実際、広場恐怖の30%では、最初のパニック発作の後の1週間以内に、広範な回避が成立します。このように、回避行動と恐怖が広い範囲に及ぶことを、心理学では全般化と呼びます。

この条件づけと全般化の概念を理解することは、重要です。なぜなら、治療が成功するためには、この2つのプロセスによって築き上げられたパニック発作と状況回避との結びつきを、崩していかなければならないからです。

パニック発作を経験した人が、特定の状況を回避するようになるもう1つの理由は、その状況で自分がパニックをコントロールすることが不可能だと感じるためです。パニック発作をコントロールすることができないので、患者さんはますます、パニック発作が起こったらどうなるだろう、恥をかくんじゃないか、怪我をするんじゃないかと心配するようになります。例えば、気を失って倒れたら、人が自分の事を馬鹿にするのではないか、自分で自分をコントロールできなくなったら、自分自身を傷つけたり家族を傷つけたりするのではないか、と心配する人もあるでしょう。だとすると、確かに、もしここでパニック発作が起こったら大変だ！と思ったら、そんな状況は（例えば車の運転）はじめから避けた方が賢明、と思えるかもしれません。

広場恐怖における一次的な恐怖は、場所や状況への恐怖ではなく、パニック発作への恐怖であることを、もう1度思い出しましょう。状況への恐怖は、二次的な恐怖です。したがって、治療が成功するためには、まず第1に、不安とパニック発作をコントロールするテクニックを身につけること、第2に、その技術をもとに、状況恐怖を克服する練習をすることが必要です。

1.4　微妙な回避

これまで、実際の状況に対する様々な回避について述べてきました。このほか、パニック発作と関連した回避には、もっと微妙な形のものがあります。
　例えば、

- 病院で処方されたものであっても、とにかく薬は絶対飲まない、と決めていませんか
- 逆に、薬を持たずに外出することを、避けていませんか

第7章 パニック障害と広場恐怖－患者さん向けマニュアル

- 運動を避けていませんか
- 怒ることは絶対にやめよう、と決めていませんか
- セックスを避けていませんか
- ホラー映画や、とても悲しい映画など、非常に感情的な映画を見るのを避けていませんか
- 暑さや寒さが厳しい日に外へ出ることを避けていませんか
- びっくりさせられることを嫌がっていませんか
- 病院にすぐかかれない場所（例えば、ひどい田舎や外国など）へ行くことを、避けていませんか
- ビルの非常出口をいつも確認するほうですか
- 歩いたり立ったりするときに、何か杖のような支えがほしい、といつも思っていませんか

　これらも、パニック発作と関連づけられた回避である可能性が非常に高いのです。したがって、もしあなたにあてはまることがあれば、それも克服していかなくてはなりません。

　気をそらすことも、回避の1つの形になっていることがあります。パニック発作の予感がして不安でいっぱいな状況を、気をそらすことで乗り切ろう、と考える人は、少なくありません。例えば、不安になりそうなときに、

- 何か読むものを持ち歩き、できるだけそれに集中して読もうとする
- 窓を開ける
- 音楽を大きな音でかける
- 自分はどこか別の場所にいるんだ、と空想する
- 一緒にいる人に、「何かしゃべりかけてくれ、なんでもいいから」と頼む
- 保証を求める
- 数かぞえゲームをする

　あなたは、こういうやり方をいろいろ試して、何とか気をそらそうとしたことがありませんか。もしそうならば（あるいは、今もそうしているならば）、

その方法は、これまでパニック発作を乗り切るのに役立ち、将来も役立つものである可能性が高いでしょう。しかし、これらの方法は、しばしば強力な習慣となって、多くの人は、これに頼り切るようになってしまいます。長期的に見ると、害になるものでないかもしれませんが、しかしただ気をそらすことだけでは、パニック発作の中核の部分も、将来パニック発作が起こるんじゃないかというあなたの予期不安も、治療することにはならないでしょう。

さらに言うと、もしこのような気をそらすためのテクニックだけに頼ろうとすると、不適応的な考え方を直そうとするテクニック（これから勉強していきます）を使うことができなくなりますから、要注意です。パニック発作の最中には、頭の中で「何か悪いことが起こるのではないか」というすごく嫌な予感と、現在や過去についてのさまざまな心配が浮かんできます。つい、最悪の結果を予想して「何が起こるんだろう」と強い不安が出てきます。また、取り返しのつかない事態になるのではないかとか、あるいは、自分で自分の反応をコントロールできなくなるのではないか、という感じも湧き出てきます。こういう考えは、不安反応の引き金となり、反応を強め、長引かせる要素として作用します。その過程については、後に触れることにします。

1.5 この治療プログラムの原理

あなたが病気から回復するためには、まず、あなたのものの考え方と、何か出来事が起きたときのあなたの反応の仕方を、変えることが必要です。この治療プログラムは、そのための技術をあなたが身につけることを目的としています。その技術は、基本的には、次の3つのテクニックから構成されます。

第1のテクニックは、あなたの体の感覚をコントロールするためのものです。

第2のテクニックは、今自分が恐れて避けているものに対して、より安心して接するためのものです。

第3のテクニックは、あなたが心の中で自分に向かって言うことばを変えるためのものです。

第1のテクニック

　どうすれば、体の感覚をコントロールできるのでしょうか。それは、自分の呼吸と筋肉の緊張をコントロールすることで、可能となります。パニック発作のとき、多くの人は、息が苦しくて、「呼吸が足りない」と感じているかもしれませんが、実は、パニック発作のときは、呼吸し過ぎの状態になっていることがほとんどです。過呼吸こそが、パニック発作のときに起こるさまざまな身体感覚の原因です。したがって、呼吸のコントロールの方法をおぼえれば、パニックになっても、その症状をかなり軽減することができます。加えて、筋肉の緊張をコントロールする筋リラクゼーション法をおぼえることで、心理的な緊張をほぐすことや、ストレスのレベルを下げることが可能になります。

第2のテクニック

　1度パニック発作を経験すると、パニック発作の引き金になるような状況を回避するようになる人がいます。特に、パニック発作が起こっても、すぐ逃げ出すことができないとか、助けを求めるのが難しいといった状況に対しては、その傾向が強いです。短期的には、こうやって回避することで、パニック発作を止めることは、確かにできます。しかし、長期的に見れば、回避しなくてはならない対象がどんどん広がって、ついには、家から1歩も出られないとか、1人で居ることが全くできないといった状態になってしまうこともあります。

　パニック発作が起こった状況を回避することは、当座のパニック発作の回数を減らすので、はじめのうちは賢明なことのように思われるかもしれません。しかし、回避行動をとることには、実は、明らかな問題点があります。それは、回避を重ねていくたびに、次に同じ状況におかれた時、「この場を回避しなくては！」という気持ちが、いっそう強く感じられる、ということです。回避すればするほど、ますます強く回避の必要性を意識してしまうのです。このようにして、問題は、パニック発作そのものに限られなくなり、「もしパニックが起こったらどうしよう」「パニック発作が起こりそうな場所はとにかく避けよう」と、四六時中不安のうちに過ごすことになります。広場恐怖が生じているのです。回避の対象となっているのは、過去にパニックや不安と結びつけられてしまった状況です。第2のテクニックは、このような自

分が回避している状況に直面するための方法です。

　第3のテクニック

　あなたは、パニックが起きる前は、頭の中で何を考えていますか？パニック発作の最中は？パニック発作の後は、どうですか？この点を見つめなおすことも、この治療プログラムの重要な構成要素の1つです。あなたの中に、自分で自分の不安を大きくしてしまっている、誤解やゆがんだ考えが潜んでいないか、振り返ってみましょう。現実を検討することによって、このような誤った考えに疑問をぶつけ、変えていきましょう。第3のテクニックは、そのための方法です。

　このほか、治療の途中には、パニック発作の身体的症状を実際に再体験して、身をもって大丈夫だということを経験する、という練習も含まれています。この経験は、パニック発作で身体的症状を自覚した場合に、恐怖感が強くなるのを防ぐのに役立ちます。

　これらの自分の不安やパニックをコントロールするための方法は、どれも練習して身につけるテクニックである、ということを、忘れないで下さい。規則的に練習しなくては、これらの方法は十分な効果をあげられません。努力すれば努力するほど、努力に見合う結果が得られるでしょう。このプログラムが成功するかどうかを決定するのは、パニック発作や広場恐怖の重症度でもなく、パニック障害にどれぐらい長い間苦しんできたかでもなく、あなたの年齢でもありません。それは、あなたが自分の現状を変えよう、変えたい、と思う心意気次第なのです。

1.6　回復の妨げ

　ここで1つ考えに入れておかねばならないのは、本来はなおすべき広場恐怖を逆に維持しようとする習慣です。一部の人々には、広場恐怖を維持し、回復を妨げる様々な要因が見られることがあります。そのなかで特に問題なのは、広場恐怖のある人や、またはその人の周りの重要な誰かにとって、広場恐怖が続いた方が何か都合がいいことがある場合です。例えば、自分の妻や夫が広場恐怖である場合、人によっては、「相手は当然自分に頼ってくるだ

ろう、だったら浮気もすることはないから都合がいい」と考えるかもしれません。そんな人は、自分の妻や夫が広場恐怖であることを、喜んで受け入れてしまうでしょう。あるいは、自分自身が広場恐怖である場合、回避行動のために重要な用件も出向けないことが続くうちに、その結果として、自分の人生にとって重要な決定をしなくてすむようになることがあります。すると、人によっては、かえってそのままでいた方が楽だ、と思うかもしれません。このような依存傾向は、最初のパニック発作が起こる原因とは直接関係はないようですが、このような人では、明らかに回復が困難になります。この治療プログラムは、パニック発作への対処方法を学ぶためのものです。しかし、発作への対処だけではなく、パニック発作や広場恐怖からの回復の妨げとなっているものがないかどうか、もしあるならば、それをどうするかを考えてみる必要があるかもしれません。この点については、プログラムの後半でまた考えましょう。

1.7 不安の本質：危険警報

　パニック障害に苦しむ人は、ほんの少しの不安に対しても、恐怖を抱くようになります。なぜなら、パニック発作の始まりの時には、不安が強まってくることを経験的に知っているからです。しかし、本来、不安とは有益なものです。

　例えば、次のような状況を考えてみましょう。道路を渡ろうとしたら、交差点をバスが突進してきて、目の前5メートルのところまで迫ってきました。あなたは、驚いて歩道の方まで走って戻ろうとするでしょう。この時、あなたの脳は、あなたが走り出すより前に危険を察知しています。直ちに、アドレナリンが放出され、交感神経の働きが活発になります。交感神経の働きが活発になると、体に一連の変化が生じます。その変化は、どれ1つを取っても、すべて、より速く動き、怪我を避け、危険から逃れるためのものです。どのような変化が起こるか、1つ1つ検討してみると、この危険信号の価値が、よく分かるでしょう。

● 呼吸が速くなり、鼻腔と肺が大きく広がります。これにより、筋肉に

届く酸素が増加します
- 心拍数と血圧が上昇し、筋肉が必要とする酸素や栄養が、より速く届くようになります
- 血液は筋肉、特に、足にある大きな筋肉に振り分けられます。すぐには栄養を必要としない部分へは、あまり血液がいきません。従って、顔に振り分けられる血液は少なくなり、「顔面蒼白」になります
- 筋肉は緊張が高まり、すばやく反応できる用意を整えます
- 血液の凝固能力が高まり、万が一怪我を負った場合に、血液の流出を最小限にとどめることができるようにします
- 体を冷やすために、発汗が増加します。激しい身体活動のために、体温が上がり過ぎるのを防ぐためです。血管は拡張し、皮膚の近くへ浮き出てきて、血液を冷やします
- 心は、1つのことに集中します。「危険は何か、どうすればその危険から逃れられるか」という考えに集中し、その他のことは意識にのぼらなくなります
- 食べ物の消化は二の次になります。胃は、食物を消化するのを中止します。唾液の分泌が少なくなるので、口が乾きます。食物が胃に残るため、吐き気や胃部不快感が生じます。そのかわりエネルギー源としてグルコース（血糖）が放出されます
- 免疫機能が一時的に低化します。そのかわり、体は、その持てる能力のすべてを、危険から逃れることに注ぎます
- 大腸や膀胱の括約筋が収縮します。自分の痕跡が残って、肉食動物が後をつけてくることがないようにするための反応が、いまでも人間に残っているせいです

これらの反応は、「逃走か闘争か」「逃げるか戦うか」の反応、と呼ばれています。危険が迫った緊急事態に対応するために、もともと人間を含めて動物に備わっているものです。この逃げるか戦うか反応が、自動的に活性化されることで、バスに轢かれそうになっても、あなたは走って逃げていくことができるわけです。身に危険が迫ると、逃げるか戦うか反応が自動的に起こって、まず人は危険から逃れようとします。逃げることが不可能な場合、

そこではじめて、人は振り向いて身を守るために危険と戦います。当然ながら、すべての不安が、命に関わる危険信号と同じぐらいの強さの反応を起こすわけではありません。試験や就職のための面接などの場面では、不安が高まりますが、普通は、放し飼いの猛犬を目の前にしたときに感じるほどのものではないでしょう。ただ、不安がどの程度のものであったとしても、不安に伴って生じる反応は、不随意の自律神経の支配下にあります。パニック発作の場合にも、漠然とした不安の場合にも、逃げるか戦うか反応は起こっているのです。反応が起こる点では同じですが、その程度が異なっているのです。

　もう1つ、不安の有益な側面に注目してみましょう。それは、不安は、高度な技術や複雑な思考を要する活動を行うのを助けてくれる、という点です。何か試験を受けるとき、スポーツの試合をするとき、子供同士の言い争いを仲裁するとき、あるいは親族との間で問題を話し合うとき、完全にリラックスし切った状態では、ベストの結果を得られないでしょう。何事であれ、本当にうまく行うためには、神経を張りつめ、注意を集中していなくてはなりません。適度な不安は、注意力を高め活動の効率を上げてくれます。不安障害の患者さんの中には、とにかくすべての不安を恐れてしまって、本来は活動の効率を高めてくれるような不安ですら、恐れるようになる人もいます。不安に歯止めが効かなくなって、パニックになるかもしれない、と考えて、全ての不安を避けようとするのです。

　不安が行き過ぎると、活動の効率が落ちます。不安の症状に関心が集中して、逃げ出したくなるからです。過剰の不安は、間違いを起こす原因にもなります。課題が困難であればあるほど、細心の注意をもって不安の程度をコントロールすることが重要になります。活動の効率を最高にするためには、神経が張りつめて緊張してはいるけれども、自分を保っていられる状態が、理想です。不安と技能のレベルの関連を、グラフに示しました。このプログラムでは、状況が許す時には平静を保ち、また、状況が厳しい時には、緊張しながらも自分を保っていられるための方法を、お教えします。

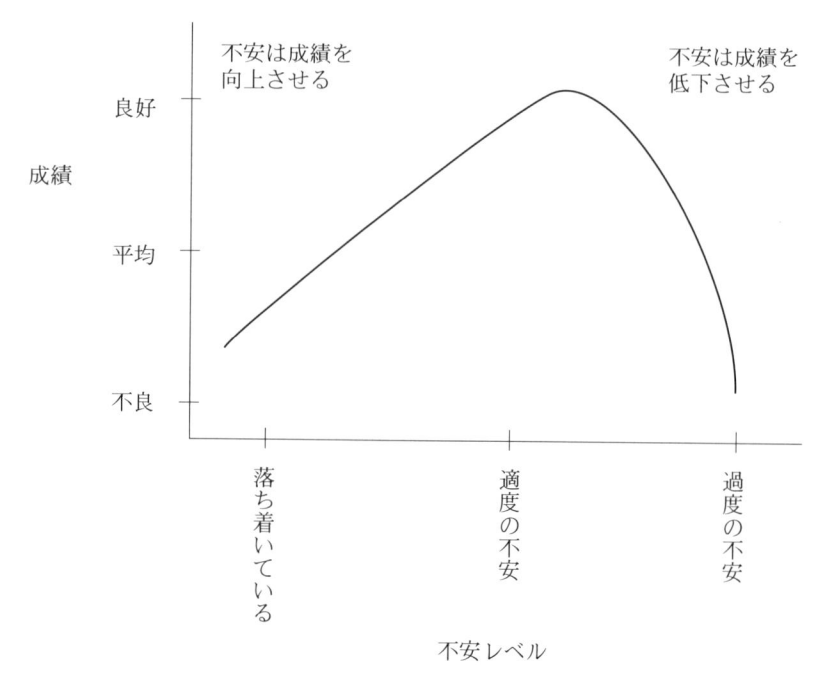

図7.1: ヤーキーズ・ドッドソン曲線

1.8 不安：間違い警報

不安が問題となるのは、逃げるか戦うか反応が、あまりに敏感である時です。ガス漏れ探知機が、あまりに敏感だと、間違った警報を鳴らすことがあるのと同じで、体の警報機が、敏感すぎると、逃げるか戦うか反応が、間違った時に起こってしまいます。もし、この警報機があまりに簡単に反応するようだと、他の人が不安に感じないような状況で、不安になってしまうでしょう。例えば、広場恐怖を伴う不安障害の人の場合、スーパーで不安になるかもしれません。すると、不安がきっかけとなって、レジで並んでいる時に、目まいを覚え、頭がふわふわし、現実感が少し薄くなるかもしれません。こんなふうに警報機がすぐに反応してしまうと「もしここで気が狂ってしまったらどうなるだろう？みんなの見ている前で走り回って、叫び回って、人に殴りかかりでもしないだろうか？」などと考え、ますます不安になるでしょ

う。結局、自宅に引きこもってしまうことになるかもしれません。

　他の人が不安を覚えないような状況で不安になるとすれば、あなたの不安「警報機」（逃げるか戦うか反応）が敏感すぎることを意味しています。暴走するバスや、野生動物や、その他の危険からあなたの身を守るためのものであった警報反応が、間違って起こってしまっているのです。

　逃げるか戦うか反応は、短期的には有用なものです。とりわけ、走って逃げるなどして、実際に体を動かすことで危険を避けることができるような場合には、有用です。しかし、長期的に見れば、それは必ずしも役に立たないものです。現代社会の複雑でストレスフルな状況においても、あまり役に立たないものでしょう。例えば、交通警官に呼び止められた時には、逃げても無駄ですし、上司に叱られた時に、肉体的に戦ったとしても、なんの得にもなりません。しかしながら、この逃げるか戦うか反応は、われわれの祖先にとっては役に立ったものですから、まだわれわれの体の一部分になっているのです。われわれが脅威を感じた時に、息苦しく感じ、心臓がどきどきして、吐き気がしてきて、手足の筋肉がピリピリして震えるのも、当然のことなのです。なぜなら、これらの反応はすべて、われわれが逃げるか戦うかすることでその脅威に対抗できる場合であれば、本来有用なものだからです。

　パニック発作の症状は、これらの反応に非常に似通ったものです。なぜなら、パニック発作は、間違った時に引き起こされた逃げるか戦うか反応だからです。みんな知っているように、自分の外側には何の危険もありません。列車が衝突するわけでもないし、スーパーが燃え出すわけでもないし、銀行の列に並んでいる間に空気がなくなるわけでもありません。普通の人は、自分の周りに危険がなければ、例え不安が生じても、それが不合理なものだと自覚することができます。しかし、パニック障害の人は、不安が生じると、自分の周りに危険がなくても、自分自身の中に危険があるのではないかと恐れてしまうのです。心臓発作が起こるのではないか、自分がコントロールできなくなるのではないか、気が狂うのではないか、と考えてしまうわけです。

1.9　なぜ間違い警報が起こるのでしょう？

　パニック発作の本体は、逃げるか戦うか反応が敏感すぎるせいで生じた、

間違い警報である、とすると、いったいどうしてそんなことが起こるようになったのでしょうか。あなたが、他の人に比べて、逃げるか戦うか反応を起こしやすくなったのは、どうしてでしょうか。不安警報が過敏になる原因は、次の3つです。第1は、ストレスです。ストレスと不安の関係については、先に述べました。第2は、過呼吸です。過呼吸とその対処方法については、後で述べることにします。第3は、あなたの性格やものの考え方、感じ方から来るものです。

1.10 性格の影響

性格とは、我々が、ふだんどのように反応し、どのように感じ、行動するかのパターンを言います。パニック障害で治療を受けに来る人々の多くは、一般に自分のことを神経質だと考えています。多くの人は、自分のことを、敏感で、感情的で、心配性だと述べることが多いようです。このような性格には長所もあります。例えば、敏感だということは、他の人のことをよく理解し、したがって、他の人から好かれやすいと言う意味でもあるからです。しかし、感情的で心配性であるということは、パニック発作や広場恐怖が育つ基盤にもなります。上に述べたような性格の傾向を、神経症傾向、と言います。神経症傾向の高い人は、ストレスの多い出来事に出あうと、身体の覚醒度が上がって、身体が非常に敏感になりやすいようです。身体感覚の些細な変化でも察知して、パニックの徴候である、と誤って考えてしまうこともあるかもしれません。この治療プログラムで、「認知再構成」とリラクゼーションの技法を身につければ、あなたの性格のこうした側面をコントロールしていくことも、できるようになります。

1.11 まとめ

ストレスや脅威を感じる状況に直面すると、我々の体は、自動的に生理学的な反応を起こします。このような反応は、おそらく、何千年にもわたって、我々の体の生理学的な体質の一部分であったものと思われます。それは、自分の身を守り、ストレスの原因から逃げるための原始的な反応です。この反

応により、われわれの体は、脅威に対応して激しい運動をするための準備をするのです。

　これらの自動的な反応は、実際に激しい運動をすれば、すべて消えてしまいます。ストレスの多い状況にさらされると、走り出すか、何か体を動かすかしたいという衝動に駆られるのは、このような理由のためです。しかしながら、複雑な現代社会では、運動によって脅威に対処できるわけでもありませんし、また、いくらストレスにさらされたと言っても、突然このような身体運動を始めるわけにもいきません。したがって、これらの自動的な反応をおさめることができにくいのです。

　とりわけ、この反応が、身体的な危険ではなくて、自分の中の不安など、不快な考えによって引き起こされている場合には、この自動反応そのものをおさめることは、ますます困難なものとなります。思い悩む傾向が強すぎる人にとっては、これらの反応は、心配のもとにしかならず、さらに強い不安を引き起こすことになります。こうなると、より一層強く逃げるか戦うか反応が引き起こされ、一連の悪循環が始まります。治療のためには、この悪循環を止めなくてはなりません。その1つの方法が、過呼吸をコントロールすることです。

1.12　過呼吸

　逃げるか戦うか反応のうちでも、パニック障害と広場恐怖の治療の上で、もっとも関心を向けるべき要素の1つが、過呼吸です。ここでは、この過呼吸について、考えることにしましょう。

　逃げるか戦うか反応のところで述べたように、不安警報は呼吸を増大させます。過呼吸が起こるのです。過呼吸は、パニック障害と広場恐怖で見られる症状の多くを必要以上に悪化させます。このことは、非常に重要です。なぜなら、パニック障害と広場恐怖の本質は、特定の状況に対する恐怖というよりも、パニック発作そのもの、不安反応そのものに対する恐怖であるからです。

　過呼吸には、不安症状を悪化させる力があります。では、どうしてそうなのかを見ていきましょう。次に示した図は、呼吸がどのように行われている

のか、そのあらましを示したものです。

息を吸うと、酸素が肺の中に入り込みます。酸素は、肺にめぐってきた血液の中に溶けこみ、そこでヘモグロビンという分子と結合します。ヘモグロビンは、赤血球に含まれる分子で、酸素と結合する作用を持っています。ヘモグロビンは、酸素を体の隅々の細胞まで運んでゆきます。運ばれてきた酸素は、ヘモグロビンから放出され、体の細胞に使用されることになります。細胞は酸素を消費し、その廃棄物として二酸化炭素を産出します。そして、今度はこの二酸化炭素が細胞から血液の中へ放出されます。二酸化炭素は、血液に乗って肺まで運びこまれ、息を吐くことで体の外へ排出されます。

不思議なのは、酸素と結合する作用があるヘモグロビンが、どうして体の隅々では、酸素を放出することができるのか、という点です。ヘモグロビンが酸素を放出する時の鍵は、何なのでしょうか。それは、二酸化炭素です。

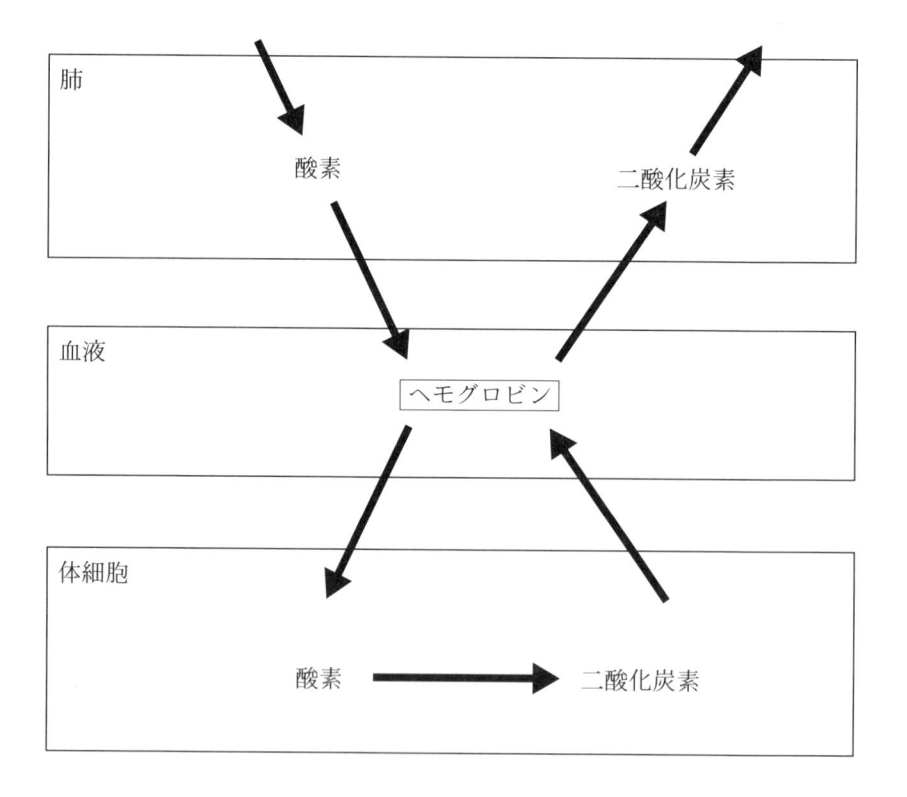

ヘモグロビンは、二酸化炭素に出会ったときに、酸素を放出する作用を示します。逆に言うと、血液中に二酸化炭素がないと、ヘモグロビンは酸素を放出することができないのです。酸素を吸いこむことも重要ですが、その一方、血液中に適度な二酸化炭素があって、ヘモグロビンが体の細胞のためにうまく放出することができることも、同じぐらい重要なのです。過呼吸が不安を増大させるのは、このことと深く関係しています。過呼吸で不安が増大するのは、二酸化炭素を多く吐き出しすぎることによる影響が原因なのです。

　呼吸しすぎると、血液の中の二酸化炭素が少なくなります。呼吸しないでいると、逆に二酸化炭素が増えてきます。体調がベストなのは、酸素と二酸化炭素のバランスがとれているときです。過呼吸になると、血液中では二酸化炭素が減って、酸素が増えてくることになります。このようなアンバランスが生じると、体の中でいくつかの変化が生じます。

　過呼吸によって起こる重要な変化の1つは、体の血管の一部が収縮することです。特に、脳への血管が収縮するため、脳へ送られる血液がやや少なくなります。血管が収縮して狭くなる上に、二酸化炭素が少なくなっているせいで、酸素を運んでいるヘモグロビンは、二酸化炭素と出会いにくくなっています。つまり、体の一部では、血液の届く量が減るだけでなく、この血液によって運ばれてきた酸素が、うまく細胞のために放出されないという事態がおこってきます。皮肉なことですが、過呼吸によって、酸素はうんとたくさん体の中に取りこんでいるのにもかかわらず、脳や体のほかの部分へ運ばれる酸素は、少なくなっているのです。これらのために、次のような症状が生じてきます。

　脳へ運ばれる酸素が少なくなるために起こってくる症状は、次のとおりです。

- 息苦しさ
- ふらつく感じ
- 目まい
- 自分の体が何か違う感じがしたり、自分の体が非現実的な感じがする
- 周りの物が非現実的に見える
- 困惑

- 心拍数の増加
- 手足や顔がピリピリする
- 筋肉のこわばり
- 手のひらに汗をかく
- 口が渇く

過呼吸のために運ばれる酸素が減少しても、その程度は軽度なものです。これらの症状が出ても、本質的には体にとって全く害がないことは覚えておいて下さい。

過呼吸のときに生じるもっとも不快な感覚の1つは、「十分な空気を呼吸することができない」という感覚です。そのために、もっと強く、もっと速く呼吸するようになりますが、それは間違いで、症状が悪化するだけです。過呼吸が続くと、さらに以下のような症状も出てきます。

- 回転性目まい
- 吐き気
- 呼吸が制限される感覚
- 胸に刺すような痛みがする、胸に圧迫されるような痛みがする、胸が締めつけられる感じがする
- 筋肉の麻痺
- 恐怖感の増強
- 何か恐ろしいこと、たとえば、心臓発作や脳出血が起こるのじゃないか、死んでしまうのではないか、という感覚

また、過呼吸をすると、必要以上のエネルギーを消費することになります。そのため、以下のような症状も出てきます。

- ほてり、灼熱感
- 発汗
- 疲労感
- 筋肉の疲労、とくに胸部

こうした過呼吸によって生じる身体感覚のリストを見ると、パニック発作のときの症状と、たくさんの共通点があることに気がつかれると思います。また、過呼吸によって生じた感覚を、何か深刻な体の病気の徴候だと間違って考えてしまう人があることも、理解できるでしょう。そして、このような考えが生じると、不安が一段と増強し、過呼吸はますますひどくなって、さらに症状が悪化し、長引いていくことになります。

　過呼吸によって生じる身体感覚は、非常に不愉快なものです。人によっては、恐ろしいものだと感じられるかもしれません。しかし、これらの感覚は決して危険なものではないのだ、ということを覚えておいて下さい。こうした身体感覚は、身体的には不愉快なものとして経験されるかもしれませんが、あなたを傷つけるものではありません。あなたが過呼吸をやめれば（あるいは、次に述べるようなあなたの体の防衛機能が作用し始めれば）、これらの感覚は消失します。

　過呼吸は、人間の生存にもともと必要であった、逃げるか戦うか反応の形の1つです。しかし一方で、人間の生存には、酸素と二酸化炭素のバランスが取れていることも必要です。このバランスが崩れることがないように、人間の体にはいくつかの防衛機能がそなわっています。過呼吸がしばらく続くと、体は酸素と二酸化炭素のバランスを調節するために、この防衛機能がはたらきはじめます。そもそも人間は、体の機能を維持するために、たくさんの防衛機能を持っています。例えば、急に立ちあがっても、そのたびに気絶しなくてすむのは、血圧を一定のレベルに保つための防衛機能のおかげです。食事、睡眠、体温の調節にも、さまざまな防衛機能が作用しています。これらの機能は生れつきそなわっており、長期にわたって維持され続けます。そして、体に何か変化があれば、すぐに自動的に働き始めるのです。

　呼吸は自動的にコントロールされる面と、意識的にコントロールされる面とがあります。あなたが意識していなくても、体が自然に呼吸数を維持しています。しかし、自分でそうしようと思えば、意識的に呼吸数を変えることもできます。例えば人間は、水中では自分の意志で一時的に息を止めることができます。第2節では、過呼吸によって生じたパニックの症状を減らすための方法を、この呼吸コントロールの随意的な側面を利用しながら学ぶことにしましょう。

過呼吸によってどのような反応が生じるかには、個人差がありますが、上にあげたような症状が訴えられることが一般的です。パニック発作の症状は、主に、このような過呼吸の症状に由来しています。過呼吸がひどくなれば、パニック発作の症状もひどくなるのです。また、軽度の過呼吸は、持続的な恐怖感を引き起こすことがあります。

　ここで繰り返し強調しておきますが、過呼吸それ自体は、人体にとって全く危険なものではありません。過呼吸は不愉快なものであり、時には非常に苦痛に感じられることもあります。しかし、重度の不安を引き起こすことはあっても、身体的に危害が生じることはありえません。呼吸数の増大は、逃げるか戦うか反応の一部であり、体を危害から守るための、生物としての自然な反応です。危険が迫った時、脳がいち早くそれに反応を示すのも、人間が衝動的にその場から逃げ出そうと駆られるのも、すべて本能にもとづく自動的な反応なのです。

　過呼吸は、周りで見ている人にとっても、本人自身にとっても、はっきりそれとわからないことがあります。過呼吸といっても、明らかに息が荒いのが分かるものばかりではなく、一見そうとは気づかないような、微妙な形での過呼吸というのもあるのです。特に、ふだんから持続的に過呼吸傾向がある場合には、なおさら気づきにくいものです。このような場合、もともと血液中の二酸化炭素は少なくなっていますが、さいわい体の防衛機能がなんとかそれをカバーしているので、ふだんは過呼吸の症状が現れずにすみます。しかし、ぎりぎりでバランスをとっているだけですから、もうあと少し二酸化炭素が減っただけで、体は対応できなくなってしまいます。こうした状態では、ため息やあくびなどのせいで、ほんの少し呼吸に変化が生じただけで、たちまち先に述べた自覚症状が引き起こされることがあります。

1.13 過呼吸の種類

　過呼吸には、少なくとも4つの種類があります。最初の3つは、短期的なもので、本来は、何か特定のものに対する恐怖症のある人（例：先端恐怖症など）で、よくみられるタイプのものです。3つとも、例えば、恐怖症の人が恐怖の対象に暴露された時のような、一時的に強い不安が生じたときにだ

け、起こるものです。残りの1つは、習慣的なものです。1日を通じて持続的に起こるものであり、呼吸に悪い習慣、もしくは悪いスタイルが身についてしまっているのだ、と言ってもよいでしょう。

1. **息が荒いあえぐような呼吸、速すぎる呼吸**
   急性の不安や恐怖に伴って起こりがちな呼吸です。このタイプの呼吸は、血液中の二酸化炭素をを急激に減少させ、不安を急激に増大させます。

2. **ため息、あくび**
   ため息やあくびは、落胆したり落ち込んだりしたときに起こりがちです。どちらも、深すぎる呼吸です。

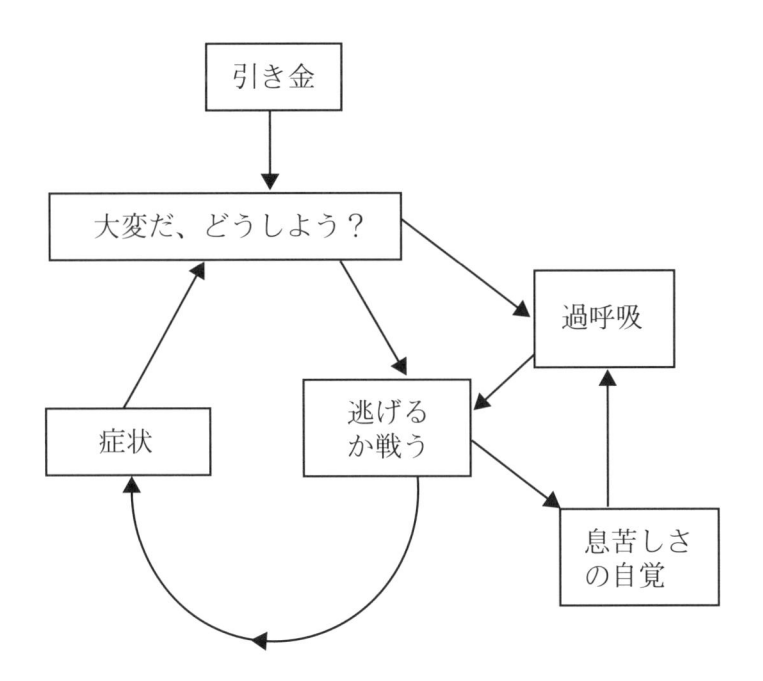

図7.2：Salkovskis, P M (1988) Hyperventilation and anxiety. Current Opinion in Psychiatry, 1, p.78 から改変して引用

3. 息をのむ

何か恐ろしい物事を考えたときなどに、息をのみます。たとえば、長い間ずっと何かを避け続けてきた人の場合では、その何かに取り組もうと考えただけで、息をのんでしまうでしょう。

4. 慢性の習慣的過呼吸

これは、長期間にわたって、呼吸の深さやスピードが増している状態が続くことをいいます。ふつうは、これだけではパニックを引き起こすには至りませんが、こういう呼吸をしていると、いつも不安がちで頭がふらふらして、物事をはっきりと考えることができなくなります。そういう人が、ストレスにさらされて、ほんの少しでも呼吸をしすぎた時には、いよいよ本当のパニック発作に見舞われることになってしまいます。

過呼吸の引き金と悪循環の形成：恐怖の対象が引き金となり、過呼吸が起こります。過呼吸が起こると、さらに図7.2のような悪循環が生まれてきます。

1.14 不安症状についてよく見られる誤解

不安が極めて強い場合、「このまま不安が続いていったら、最後には一体どうなってしまうのか」と心配する人が、よくあります。不安がエスカレートして手がつけられないことになるのではないか、あるいは、何か重大な身体的、もしくは精神的な問題が生じるのではないか、と心配するのです。その結果、不安に伴って生じる身体感覚そのものが、脅威として感じられ、さらなる不安反応を引き起こしてしまいます。このような悪循環に陥らないためには、不安について見られることの多いこうした誤解を、ここで振り払っておかねばなりません。

1.14.1 気が狂う

パニック発作の身体感覚を経験するとき、多くの人は、気が狂うのではないかという恐怖感を抱きます。自分は統合失調症（精神分裂病）になったの

第7章　パニック障害と広場恐怖－患者さん向けマニュアル　141

ではないか、と考える人もいるようです。しかしながら、統合失調症とパニック発作は、全く異なるものです。パニック発作は、突然始まり、繰り返す傾向があります。統合失調症は、徐々に始まり、症状はパニック発作のように出たり消えたりするものではありません。パニックの経験も、統合失調症とは全く異なるものです。統合失調症の患者さんは、会話や思考がまとまりを欠いた奇妙なものになり、幻覚や妄想が出現します。これは、頭の中が真っ白になったり、他の人が心配しないようなことについて心配することとは異なります。たとえば、妄想は、宇宙から変なメッセージが頭に送られていると信じ込む、といったものです。幻覚の例としては、誰もいないはずなのに、人と人が会話している声が聞こえる、といったものがあるでしょう。また、統合失調症は、遺伝的な基盤が強いので、一部の人のみが統合失調症になり、その他の人ではどれほどストレスが加わっても、この病気にはなりません。統合失調症になる人は、20歳以降のほとんどの期間において、軽症の統合失調症の症状を示していることがふつうです。したがって、今のあなたにそのような軽症の統合失調症症状がみられないのであれば、これから先も統合失調症を発症する可能性は低いと言えるでしょう。特に、あなたが25歳以上ならば、可能性はさらに低くなります。統合失調症は、ふつう、10代後半から20代前半に発症するものだからです。

1.14.2　自分をコントロールできなくなる

パニック発作のときに、自分をコントロールできなくなるのではないかと思う人があります。その意味するところは、体がすっかりまひして動けなくなる、ということだったり、自分が何をしているのか分からなくなって、人を傷つけるか、何か恥ずかしい真似をするかしながら、大声をあげて走りまわる、ということだったりするようです。先ほどの「逃げるか戦うか」反応の説明から、この感情がどこから来るのかおわかりでしょう。不安に対して反応が起こっている時には、体全体が活動の準備をしていて、危険から走って逃げ出したいという非常に強い欲求がしばしば生じます。問題は、不安に対して反応が起こっていても、逃げるわけにも戦うわけにもいかない時です。こうした場合には、ひどく混乱して、現実感がなくなったり、考えがまとまらない感じがするかもしれません。しかし、あくまでもそう感じるだけのこ

とであって、あなたは、そんなときでも、まだまだ思考も行動も正常を保つことが十分できます。今襲ってきたパニック発作に対処するために、どのように行動するか、その場にとどまるのか、すぐにそこを立ち去るのか、自分で考え、自分で決めることができているはずです。

1.14.3　心臓発作

不安に伴う反応のせいで、胸に痛みが生じ、手足がピリピリして、息が苦しくなることがある、と先に述べました。ちょっと考えると、こんな症状が出たときには、心臓発作で死ぬのではないか、と心配するのは、自然なことのようにも見えます。幸いなことに、ほとんどの人は心臓発作を経験したことがないので、それがパニック発作とどう違うのか知りません。心臓発作の症状は、呼吸困難と胸の痛みを含みますが、それらは運動と強い関連があり、安静にしていると消え去るものです。これに対して、パニック発作の症状は、いつでも起こる可能性があります。運動中にパニック発作が生じ、運動によって発作が悪化することもありますが、その一方、パニック発作の症状は、青天の霹靂のごとく何の前ぶれもなく生じることもあって、ときには睡眠中に生じることすらあります。心臓発作が心配で、病院を受診する人もあるでしょうが、医師が心電図を取って異常なしと宣言したならば、発作が心臓の病気によって起こっているということは、考えにくいでしょう。心臓病は、心臓の電気活動に明白な変化を生じますが、パニック発作は、心拍数を増やすだけですから、両者は簡単に区別できるのです。

― 第 2 節 ―
呼吸コントロール

2.1 自分の過呼吸を知ろう

　パニック発作の治療のためには、過呼吸を予防し、コントロールすることが重要です。そのための第1段階は、いつ、どんな風にして、自分が呼吸しすぎているかを認識することです。
　まず、自分の呼吸を、今ここで記録してみましょう。息を吸って、吐きおわるまでを1回と数えます。時計を見て1分間の間に、自分が何回呼吸するかを数えてみましょう。最初は難しい感じがするかもしれません。呼吸を意識的に速くしたり遅くしたりしてはいけません。ここに何回だったかを記入しましょう。

　＿＿＿＿＿＿回

　治療プログラムの一環として、あなたは1日のうちで何度か自分の1分間の呼吸回数を記録しなくてはなりません。この節の最後に、そのための用紙が用意してあります。
　では、ここで質問です。あなたは、次のようなことはありませんか？

● **呼吸が速すぎませんか**
　人間は、安静にしているときには、ふつう1分間に10～12回しか呼吸しません。もしあなたの呼吸回数がこれ以上であれば、呼吸の回数を減らさなくてはなりません。

● **呼吸が深すぎませんか**

呼吸していると、時々胸が広がりすぎのように感じませんか。お腹を使うことと、鼻で息をすることが大事です。スムーズに、軽やかに呼吸するように意識しましょう。口で呼吸するのは、たいていの場合悪い習慣ですから、練習で矯正しなくてはなりません。

● **他の人よりも、ため息やあくびをすることが多くありませんか**
ため息やあくびがあまり多いようであれば、それは過呼吸の兆しかもしれません。

● **誰かが外出に誘ってきたり、電話が鳴ったりするときなどに、深く息を吸って息を止めることはありませんか**
1回深い息をするだけで、多くの人では過呼吸の悪循環が引き起こされてしまいます。

自分の呼吸の状態を知ることに加えて、どんなことが過呼吸のきっかけになるのかを知ることも、重要です。

● **タバコを吸いすぎたり、お茶やコーヒーを飲みすぎたりはしていませんか**
タバコ、お茶、コーヒーは、どれも「逃げるか戦うか」反応を促進する刺激物質です。タバコは最低限に減らしましょう。また、不安が生じてきそうな状況では、タバコは吸わないようにしましょう。コーヒーやお茶については、治療プログラムを受けている間は、カフェイン抜きのものにかえるようにしましょう。治療プログラムが終わった後でも、コーヒーやお茶は、1日1～2杯までにしましょう。カフェインがパニック発作の引き金になっている人もあります。思い当たるようでしたら、カフェイン類は全て避けた方がよいでしょう。

● **お酒を飲みすぎていませんか**
アルコールは、飲んだばかりの時には鎮静作用を示します。しかし、飲んで数時間後からは、むしろ刺激作用の方が強くなってきます。そして、

この刺激作用が生じているときと、二日酔いの時には、過呼吸発作が起こりやすくなるのです。

- **月経前緊張症や強い生理痛はありませんか。**
女性のなかには、生理前の1週間、ほてりや動悸など、様々な自覚症状が出現する人があります。これは、月経前緊張症といわれるものです。こうした症状がある人では、生理の前には、パニック発作に似たような症状も出たりして、辛いことがあるかもしれません。生理前や生理中に体調が変わりやすい人は、自分の状態に気をつけていて下さい。もし体調に変化があるようなら、これをパニック発作や過呼吸の症状に対処するための練習の機会として、利用してみましょう。

- **いつもせっかちになっていませんか。**
きちょうめんで、働きすぎたり、せっかちだったりしていませんか？仕事のスピードをゆるめて、ゆとりがもてるようにしましょう。自分のスケジュールを調整して、次から次へと急がなくてもいいようにしましょう。身体活動の量が増えると酸素の需要も増えますから、その結果、呼吸の回数と呼吸の深さが増大して、過呼吸になりやすくなります。仕事のときは落ち着いて、適度なスピードでやるようにしましょう。その方が、成果も上がります。

2.2 呼吸コントロールの技法

不安、またはパニックの最初の徴候があらわれたとき、まず最初に用いるのがこの技法です。過呼吸になったかな、と思ったら、すぐに次のことをしてください。

- その時にやりかけていることをやめて、腰をおろすか何かにもたれかかる
- 息を止めて、10数える（このとき深く息を吸わないこと）
- 10まで数えたら、息を吐く。そして、静かに、ゆっくりと、「リラック

ス」とか「落ち着こう」と、自分に言い聞かせる。鼻を通して息をすることを忘れないこと
- 6秒に1回の速さで呼吸する。3秒間息を吐いて、3秒間息を吸う。これで1分間に10回呼吸することになる。息を吐くたびに、先程のように、自分にむかって「リラックス」とか「落ち着いて」と言い聞かせる
- 10回呼吸するたびに（つまり、1分ごとに）、10秒間息を止めて、それからまた、6秒に1回の呼吸を続ける
- 過呼吸の症状がすべて消失するまで、この呼吸を続ける

　過呼吸の最初の徴候があらわれたとき、すぐにこの呼吸コントロールを始めれば、症状は1〜2分の間に静まり、パニック発作にまで至ることはありません。このコントロール技法は、練習すれば練習するほど上手になり、過呼吸やパニック発作をうまくコントロールできるようになるでしょう。目指すゴールは、不安やパニックが襲ってきても、冷静さを保ち、パニック発作が起こらないようにすることだということを忘れないで下さい。過呼吸の一番最初の徴候に気づいたら、すぐにこの技法を思い出し、実行することを、習慣づけるようにしましょう。

2.2.1　うまくいかないとき

　なかには、呼吸コントロール技法をやると、「不自然だ」とか「気分がおちつかない」と感じる人もあります。しかし、1分間に10回という速さで呼吸することは、決して不自然なことではありません。もっとも、長いこと慢性的に過呼吸の状態にあった人にとっては、慣れないことと感じられるのも、無理はないでしょう。それでも、様々な場面で繰り返し練習すれば、呼吸コントロールは、ごく普通のことになり、症状の改善を自覚することができるようになります。

　この技法をやると、かえって症状が悪化すると感じられるときには、時計で時間を測るようにしましょう。自分で数えているだけでは、知らないうちに呼吸速度が速くなってしまうことがあるからです。

　あまりに多くのことを、あまりに早くに期待してはいけません。理想的な環境のもとで、毎日習慣的に練習を続けていれば、例え困難に追い込まれた

ときでも、慌てることなく、この技法を利用することができるようになるでしょう。
　呼吸に注意を集中することは、一部の人には、なんだか「変な」ことに思えるかもしれません。しかし、我慢して練習を続ければ、そのような感覚は、自然となくなっていきます。

2.3　呼吸回数の記録

　階段をのぼるなど、呼吸回数が増えるような活動をしているのでない限り、1日4回、以下の時刻に、自分の呼吸回数を測りましょう。もし呼吸回数が増えるような活動をしている時は、それが終わった10分後に、呼吸回数を測りましょう。測定のときは、静かに座っているか、立った状態で測るようにします。息を吸って、吐き終わるまでを1回と数えます。息を吸って吐いて「1」、また息を吸って吐いて「2」、といった具合です。こんなふうに、まず普段のあなたの呼吸回数を1分間測定したら、次に呼吸コントロールを5分間練習しましょう。そして練習の後に、もう1度1分間呼吸回数を測定します。測定が終わったら、次の表に記入してください。あなたの呼吸回数が、呼吸コントロールの練習によって、ちょうど良い回数になっているかどうかを、治療者と一緒にチェックしてみましょう。

日付	午前8時		正午		午後6時		午後10時	
	練習前	練習後	練習前	練習後	練習前	練習後	練習前	練習後

― 第 3 節 ―
リラクゼーション・トレーニング

3.1 リラクゼーション・トレーニングの重要性

　前の節でも触れたように、人間は、脅威やストレスに対して、逃げるか戦うか反応として知られている反応様式を、生れつき本能としてそなえています。この逃げるか戦うか反応は、筋肉の緊張を高めてくれます。さまざまな課題を行うときに、集中力を高め、作業効率が向上するのも、この反応のおかげです。通常では、筋肉はいつも緊張の高い状態にとどまっているわけではありません。必要に応じて、緊張が高まったり、リラックスしたりするものです。1日のうちでも、その時その時の要求にあわせて、筋肉の緊張は高くなったり低くなったりするのが普通で、そんなふうに程良く変化していれば、緊張しすぎるということにはならないでしょう。
　一方、もし、ストレスの多い時間がすぎた後でも、緊張が解けないでいると、必要以上に警戒した状態にとどまり、この緊張はやがて、心配や不安に変わってしまいます。絶え間ない緊張のもとでは、人は神経過敏になり、取るに足らない出来事でも、あたかも脅威であるかのように反応してしまうようになります。しかし、リラクゼーションの方法を学びさえすれば、これらの不安感に対しても、コントロールできるようになります。このプログラムでは、自分の緊張に自分で気づくことができるようになる方法と、深いリラクゼーションを達成する方法、そして、日々の状況のなかでもうまくリラクゼーションができるための方法をお教えしましょう。これがうまくできるようになるためには、2ヶ月以上毎日練習することが必要です。地道な努力が求められますが、自らすすんで取り組むようにしましょう。
　緊張することは、何も悪いことばかりではありません。あなたにとって、時にはよい効果をもたらしてくれることもあります。ですから、緊張が起

こったときに、それが有用なものか、不必要なものか、ということを区別できるようになることが、大切です。日々の緊張の多くは、実際は、不必要なものです。座っていたり、立っていたり、歩いたりなど、普通の姿勢をしているだけであれば、使う筋肉はほんのわずかですから、なにも強く緊張する必要はありません。一方、強い緊張が、非常に役に立つ場合もあります。例えば、テニスの試合で、サーブレシーブをしようとするときには、筋肉の緊張が高まっていないと、うまくいかないでしょう。しかし、次のような場合については、筋肉の緊張は、不必要なものです。(1) 筋肉の緊張が、警報としての意味をなさないとき。(2) 本来緊張しなくてもやれることなのに、緊張しすぎているとき。(3) 筋肉の緊張が必要とされる状況が終わった後でも、ずっと緊張が続いているとき。

このような不必要な緊張を解き、自分の感情や不安をコントロールし、心身の健康を維持するためには、リラクゼーション法を学ぶことが重要です。リラクゼーション・トレーニングは、まず、自分の体の緊張に気づくことから始まります。それができたら、次は、体全体のリラクゼーション、その次は、個々の筋肉の緊張を解くリラクゼーションへと、進んでいきます。

3.2 緊張に気づく

人間は、緊張や不安に長い時間さらされると、やがて、自分でも知らないうちに、どこにいても緊張や不安がずっと続いているという状態になってしまうことがあります。緊張していることが普通のことになって、パニック発作に襲われる最中のことに比べれば、むしろリラックスしていると感じられることもあるかもしれません。しかし、普段から緊張が高くなっていることは、決して望ましいことではありません。なぜなら、緊張が高いままになっていると、気がつかないうちに余裕のない状態になっていますから、ほんのちょっとした出来事でも、過呼吸やパニック発作のきっかけになってしまうからです。

あなたの体は緊張していませんか。体のどのあたりに、緊張を感じますか。これから12日間の間、あなたは、自分の体の緊張を、自分でチェックしてみましょう。次の表を使って、緊張している場所がどこか、どれぐらい緊張

しているか、書き込んでください。緊張をチェックするのは、毎日同じ時間の方がよいでしょう。普通は、夕食の前が、もっとも適しています。緊張の度合いは、0〜3の数字でどれぐらいか表すようにしましょう。

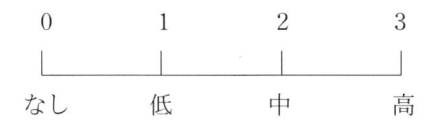

```
 0    1    2    3
 |____|____|____|
 なし  低   中   高
```

筋緊張の評価

部位	1日目	2日目	3日目	4日目	5日目	6日目	7日目	8日目	9日目	10日目	11日目	12日目
目のまわり												
あご												
首のわき												
頭頂												
首の後ろ												
肩												
背中												
腰												
胸												
腹												
足の付け根												
お尻												
太もも												
膝												
ふくらはぎ												
足												
上腕												
前腕												
手												

3.3 リラクゼーション・トレーニング

3.3.1 漸進的筋リラクゼーション

　漸進的筋リラクゼーションとは、筋肉を順番にリラックスさせる方法です。このセクションでは、漸進的筋リラクゼーションの方法と、等尺性リラクゼーションの方法の2つを説明します。両方のリラクゼーションの方法をマスターするようにしてください。なぜなら、2つのリラクゼーションは、それぞれ、使う場面や使う目的が違っているからです。漸進的筋リラクゼーションは、恐怖の対象にさらされる前に使う方法で、等尺性リラクゼーションは、恐怖の対象に直面している最中に用いる方法です。また、漸進的筋リラクゼーションは、リラックスしていない状態から、リラックスを得るための方法で、等尺性リラクゼーションは、リラックスしている状態を、維持するための方法です。

　リラクゼーションのトレーニングは、はじめのうちは毎日1回はするようにしてください。特に、なにか緊張感や気が進まないと感じるようなことに取りかかる前に練習するのがよいです。練習は、椅子に座って行います。頭と肩をもたれさせてもしっかり支えてくれる、座り心地のよい椅子を選びましょう。適当な椅子がないときには、壁にクッションをあてて、そこにもたれて練習しましょう。仰向けになって練習するのを好む人も入ますが、すぐに眠り込んでしまうようならば、仰向けの姿勢はよくありません。リラクゼーション練習は、睡眠するためのものではありません。眠ってしまっては、リラクゼーションの練習にはならないからです。睡眠とリラクゼーションは、同じことではありません。練習中に寝てしまうようだと、緊張がやわらいでいく様子を自分に覚えさせることができなくなってしまいます。後で述べる段階的曝露練習の前や、自分が避けている状況にこれから直面せねばならないというときに、リラクゼーションの練習をすると、効果的です。リラクゼーションテープを使いながら練習すると、なおよいでしょう。

　練習の効果を本当に長持ちさせようと思ったら、毎日欠かさず練習する必要があります。治療プログラムが終了してからも、自分でリラクゼーショ

ン・トレーニングを何年も毎日続ける人もあります。できればあなたも、ぜひそうしてください。確かに、みんながみんな、そこまで練習するというわけではありません。しかし、この技法の効果を本当によく知っているのは、毎日練習を続けている人や、緊張や不安に直面したらすぐこの練習をするのを習慣にしているような人たちなのです。

3.3.2 等尺性リラクゼーション

　等尺性リラクゼーション練習は、自分が恐怖を感じた時に行うトレーニングです。筋肉を緊張させたりゆるめたりする練習もありますが、歩いたりするわけではないので、ほとんどの練習は、その場から動かずに行えます。等尺性、という言葉の意味は、筋肉の長さが同じまま、ということです。筋肉を緊張させるときも、筋肉の長さは同じままなので、他の人からすると、一見なにもしていないように思えるかもしれません。

　等尺性リラクゼーション練習の時に、最もよく見られる間違いは、緊張を入れるのが急すぎたり、強すぎたりする、というものです。等尺性リラクゼーション練習は、やさしくゆったりとした練習です。練習の目的は、リラクゼーションであって、緊張を高めることではありません。筋肉の緊張を7秒間続けられない人も、少し短くてもよいですから、同じように練習すれば効果はあります。

　まず最初は、人のいるところで座っている時の練習の仕方です。
- 小さく息を吸いこみ、7秒間息を止めます
- 息を止めている間は、くるぶしのところで足を交差させておきます。下になっている足は上になっている足を持ち上げるように、上の方の足は下の方の足をおさえつけるように、ゆっくりと両方の足の筋肉の緊張を高めます

あるいは、
- 息を止めている間に、くるぶしで両足をからめさせておきます。そして、2本の足を反対方向に横へ引っ張り合うようにして、ゆっくりと両足の筋肉の緊張を高めます

そして、
- 7秒たったら、ゆっくりと息をはきながら、「リラックスしよう」と自分に向かって話しかけます
- 自分に声をかけながら、ゆっくりと、筋肉の緊張を全部ゆるめてしまいましょう
- 緊張をゆるめたら、目を閉じます
- そのあと1分間、息をはくたびに、「リラックスしよう」とつぶやき、緊張をゆるめた状態をそのまま続けておきます

足以外の部分の筋肉もリラックスさせましょう。例えば、腕の場合は、次のようにします。
- 小さく息を吸いこみ、7秒間息を止めます
- 息を止めている間は、両手を重ねてひざの上に置きます。このとき、両方の手のひらは、向かい合わせにしておきます。そして、下の方の手は上の方の手を持ち上げるように、上の方の足は下の方の足をおさえつけるように、ゆっくりと両手や両腕の筋肉の緊張を高めます

あるいは、
- 息を止めながら、座ったまま椅子の下に手をさし入れて、椅子を引っ張り上げましょう。あるいは、椅子の後ろで手を組んで、両手を引っ張りあいながら、椅子の背にその手を押し当てましょう

あるいは、
- 息を止めながら、座ったまま首の後ろで両手を組み合わせます。そして、頭を後ろに押しつけながら、両手を引っ張りあいましょう

そして、
- 7秒たったら、ゆっくりと息をはきながら、「リラックスしよう」と自分に向かって話しかけます
- 自分に声をかけながら、ゆっくりと、筋肉の緊張を全部ゆるめてしまいましょう

- 緊張をゆるめたら、目を閉じます
- そのあと1分間、息をはくたびに、「リラックスしよう」とつぶやき、緊張をゆるめた状態をそのまま続けておきます

もしできそうなら、手や足以外の筋肉でも、同じような運動をやってみましょう。

次は、人がいる場所で立っている時の練習の仕方です。
- 小さく息を吸いこみ、7秒間息を止めます
- 息を止めている間に、両膝の関節を、本来曲がるのとは逆の方向に向かって、めいっぱい伸ばすようにして、ゆっくりと足の筋肉の緊張を高めます
- 7秒たったら、ゆっくりと息をはきながら、「リラックスしよう」と自分に向かって話しかけます
- 自分に声をかけながら、ゆっくりと、筋肉の緊張を全部ゆるめてしまいましょう
- 緊張をゆるめたら、目を閉じます
- そのあと1分間、息をはくたびに、「リラックスしよう」とつぶやき、緊張をゆるめた状態をそのまま続けておきます

立っている時の練習は、手や腕の筋肉を使ってもできます。
- 小さく息を吸いこみ、7秒間息を止めます
- 息を止めている間、体の前で手を組み合わせ、組んだ両手を左右に引っ張り合いましょう

あるいは、
- 息を止めている間、体の後ろで手を組み合わせ、組んだ両手を左右に引っ張りあいましょう

あるいは、
- 手すりのようなものを両手でしっかりと握りしめ、手や腕の筋肉の緊

張をゆっくりと高めましょう

そして、
- 7秒たったら、ゆっくりと息をはきながら、「リラックスしよう」と自分に向かって話しかけます
- 自分に声をかけながら、ゆっくりと、筋肉の緊張を全部ゆるめてしまいましょう
- 緊張をゆるめたら、目を閉じます
- そのあと1分間、息をはくたびに、「リラックスしよう」とつぶやき、緊張をゆるめた状態をそのまま続けておきます

3.3.3　その他の等尺性リラクゼーション

ほかにも、さまざまな筋肉を使って、等尺性リラクゼーションを行うことができます。一番緊張しやすくなっている筋肉から練習するのがよいので、それがどこかを探してみましょう（自分で決めるのが難しいようだったら、ふだん人から体の緊張を指摘されやすい場所にするとよいでしょう。「額にしわがよっているわ」「また足踏みしているよ」「歯をくいしばっているよ」などと言われることがないか、振り返ってみてください）。どの筋肉で練習するかを決めたら、その筋肉をどんなやり方で緊張させるか、練習の方法を考えましょう。あなたも、自分にあった等尺性リラクゼーションの練習を、自分でデザインしてみてください。

例

次の表は、等尺性リラクゼーションのメニューの一例です。あなたも、この例にならって、自分の等尺性リラクゼーションのメニュー表を作ってみてください。151ページの筋緊張の評価表で、「緊張が高い」と判定した部分の筋肉から、メニューを作っていきます。その部分の筋肉の緊張を高めるにはどうしたらいいか、また、それをリラックスさせるにはどうしたらいいか、その方法を表に書いて、実際にやってみましょう。筋肉の緊張は、やさしく、ゆっくりと高めていくようにしてください。

部位	筋緊張を高める方法	筋緊張をほぐす方法
肩と首	首をすくめて肩を上にあげる	肩を落とし、腕をだらーっとさせる
手	両方のこぶしをぐっと握りしめる	こぶしをひらいて、手のひらを上に向けて両手を膝の上に置く

リラクゼーションの上達を速めるためのポイント

1. リラクゼーションは技術です。何度も何度も繰り返し練習することで、上達していきます。
2. 緊張が高まっているなと感じたら、いつでもすぐにリラクゼーションの練習をしましょう。
3. 緊張に対してはリラクゼーションで反応する、という習慣をつけましょう。
4. 練習を重ねれば、人が見て分かるような運動をまったくすることなく、手や足の筋肉の緊張を高めることができるようになります。また、人前で気づかれないように練習をすることは、緊張をゆっくり高めてゆっくりゆるめる、というコツをつかむのに適しています。
5. 他人の目などがあって、7秒間緊張を続けるのが難しい場合には、もう少し短い時間でもよいでしょう。しかし、そういうときは、その場で何度

か同じ練習を繰り返さないと、効果が出にくいかもしれません。
6. 苦しくなったり疲れてしまったりするほど、緊張させてはいけません。また、7秒以上緊張を続けるのも、よくありません。
7. 職場でデスクワークをしているときや、列をつくって並んでいるときなど、さまざまな状況で、緊張が高まってくるときがあります。こうした日常生活の場面でも応用できるように、練習の方法をアレンジしてみましょう。リラックスした方がいいと思ったときは、いつでもこの練習をするようにしましょう。
8. 何週間か練習を続ければ緊張が減り、また緊張しにくくなってきます。自分で自分をコントロールできる感じが高まって、自信もついてきます。

3.3.4 うまくいかないとき

人によっては、リラックスできないとか、リラクゼーションの練習がやれない、と感じることもあるようです。しかし、人間と言うものは、すべて同じような生物学的な特質を持っているのですから、ある人にはリラクゼーションが有効なのに、誰か別の人に対しては有効でない、という生物学的な理由はありません。リラクゼーションが有効でない人の場合、何らかの心理学的な因子が影響しているか、練習不足であることが災いしていることが多いようです。こうしたことは、克服可能な問題です。リラクゼーションがうまくいかないと思ったら、治療者と話し合うようにしましょう。うまくいかないときの例を、いくつか下記に示しました。

1. 「緊張が高すぎて、うまくリラックスできません」

   緊張が高すぎる、というのがまさに治療するべき症状なのですから、実はこういう場合こそ、積極的にリラクゼーションの練習に取り組むのがよいのです。こういう人は、リラクゼーションには時間がかかるかもしれませんが、だからと言って、ずっと緊張しつづけるのを我慢しなければならない理由はないはずです。リラクゼーションを妨げる要因が、何かほかにないか調べることも必要かもしれません。

2. 「リラクゼーションの感覚が、あまり好きではありません」

10人に1人ぐらいの割合で、リラクゼーションしようとすると嫌な感じがする、とか怖い感じがする、と訴える人があります。これはリラクゼーションの練習によって、自分の体の感覚と再び正面から向き合い、今まで長い間自分が押し殺してきた感覚に気がつき出したために起こることのようです。リラクゼーションの練習中に、自分をコントロールできなくなるのではないか、という心配はいりません。なれるまでの間は、リラクゼーションの練習中に、わざと緊張を高めるように戻したりするとよいでしょう。練習を続ければ、こういった変な感じはなくなります。

3.「こんなに時間を無駄にして、なんだか気がとがめてしまう」
　リラクゼーションの練習は、あなたの回復過程のなかで、重要な役割をになうものです。この練習には時間がかかりますが、どんな治療法でもある程度時間がかかるものです。

4.「練習するための時間や場所がなかなか見つかりません」
　とにかく工夫をしてみることです。柔軟な発想を心がけましょう。練習のための20分を割くことができないのであれば、10分でもかまいません。1日のうちどこかで練習の時間をつくることができるはずです。職場に個室がないのなら、公園に行きましょう。時間がないことを、ずっと言い訳にしているような人の場合は、実は、あなた自身の意気込みに問題があるのかもしれません。

5.「こんなことをしても何にもならないわ」
　リラクゼーション・トレーニングの効果を、あまりに早く、しかもあまりに多く求める人がよくあります。回復のスピードについて、かなり誇張された話をどこかで聞いてしまった人もあるのかもしれません。しかしながら、数回リラクゼーション・トレーニングをしたからといって、何年も続いてほとんど習慣化したような緊張が、そんなにすぐに魔法のようになくなるわけではないのです。早くよくなってほしいとあせっているのは、それだけ不安だということです。そして、それだけ不安だということは、その人はなおさらリラクゼーション・トレーニングが必要だということで

す。トレーニングの効果が現れるのには、時間がかかることを覚えておいて下さい。

6. 「自分をコントロールすることなど、やはりできません」

　残念に思う人もあるかもしれませんが、何の努力もなしに簡単にパニック障害から回復できる、というような方法はありません。1人1人の患者さんが、自分自身の回復に対して自分で責任をもって努力しよう、と心に決めて練習に取り組んだときが、いちばん治療効果があがります。考えてみると、「責任を取る」ということ自体が、ある意味で、自分をコントロールする、ということでもあります。動機づけが不十分では、自分をコントロールすることは、やはり難しいのかもしれません。

第 4 節

段階的曝露

　1度ある状況でパニック発作を経験すると、それが初めてのことであっても、ほとんどの人は「同じような状況になればまたパニックを起こすのではないか」と信じるようになってしまいます。重症のパニック発作は非常に怖いものなので無理もないことですが、パニック発作を起こした人は、発作の引き金となりそうな状況を前もって予測するようになります。そうした状況として患者さんが挙げるのは、公共交通機関とか混雑した場所、孤独な場所とかあるいは閉所であることが多いようです。これらはどれも、そこから簡単にのがれることができないとか、あるいは助けが簡単には得られそうもないという状況です。普通、人々は、重症のパニック発作のときでも「助けがあれば大丈夫なのではないか」と考えるようです。人によっては、「自分がコントロールを失って、何か恥ずかしい思いをするのではないか」と恐れるせいで、むしろ1人ぼっちの状態でパニック発作が起こることを好むケースもあるようです。

　広場恐怖を伴うパニック障害の人が、今述べたような恐怖の対象となった状況に近づくと、心配と不安が始まります。このときに、もしこの状況を全体であれ一部分であれ回避してしまうと、この状況への恐怖は増加することになります。これは、回避した後は不安が減少するので、回避が正しい対処方法であったと錯覚してしまうためです。このようにして回避行動が強化されます。状況を回避することによってパニック発作を回避できるならば、どうしてそうしてはいけないのでしょうか。残念なことに、実は回避することではパニックは無くなってはいないのです。回避を重ねることで、自分にとって「危険な」場所や状況がどんどん増えていって、そして避けなければならない場所や状況がどんどん増えていくだけなのです。

4.1 回避について

　状況恐怖とは、パニック障害に苦しむ人が、パニック発作がおこるかもしれないと考える場所や状況に対する恐怖のことを言います。確かに、パニック障害の人は、自分が恐れているのと同じ状況か、あるいはそれと似かよった状況において、過去にパニック発作を経験したのかもしれません。しかし、実際には、恐怖はそれにとどまらず、全般化と言われる心理的な過程のせいで、今までにパニック発作を経験したことのない状況に対してまでどんどん恐怖が広がっていくこともよくあります。

　状況恐怖がひとたび成立すると、広場恐怖を伴うパニック障害の人は、発作が起こるかもしれないと考える状況を回避するようになります。回避は、その人がもう2度とその状況へ入ろうとしなくなるほど強いこともあります。そうなってしまうと、実際のところその状況で本当にいつでもパニック発作がおこるのかどうか、知らないままということもありえます。それは、あるとき道で放し飼いの犬にものすごくびっくりした人が、それ以来その道を通らなくなり、そのためもうそこに犬がいなかったり、あるいは今はもう犬が鎖につながれていたりしていても、そのことを決して知ることができない、という状態によく似ています。

　治療の目標は、あなたが回避を克服し、自分が避けている特定の状況とパニック発作との間にある連想を打ち破って、バスや電車に乗れたり、家から遠くへ行けたり、狭くて閉じた所にとどまっていられるようになることです。治療の過程は段階的なものです。なぜならば、長年にわたって避けてきたものに対して、十分な準備と不安管理技術の訓練なしに突然直面してしまうと、広場恐怖は悪化してしまうかもしれないからです。このような突然の曝露によって不安が生じた場合は、かえって特定の状況と恐怖との連想を今まで以上に強めてしまうこともあり得るのです。

　それではどうすればいいのでしょうか。恐怖心がその状況を避けることによって増強してしまうのならば、そこにとどまっていれば何が起こるでしょうか。実は、恐れているはずのその状況でも、そこに1時間ぐらいとどまっていると、そのうちに恐怖心はだんだんと消えていくのです。そして次回、

同じ状況に遭遇したときの恐怖心は、前よりも小さくなるのです。しかし、大きなパニック発作が消失するのには1－2時間が必要であり、状況恐怖のある人々だと、それだけの時間じっとその状況にとどまっているということはなかなかできないものです。そのため、こういう人々は自分が恐れている状況をずっと回避しつづけることになってしまいます。

　この連想を弱めていくためには、恐怖の対象となった状況に対しての曝露を、段階的に行っていく必要があります。最初の段階では、あなたは不安を感じてもその程度が軽いような状況から克服していくことになります。その次により大きな不安と結びついた状況を段階的に克服しなくてはなりません。不安は、パニック発作とは違うものだということをよく覚えておいてください。まったく初めての状況や今まで恐怖の対象となっていた状況では、ある程度の不安が生じることは、極めて正常で合理的な反応といえます。ですから、ある状況へ入っていこうとするときに、あなたの不安が全くなくなるまで待つことを私たちは要求しているわけではないのです。このプログラムでは、あなたが達成したい目標をまず確定し、次にその目標をより小さな段階に分けることが必要となります。次の段階に進む前に、各ステップを練習し克服しなくてはなりません。各段階を練習するときには、不安や過呼吸のコントロールのために、あなたが学んできた技術を使わなくてはなりません。

4.2　あなたのプログラムの作成

1. あなたが達成したいと思う目標のリストをまず書き出しましょう。目標のリストは、比較的簡単なものから極めて困難なものにまでわたっていることが必要で、しかもなるべく具体的なものでなくてはなりません。あなたにはいろいろな目標があるかもしれませんが、ここで取り扱うのは、特定の状況とそれに対する不安を克服することに限るようにして下さい。一般的過ぎて具体的でない目標は、段階的曝露には適しません。例えば、次のような目標は、段階的曝露にむいていません。

- 「良くなりたい」
- 「自分がどんな人間かということを知りたい」

- 「人生の目標や意味を見出したい」

もちろんこれらは無理からぬ目標ではありますが、課題を解決するために段階に分けていくということはできません。あなたの目標は、一連の段階的なアプローチを用いることができるような具体的で簡潔で明確な状況でなくてはなりません。次に示すのは、広場恐怖を伴うパニック障害の人々が持っているような恐怖に基いて立てた目標の例です。

- 「ラッシュアワーに地下鉄で町まで行くこと」
- 「近所のスーパーまで1人で行って、そこで1週間分の買い物ができること」
- 「友達と一緒に満員の映画に行き、列の真中に座ること」

2. これらの目標をより簡単で小さな段階に分けて、1度挑戦するごとに少しずつ目標に近づいていけるようにしましょう。例えば上に挙げた「ラッシュアワーに地下鉄で町まで行くこと」という目標は、電車に乗ることに対して恐怖を持っている人のためのものです。この恐怖を取り除くためには、(1) 1駅だけ地上を走る電車に乗ること、(2) しかもすいている時間の電車に乗ること、という段階から始める必要があるかもしれません。そして徐々に駅の数を増やしていき、しかもだんだんと乗客数の多い電車に乗るようにして、最後には地下鉄に乗ることにするのです。例えば、先程の「ラッシュアワーに…」という目標は、次のような段階に分けることができるでしょう。

- 1日のうちですいている時間帯に地上を走る電車に1駅乗ること
- 1日のうちですいている時間帯に地上を走る電車に2駅乗ること
- ラッシュアワーに地上を走る電車に2駅乗ること
- 1日のうちですいている時間帯に地下鉄に1駅乗ること
- ラッシュアワーに地下鉄に2駅乗ること
- 1日のうちですいている時間帯に地下鉄で5駅乗ること
- ラッシュアワーに地下鉄に5駅乗ること

第7章　パニック障害と広場恐怖－患者さん向けマニュアル　165

　いくつの段階を設ければいいかということは、課題がどれぐらい困難であるかによります。上記の各段階をもう少しやりやすくするために、最初は友達や配偶者に同行してもらい、その後1人でしたいと思う人もいるでしょう。あるいはこれらの段階はあまりに簡単だと思う人もいるかもしれません。もしあまりにも簡単だと思われる段階であれば、それは省くのがいいでしょう。しかし、いっぺんにやり過ぎるのも良くありません。課題を段階に分けるときは、例え自分が不安を感じても、自分でその不安に十分対処できると思われる程度の幅にしておく必要があります。課題がどんなに難しそうでも、より小さな段階に分けることができれば、あとは自分のできる範囲内で1つ1つの段階をクリアしていくことで目標にたどり着くことができます。それはあなたにも可能なことなのです。

3. 課題を段階に分けるときの幅は、どの程度が良いのでしょうか。分け方に迷うようなら「75%ルール」というのを使うと良いでしょう。これは、不安に対処しながらでも遂行できるだろうなという確信が75%持てるぐらいの課題に取り組みなさいというものです。このルールを使えば、1つの段階から次の段階への段差が大きすぎないかどうか、まだ準備の整っていないレベルに挑戦することになっていないかどうか、およその目安を知ることができるでしょう。パニックをコントロールする自信が75%以下の場合は、もう少し自信をもてるように段階を調節するようにして下さい。ただし、課題を回避するために75%ルールを用いてはいけません。回避しないでも、課題を何らかの形で変更して段階に分けることができるはずです。どんな目標でも、より小さな段階に分けることができますし、そうすればより容易に自分の目標に到達できるようになります。

以下の目標に対して一連の段階を作る練習をしてみましょう。

1. 目標 「あなたの町で最も高いビルの上までエレベーターに乗ること」

    段階 _____

    _____

    _____

    _____

    _____

    _____

2. 目標 「店が混んでいる時間帯に1人で1週間分の買い物をすること」

    段階 _____

    _____

    _____

    _____

    _____

    _____

4.3 プログラムの実行にあたって

1. 自分の恐怖を克服するための課題は、毎日行うこと。回避は恐怖を増加させます。調子が悪い日でも何かしなくてはいけません。ただし、あまりにも調子が悪いときは、既に克服した段階を復習するだけでいいでしょう。

2. 自分で不安を克服するまで頻繁にかつ定期的にその状況に直面すること。このプログラムに沿って始める人の場合で言うと、最初のうちはさまざまな恐怖に対して頻繁に、つまり週に3－4回は直面しなくてはなりません。間をあけすぎると、もう1回やろうとするまでにまた恐怖がぶり返してくるからです。恐怖を大体克服したならば、直面する回数は減らすこともできるでしょう。
　一般原則は、**怖ければ怖いほど頻回に直面しなさい**、ということです。

3. どんなときも常に少なくとも3つの目標について努力すること。目標の1つを達成したら、そこで息を抜くことなく、より困難な目標を新たに設定して、それに取り組むようにしましょう。

4. 注意深く自分の進歩を記録すること。自分の目標、段階および達成について日記をつけましょう。また個々の状況に際して、自分がどのように感じたか、どのように対処したかということのコメントも書いておきましょう。これにより、自分の進歩を確実なものにすることができ、また自分の対処のしかたを振り返って今後の取り組みに生かすことができます。

4.4 各段階を練習するときは

1. 開始する前に漸進的リラクゼーション運動を行いましょう。

2. 自分の行動を頭の中でうまくいった場面を想像してリハーサルしましょう。リラクゼーション運動の後は、イメージトレーニングにもちょうどい

いチャンスです。

3. 練習はゆっくりとリラックスした態度で行いましょう。十分な時間をあてるのが成功のコツです。

4. 課題の練習をしている間、規則的に自分の呼吸数を記録しましょう。長い時間を要する課題ならば、5～10分ごとに呼吸数を測ればよいでしょうが、短い課題の場合は、より頻回に呼吸数をチェックしましょう。

5. 不安を覚えたときは、もし可能ならば、そこでいったん行動を停止しましょう。そして、恐怖を克服するために練習した技法を実施し、不安が通り過ぎるまで待ちましょう。

6. 恐怖がかなり減ったと感じられるまでは、課題となっている状況から逃れてはいけません。練習の前に、自分なりに（または同伴者と）何分間過ぎたらその状況を立ち去っていいか、あるいはどこまで不安が減少すれば立ち去っていいかということを、取り決めておくようにします。恐怖がひどいからという理由で、その状況から逃れることは決してやってはいけません。直面しなさい。不安を受容しそれが自然と減るまでは必ず待つようにして、それからその場を立ち去るなり元の場所へ帰るなりしてください。そこまで待たずに立ち去ってしまうと、そのことが、失敗のように感じられ、かえって自信を失っていくことになるからです。

7. もし耐えられるのであれば、できるだけ長い時間その状況にとどまるようにしましょう。

8. うまくできたときには自分をほめましょう。

4.5 恐怖に対する想像上の曝露

不安階層の諸段階を組んで自分の課題を克服する方法を取ろうとすると、

課題の内容によっては実生活上でこれが困難なことがあります。そのような場合、いくつかの段階は想像の中で練習することができます。この形の曝露は、実生活上での曝露よりも効き目は遅いのですが、課題の内容が「全か無か」というタイプの活動である場合、中間の段階を付け加えるためには有効です。想像上の曝露を行うためには、それぞれの段階の内容をできるだけ明確なものにしておく必要があります。そしてそれを1枚、または何枚かのカードに書いて、リラクゼーションの後に想像の中で練習するのです。カードは、自分がイメージの中でリハーサルをするためのシナリオのようなものです。想像だけで1人歩きして中途半端にならないように、カードにはなるべく細かく内容を書くようにしましょう。静かに落ち着きのある態度でその活動を行っている自分を想像してください。想像の中の自分があまりにも不安になり、あるいはひょっとしてパニックが起こりそうになっていると思い描いてしまっても、その想像による曝露のセッションを続けてください。今まで述べたさまざまなテクニックを使ってリラックスしながら続ければ大丈夫なはずです。

　これらの想像上のシーンにおいては、自分がきちんとできていると想像することが大事だということを忘れないでください。自分にはとうていできないと思っていたとしても、あたかも自分はきちんとそれをこなせるのだと想像してください。このようにすることによって、自分を恐怖にさらすと同時に、有効な行動のリハーサルをすることができるのです。1度に1つのシーンだけを想像するようにしてください。1回のセッションですべてのシーンを想像する必要はありません。

　飛行機による旅行、列車による旅行、結婚式、一緒にいると気恥ずかしく感じる相手と同席することなどは、実生活での練習は難しいことがありますが、想像上の曝露を利用すれば練習することができます。

注意：　想像による曝露は、現実生活で細かく段階を設定できない場合にだけ使うようにしましょう。また、必ず現実生活での曝露と組み合わせて行うことが必要です。想像上の曝露は、中間的な細かい段階を補うように用いて下さい。想像上の曝露だけでは広場恐怖を克服することはできません。

4.6 あなた自身の目標を達成すること

　既に述べたように、広場恐怖を克服するために必要なのは、あなた自身にとって明確で、しかも現実的な目標をはっきりとさせること、そしてそれをより小さな、より簡単な段階に分割して、それにそって進歩することです。成功体験ほど勇気を与えてくれるものはありません。成功体験の積み重ねは、きっとあなたにパニックをコントロールできる自信をもたらしてくれるでしょう。しかしそのためには、それぞれの段階が難しくなりすぎないように、自分で各段階の困難さを判断できなくてはなりません。

　自分の目標を小さなステップに分けていくときには、以下のことを頭において各ステップの内容を決めていくとよいでしょう。

- 誰かと一緒に行うか、1人で行うか
- 家からどれくらい離れているか
- どれくらいの時間、恐怖の対象となった状況にいるか
- そこにいる間、ほかにどんなことをあなたがするか
- 恐怖の対象までどれくらい近づくか

　これらをさまざまに組み合わせて不安階層の各段階を設定し、それを順番にクリアすることで、より簡単に目標を達成することができます。

　それではここで、あなたにも10個の目標を自分自身で立てていただきましょう。そして、下のスペースを使って、それを書き出して下さい。10個の目標の難易度は、色々である方が望ましいです。あと1－2週間で達成できそうだというものから、達成に6ヶ月もかかってしまうものまで含んでいる、といった具合だとちょうどよいでしょう。くれぐれも、目標は明確かつ具体的であって、あなたが実際に不安を覚えるような状況のことでなくてはならないという点を忘れないで下さい

　あなたに自分の目標を書き出してもらう前に、明確かつ具体的に定義された目標と、定義が不明確であまり好ましくない目標の例を読んでみましょう。

定義が不明確なので、あまり好ましくない目標	明確で具体的に定義されている目標
自分1人で動き回れるようになりたい	近所の店で、週2時間1人でショッピングに行きたい
バスで旅行したい	家から町まで、1人でバスに乗って行きたい

では、あなた自身の目標を10個記入してください。

1. _____
2. _____
3. _____
4. _____
5. _____
6. _____
7. _____
8. _____
9. _____
10. _____

次に、まず最初に取り組んでみたい3つの目標を選び（3つ決めるのが難しければ、2つでもいいです）、それを下に書きましょう。続いて、各目標の段階分けをして、目標の下に順番に書いて下さい。始めは、小さくて簡単な段階から取り組むようにして下さい。そのあとで段々と、あなたの最終的な目標にもっと近い、より困難な段階へと進んでいくようにしましょう。

1. 目標　_____

　　段階　_____

　　　　　_____

　　　　　_____

　　　　　_____

　　　　　_____

2. 目標　_____

　　段階　_____

　　　　　_____

　　　　　_____

　　　　　_____

　　　　　_____

3. 目標 _____

　　段階 _____

　　　　 _____

　　　　 _____

　　　　 _____

　　　　 _____

　　　　 _____

第 5 節
認知再構成

　人が不安にさらされると、それに伴って様々な思考や認知が生じてきます。そうした思考や認知の中には、自分の不安を助長する方向に作用してしまうものもあります。この節では、そうした不安に伴って生じる、マイナス作用の思考および認知を、どのようにコントロールしたらよいかを学びます。その主な内容は、自分の置かれている状況に対してより適切な評価を行うことと、不快な情緒反応の頻度・強さ・持続時間を減らす方法を習得することです。このセクションの技法は、他の技法と同時に使用することを強くお勧めします。

　人間は、1日中さまざまな経験に対して、「考え」「感じ」「行動する」という形で反応しています。この3つの側面は相互に影響しあっています。しかし、えてして人間は自分ではこれらの相互の影響を意識できないものです。とりわけ、「思考」の「感情」に対する影響については自覚できないようです。このため、思考が感情に影響するというよりは、出来事が直接に感情に影響して、さまざまな情緒反応を引き起こすのだと考えられがちです（次頁の図参照）。

　この点は非常に重要です。なぜなら、このような図式では、自分がどのように考え、感じ、行動するかについて自分でコントロールできないかのように思えてしまうからです。結果は引き金となる出来事によって直接的に引き起こされているというわけです。しかしながら、実はAとCのあいだには、B：信念が介在しているのです。これはどういう意味なのか考えてみましょう。パニック発作について当てはめてみると、これはつまり、「パニック発作という結果は、一見すると特定の状況が原因になっていると思われるが、状況が直接にパニック発作を引き起こすのではなく、実はその状況をわれわれがどう考えるかによってパニック発作が引き起こされているのだ」ということです。

```
┌─────────────────────┐
│ A: 引き金となる出来事 │
│    状況または経験    │
└─────────────────────┘
          ↓
┌─────────────────────┐
│    C: 結果          │
│   情緒的反応と行動   │
└─────────────────────┘
```

　引き金となる出来事が情緒面の結果を引き起こすのではなく、信念、あるいは思考や認知があいだに入っているのです。

```
┌─────────────────────┐
│ A: 引き金となる出来事 │
│    状況または経験    │
└─────────────────────┘
          ↓
┌─────────────────────┐
│    B: 信念          │
│    思考や期待       │
└─────────────────────┘
          ↓
┌─────────────────────┐
│    C: 結果          │
│   情緒的反応と行動   │
└─────────────────────┘
```

　もっと具体的にイメージするために、パニック障害のある人とない人とを対比してみましょう。

□パニック障害のある人

出来事：
混雑した映画館

↓

信念：
"もしパニック発作になって外へ出られなかったらどうしよう？"
"私が不安になっていることを他の人が気づいたらどうしよう？"

↓

結果：
不安、緊張
通路側で、出口に近いところに座る

□パニック障害のない人

出来事：
混雑した映画館

↓

信念：
"たくさん人がいるなあ"
"まんなかの席だと良く見えるからよかった"

↓

結果：
リラックス
落ち着いて映画を見る

　ご覧の通り、状況すなわち引き金となる出来事は両者共に同じです。何が違うかといえば、その人が抱く信念もしくは思考です。これに応じて、情緒面や行動面の結果もすっかり違ってきます。パニック障害や広場恐怖をわずらう人々の多くは、さまざまな状況(例えば映画館や、船への乗船)に対する自分たちの情緒的反応が周りの人とは異なることを自覚しています。パ

ニック障害の人はそういう状況について「脅威的で危険なものだ」というレッテルを貼ってしまいます。そして、自分の貼ったレッテルのせいで不安を覚え、その結果、今述べたように周りの人と異なる情緒的反応が生じてきます。客観的に見て脅威的であったり危険である状況に対して不安に感じるのは適切である、ということを知っているのは重要なことです。パニック障害における問題点は、レッテルが明らかに役に立たないばかりでなく、多くの場合、脅威面を誇張し過ぎしていて間違ったものになっているという点です。

　パニック障害や広場恐怖のある人々は自分の思考には適切に反応しているのですが、この思考が状況にそぐわないものなのです。彼らは状況を実際以上に脅威的だとレッテル貼りをしてしまっています。出来事をどのように解釈しどのようなレッテルを貼るかを変えることができれば、より適切な方法で自分の感情に対するコントロールを強められます。

　パニック障害や広場恐怖のある人の中には、特定の場所や出来事に対して、何ヶ月も何年も不適切でただ恐怖のもとにしかならないような形のレッテル貼りをしてきている人がいます。こういうことを何度も繰り返しているうちに、このような思考パターンがいつでも瞬時にほとんど自動的に生じるようになっている人もあるかもしれません。また、こういう不適切な思考パターンに慣れきってしまって、同じパターンを日常のさまざまな状況に適応するものだから、いつでもどこでも不安になってしまう人もいます。

　特定の状況を回避することは、恐怖の原因となっている不適切な思考の習慣をいっそう強めるだけです。回避してしまえば、もっとほかの新しい有用な情報を得ることができず、自分の不適切な信念が間違っていたということを証明するチャンスを手放してしまうことになるからです。

　不適切な思考パターンは習慣であり、習慣は努力と練習なしには変えられません。まず不安に随伴する不適切な思考を同定することが、そのための第1歩です。そこから、以下のような次の段階への展望が開けてくるのです。

第1段階：不安を引き起こす思考を同定する
第2段階：不安を引き起こす不適切な思考を論理的に否定する
第3段階：代わりのより適切な思考を考え出す

5.1 第1段階：不安を引き起こす思考を同定する

不安の元となっている思考を同定することは、特に長く続いているものでは最初のうちは難しいかもしれません。不安や不快を覚えたら、次のような質問を自分にしてみると良いでしょう。

> 1. 自分は自分についてどう考えているか
> 2. 自分は何が起こることをこわがっているのか
> 3. 自分は今のこの状況についてどう考えているか
> 4. 自分ではどのように対処しようと考えているか
> 5. 今ここではどうしようか

5.1.1 パニック障害の患者さんに不安を引き起こす誤った思考

パニック障害の患者さんに不安を引き起こすような思考とは、どういったものでしょうか。以下にその例をあげてみます。

1. パニック発作を起こす可能性を過大評価している。パニック障害の患者さんは、実際よりもパニック発作を起こしやすいと信じていることが多い。
2. パニック発作のために生じる結果を、ひどく恐ろしいものであると誇張して考える。パニック障害の患者さんは医学的にも心理的にも社会的にも実際以上にずっと永続的で深刻な結果がパニック発作によってもたらされるものと信じていることが多い。
3. 自分の対処能力を過小評価している。パニック障害の患者さんは自分では対処できないと考えていることが多い。実際にはある程度は適切に行動するはずであるのに、非常な不安を抱えながら行動している。
4. 不安に関連して生じる様々な身体感覚について、それがもともとは正常な性質のものであっても、異常な事態が起こったという誤解を抱いてしまう。パニック障害の患者さんは、本来は日常的な身体感覚であるものについても、これを危険なものと誤解していることが多い。またパニック発作

に伴う身体感覚を不快と考える以前にまず、危険なものと考えてしまう。

5.1.2 生理的感覚の誤解

　パニック障害と広場恐怖になった患者さんの多くは、パニック発作の症状を何か身体的な病気の徴候だと誤解します。このことは、パニック発作の症状、そのなかでも特に最初の数回のパニック発作のときに生じる身体症状の強烈さを考えれば、無理のないことかもしれません。例えば運動に際して生じる感覚のような本来は正常な感覚すら誤解してしまう人もいます。よく見られる誤解には次のようなものがあります。

身体感覚	よく見られる誤解
動悸	心臓発作が起こったんじゃないか？ このままだと、この場でばたっと倒れてしまう！
息ぎれ	もしかして呼吸が止まってしまうんじゃないか！ 窒息しそうだ！
目まい	このまま気を失ってしまうのでは！ まさか脳卒中になったのかも！

　ではここで、パニック発作でしばしば見られる身体感覚のリストを見てみましょう。そして、パニック発作の最中にあなたが感じる身体感覚と、それについてあなたがどう考えているかのリストを書き出してみてください。これを書き出したら、次はあなたの持っているこうした誤った信念を論理的に否定するために、もっと不安が少なくてすむような代わりの考え方を見つけ出していくことになります。

5.1.3 状況恐怖と不適切な思考

　一部の人だけが特定の状況(例：エレベーター、列車)で不快を感じてしまうのは、不適切な思考パターンのためであることが、以上の点から明らかでしょう。もう少し細かく見てみますと、これらの状況恐怖は、基本的に次の2種類の不適切な思考が基になっていると言えます。

- パニック発作になった時、そこからでは逃げ出すことができない
- パニック発作になった時、そこからでは助けを呼ぶことができない

　もちろん、両方の思考を引き起こしてしまう状況もあります。例えば、混雑した地下鉄が不安を引き起こすのは、逃げ出すことができないからでもあるし、救急車などの助けを呼ぶことができないからでもあるでしょう。

　ある特定の状況について不安を引き起こす考えを、別の状況にも当てはめる場合があります。すると今度は、その別の状況に対しても不安を覚えるようになります。これを心理学では全般化と呼んでいます。例えば、電車の中でパニックを起こすことに不安を覚える人は、バスや飛行機に乗ることも怖がるようになるかもしれません。これらの状況には、他に人がいて、逃げ出しにくくて、どこへ行くかを自分ではコントロールできないという共通点がありますから、このような全般化が起こることは容易に理解できることでしょう。

　不安のために回避している状況へ再び入っていけるようになるためには、先に述べた段階的曝露という技法をあわせて使うことが必要になります。

　ではここで、状況恐怖に関連した不適切な思考の一例を見てみることにしましょう。次頁に示すのは、広場恐怖を伴うパニック障害の患者さんからの実例です。

例　1

状況	不安を引き起こす不適切な思考と、最初の不安の評価	より適切な思考と、その後の不安の評価
下車したいと思ってもすぐ降りられない急行列車に乗る。	きっとパニックになってしまう。 電車に乗ると自分で自分がコントロールできなくなって、絶対にパニック発作になってしまう。 降りられないと気が狂ってしまう。 周りの人は私のことをどんなふうに思うだろう？　変に思うんじゃないか？ 降りられなければ、何かとんでもないことをしでかしてしまう。きっとみんなが私を見ている。 こんなことを考えるような人は絶対ほかにはいないだろう。 こんなふうに考えるのは、きっと頭が狂ってしまった証拠だ。 不安：100％	多分、自分で自分がコントロールできないというふうにはならないだろう。 ただ不安になるだけのことだ。 不快で不安を感じることがあっても、だからと言って状況が危険だということにはならない。 電車に乗っていてとんでもないことをしでかしたことは今までもないし、今回も多分ないだろう。 不安をコントロールするためにいろんな技法を学んだ。みんな私のことに気づかない。気づいたとしても、少し緊張していると思われるだけ。 パニック発作を起こす人は他にもいる。 頭が狂っているのではなくて不安なだけ。不安に対してはどうにか自分なりに対処しつつあるじゃないか。 不安：40％

例　2

状況	不安を引き起こす不適切な思考と、最初の不安の評価	より適切な思考と、その後の不安の評価
駅の構内に入っていったら、心臓がドキドキしているのに気がついて、急に不安になった。	このまま心臓発作になって死んでしまう！ 体がどうにかなってしまった。絶対病気になったんだわ。 倒れてしまう前にどこかに座らないとだめだわ。 不安：90％	心臓発作じゃなくて、単なる不安の反応に過ぎない。 この不快な身体感覚は、不安によるもので、そのコントロール方法は習ってある。 強く息をすると症状が悪くなるけれど、そのことがまさしく今の症状が心臓発作ではない証拠だ。 今までパニック発作のために心臓発作になったこともなければ、卒倒したこともなければ、死んだこともない！ 座ったりしなくても、呼吸コントロールを出来るわ。 不安：35％

5.1.4 「その場限りの希望的観測」との違い

適切な思考とは、物事を希望的に考えて気にしないでいるというのとは異なります。適切な思考は、場合によっては消極的や否定的な思考を含んでいることもあります。事実に基づいて、より冷静に、かつ適切に物事を眺めようというだけです。従って、適切な思考と、その場限りの希望的観測による思考との違いを意識しておくことが重要です。

以下に、不適切な思考と、適切な思考と、その場限りの希望的観測による思考との違いの例を挙げておきました。

不適切な思考
就職の面接で落ちてしまった。私はやっぱりだめ人間。仕事につくどころか、何1つまともにやれやしない。

その場限りの希望的観測による思考
別に落ちたってかまわないさ。どっちにしたって、欲しかった仕事じゃなかったもの。

適切な思考
就職面接で落とされたのはがっかりしたが、乗り越えることはできるし、次を考えるようにする。

不適切な思考
同僚の鈴木さんが私について何と言っているかを聞いて、やっぱり私は役に立たない人間だと思う。

その場限りの希望的観測による思考
人の口に戸は立てられない。鈴木さんは言いたいことを言えばいい。

適切な思考
鈴木さんが何と言っているかを知って残念な気がする。でもそのことで自分が振り回されないようにしたい。

不適切な思考
この仕事をこなせないとどうなるだろう？ 絶対にどこかで失敗するに決

まっている！
その場限りの希望的観測による思考
こんな問題がなければよかったのに。
適切な思考
やれるだけのことをやってみるわ。どうなるかはその後。

5.1.5 不適切な思考に気づくためのヒント

　何か不愉快な経験や出来事にぶつかったら、この節の最初のほうであげた質問を自分に向かってしてみましょう（179 ページ）。同時に、その質問に対する自分の答えが合理的なものかをチェックしましょう。合理的に考えてもなお状況が自分にとって望ましくないと判断される場合は、がっかりするのも無理のないことです。しかし、それでまた大げさに考えてもいけません。自分の思考をふりかえる時に、不適切な思考と、その場限りの希望的観測による思考と、適切な思考とを区別するのがなかなか難しいことがあります。これを区別するためには、自分の思考パターンの言い回しがどうなっているかをチェックするのが役に立ちます。

不適切な思考の言い回し
- ～しなければならない
- もし～になったら、とんでもないことになる
- もし～になったら、とうてい耐えられない

その場限りの希望的観測による思考の言い回し
- 大丈夫さ
- 俺の知ったことじゃない
- どちらにころんでも変わりなかったさ
- ぜんぜん不安になんかならないぞ

適切な思考の言い回し
- ～したい

- 〜でないほうがいいが
- 〜になるとは限らないのではないか
- 思ったとおりにならなければがっかりするだろうけど、何とかやってゆけるだろう

5.2　第2段階：不安を引き起こす不適切な思考を論理的に否定する

　不安を引き起こす不適切な思考に反論することは、特にそれが長期間存在した思考である場合、非常に困難なことがあります。なかには、ほとんど自動的に生じてくる思考もあります。不適切な思考を論理的に否定する一番の方法は、それを紙に書き留めて、次のような質問をぶつけてみることです。

> 1. 私が怖がっているものについて、証拠はあるのか
> 2. 私が恐れているとおりになる可能性はどのくらいあるのか
> 3. 現実的に考えて最悪の状態になったとしてどうなるか
> 4. 他にどういう考え方があるか
> 5. 私の考え方は現実的か

5.3 第3段階:代わりのより適切な思考を考え出す

　不適切な考えを論理的に否定していく中で、もうあなたはより適切な考え方を思いつき始めているかもしれません。ここではまず、パニック障害の人にしばしば見られる不適切な考えの例を取り上げることから始めましょう。そのあとで、あなた自身の例を見ていくことにします。

　代わりのより適切な思考を考え出すことは、はじめのうちは容易なことではありません。時間と練習が必要ですが、続けていればだんだんと上達してきます。それでは、練習としてパニック障害の患者さんの実例を以下に示しますので、代わりの適切な思考を書き込んでみて下さい。

不安を引き起こす思考	適切な思考
今度パニック発作を起こしたら、気絶してしまうかもしれない。そんなことになったらとんでもないことだ。きっとみんなに変に思われる。	
今度運転中に意識がふわっとなったら、事故を起こして誰かをひき殺してしまうかもしれない。	
一人ぼっちのときにパニック発作が起こったら、頭が狂ってしまう。	
エレベーターが止まって1時間も閉じ込められて、その間ずっとパニック発作になったらどうしよう?どうにもできないに決まっている。	
もしお医者さんがみんな誤診をしていて本当はひどい病気だったとしたら、もうあと数週間しか生きられないかもしれない。	
もうこんな状態には耐えられない。でも、きっと一生こんなふうで過ごすのだろう。	

では今度は、あなた自身の例を、下の表を完成させながら見ていくことにしましょう。あなたが不安に感じた場面や、パニック発作になった最近の場面を思い起こしてください。まずその時の状況を書き込みます。次に、不安を引き起こすもとになった考えを全て書き出して下さい。最後に、その状況に当てはまるような、より適切な考えを書いて、不安を減らしましょう。不適切な思考の場合と、より適切な思考の場合とで、不安が何%ぐらいなのかその評価も書いて下さい。

状況	不安を引き起こす不適切な思考と、不安の評価	より適切な思考と、それに基づく不安の評価

5.4 うまくいかないとき

1. 「自分で何を考えているのか分かりません。ただただ怖いのです」

   「何を自分は怖がっているのだろう？」「何が起こると思って怖いのだろう？」という質問を、もう一度自分にしてみて下さい。自分の恐怖が不適切なものだと理解するのは、最初は特に難しいものです。本当はそのとき何が怖かったのかをはっきりさせるためには、不安が少し落ち着いたあとでその状況を思い出して考えてみたり、逆にそのときの状況にもう一度直面したりすると良い場合があります。

2. 「代わりの考え方を思いつくことができません」

   何ヶ月も何年も不安を引き起こすほうの考え方ばかりをしてきたわけですから、不安が少なくてすむような代わりの考え方を思いつくのは難しいかもしれません。あらゆる側面から、不適切な考えを再検討して、それが矛盾しているという証拠を探して下さい。どうして周りの人は 同じ況を怖がらないのか、周りの人が何を考えているかと考えてみましょう。

3. 「ずっとやっているのに、うまくいきません」

   リラクゼーションや呼吸コントロールなど、これまで習った技法は全部使って、不安レベルを下げるようにしましょう。認知再構成を完璧に行おうなどと考えず、また認知再構成技法がすぐさま効果をあらわすとも考えないようにしてください。長年かかって出来上がった習慣を変えるには時間と努力が必要です。

4. 「まだ不安が消えません」

   認知再構成技法は様々な状況や出来事に対してより適切で役に立つ考えを与えるようにできています。もしその状況が、多くの人にとって多少なりとも不安を引き起こすようなものであるならば、認知再構成を行っても全ての不安が消えることはありません。反面、そうした状況であっても、過剰な不安を感じる必要がないこともまた事実です。

5. 「代わりの考え方を自分で信じることができません」

　自分では、不安の原因となるような思考を全部洗い出したつもりでいても、まだ再検討していない不適切な考え方が残ったままになっていないでしょうか。自分でそのことに気がついていないと、残っている不適切な考え方のせいで新しい代わりの考え方がぐらついてしまうことがあります。もう一度元に戻って、不安を引き起こす考えがまだ何かないか考えてみましょう。それに、代わりの考えを最初からまるごと信じる必要はありません。それは今までの不適切な考えに反論するための練習なのですから。はじめから全部完璧にこなせなくてもよいのです。まずは新しい考えがあたかも本当であるかのように振舞ってみることから始めてみましょう。少しずつ何かが変わってくるかもしれませんよ。

5.5　まとめ

　ここで今までに学んできたことを整理して、何をなすべきかをリストアップしてみましょう。

不安を感じたときは：
1. 練習したとおりに呼吸コントロールをする。息を吐くたびに「リラックス」と自分に声をかけること
2. その場に一旦止まって、そこで座るか休むかする
3. 等尺性リラクゼーションを行う
4. 不適切な考えに反論して、より適切な考えで置き換える
5. 次に何をするかを前向きに考える
6. 不安が減ってきて準備が整ったら、ゆっくり行動を再開する

　こういうまとめを自分流にアレンジして作ってみてください。小さなカードに書きとめて、普段から携帯しておくとよいでしょう。特に、治療プログラムを始めたばかりの人には役に立つことと思います。

　不安は必ず数分以内に減り始めます。不安が起こってもすぐに呼吸コントロールを始めれば、パニックに至ることは絶対に防げるのです。くれぐれも忘れないでください！

― 第 6 節 ―
パニック感覚を再生する

　パニック発作の重要な要素の1つに、動悸や目まいといった身体感覚に対して恐怖に満ちた反応をしてしまうことがあります。身体感覚の問題を治療プログラムの後半のこの段階で扱うのは、次の2つの理由によります。1つは、これに対処する技法が患者の皆さんにとって必ずしも簡単とは言い切れないためです。もう1つは、この練習の前に皆さんが他の不安コントロール技法を十分に身につけておいてほしいと考えるためです。第6節では、いろいろなパニック感覚に対するあなたの反応を考えて行きますが、さて準備はよろしいでしょうか。

　第1節で述べたように、どういう感覚がもっとも恐ろしいかは人によって異なります。第4節で、規則的に段階的曝露を行うことで特定の状況に対する恐怖を減らす練習がありました。ここではそれと同じように、パニック発作と関連した身体感覚に対する恐怖を規則的で段階的な曝露によって減らす練習をやってみましょう(内的曝露)。どういう症状が最も不安に結びついているのか自分ではよく分からない場合には、どうすれば不安やパニックの際に経験される感覚と似た感覚が起こるかを探しながら練習することになります。段階的曝露によって恐怖の対象となった状況に徐々に慣れて行くのと同じように、これらの身体感覚に徐々に慣れて行こうというのが第6節のテーマです。恐怖は恐怖の対象に繰り返し直面することによってしか減少させることができません。この節では恐怖の対象として、パニックに結びついた身体感覚を扱っていくわけです。

　パニックのときと同じ感覚を意図的に再生するという考えはあまり歓迎されないかも知れませんが、この恐怖を扱っていくことは非常に重要です。パニック発作のときの感覚に似た感覚を引き起こす経験は日常にたくさんあります。例えば、激しいテニスのゲームやジョギングをする人は、誰でも息苦しさや発汗、頭がふらふらする感じを覚えるでしょう。これらは全て運動と

いうストレスに対する正常な反応であり、本来はパニック発作の恐怖を引き起こす性質のものではありません。しかし、広場恐怖やパニック障害に苦しんでいる人では、こうした感覚に対しても不安や恐怖を伴った反応を示してしまうことがあります。本節での練習を通じて、これらの無害の感覚によって引き起こされる不安を軽減し、できれば消去したいと思います。

本節の練習に取り組むことは、ここまで習ってきた技法を繰り返し復習するチャンスにもなるでしょう。とりわけ認知再構成の併用は有益であるものと思われます。本節で述べる練習の中でこれらを応用することで、その有効性と順応性はさらに高まっていくのです。繰り返し練習を重ねるほどに技法は更に強力なものになり、その習熟度もまた深いものになることでしょう。

6.1. パニック感覚の練習

まず最初は以下の練習項目から始めます。これらの練習をしているとき、どのような身体感覚が生じるかに注目して、練習中や練習の後にあなたが感じた身体感覚を必ず全部書きとめるようにして下さい。また、不安を引き起こすような考えが同時に生じているようだったら、それも必ず書きとめて下さい。次に、それぞれの感覚について、次の3つの側面から評価を行って下さい。

評価の項目
1. 感覚の身体的な不快さ
    (0=全然不快でない、8=極度に不快、として0-8の9段階で評価してください)
2. 身体感覚に対してあなたが感じた不安のレベル
    (0=全然不安でない、8=極度の不安、として0-8の9段階で評価してください)
3. パニック発作の際に感じる身体感覚とはどの程度似ているか
    (0=全然似ていない、8=同一、として0-8の9段階で評価してください)

パニック感覚の練習項目

1. 1分間過呼吸を行う。力いっぱい、深く、速く、呼吸すること。
2. 30秒間ずっと頭を横に振り続ける。
3. 30秒間ずっと頭を自分の両足の間にはさんでおいて、その後、急激に立ち上がる。
4. 階段や箱を使って、すばやく踏み台昇降をする。1分間続けること。
5. 30秒間ずっと鼻をつまんで呼吸を止めてがまんする。
6. 1分間ずっと全身の筋肉の緊張を最大にする。例えば、1分間ずっと腕立て伏せの姿勢をとる、など。
7. 30秒間ずっと立ったままでぐるぐる回る。回り終わった後で物につかまったり、座ったりしてはならない。
8. 1分間ずっとストローを加えたままで呼吸する。この時、必ず鼻をつまんで行うこと。
9. 1分間ずっと胸式呼吸を行う。胸いっぱいに膨らむまで空気を吸い込み、なおかつできるだけ速く呼吸を行うこと。

	不快さ （0-8）	不安または恐怖 （0-8）	類似度 （0-8）
1. 過呼吸			
2. 頭を振る			
3. 頭を足のあいだにはさむ			
4. 踏み台昇降			
5. 息止め			
6. 筋緊張			
7. ぐるぐる回る			
8. ストロー呼吸			
9. 胸式呼吸			

前に示したどの練習をしても自分のパニック感覚と同じような感覚が起きてこないようならば、自分に合いそうな練習を考え出す必要があります。例えば、口渇がもっとも不快であるならば、ガーゼや脱脂綿で唾液をふき取るという方法もあります。また、数秒間光を見つめてから真っ白な壁を見ると視覚変容が起こりますが、人によってはこれがパニック感覚に似ているという場合があります。あなたにとって一番つらい症状を引き起こすにはどういう練習をしたらいいか治療者と相談してください。

6.2 パニック感覚の練習において段階を設ける

ではここで、どの練習をどんな順番で始めていったらよいかを決めるために、次のようにして課題をピックアップすることにします。
1. まず、類似度の尺度で3点以上であった練習に○をつけましょう。
2. 次に、○をつけた練習課題を、不安の程度が小さい順に並べてみて下さい。

6.3 パニック感覚の練習を行う

1. 最も不安の少なかった2つの練習から始めましょう。
2. このマニュアルの 6.1 に書いてあるとおりに、練習課題を行いましょう。練習の時は、ストップウォッチ（または秒針のついた時計）を用意しておいてください。
3. 決められた時間以前に練習を止めたくなった時でも、できるだけ長く練習を続けましょう。どうしても必要ならば、練習の程度を少し軽めにしてもいいですから、できるだけ長く続けるようにしましょう。
4. 練習が終わったら、それによって生じた身体感覚も徐々に消えていくでしょう。徐々に消えていくのだということを体験してください。身体感覚がすっかりおさまったあとで、次の項目をチェックして書き留めましょう。

- 練習でどんな身体感覚が生じたか
- 練習に伴って不安を引き起こす不適切な思考が頭に浮かんでいたなら

ば、その内容（練習の前と、最中と、後ではどうか、比べてみてください）
- 身体的不快さ、不安、および実際のパニック発作との類似度の評価

練習のときのポイント：
- 練習中は、可能な限り激しく感覚の変化を引き起こしてやること
- 練習で生じた身体感覚を、できる限り自分に経験させること
- 不安を引き起こす不適切な考えが浮かんでくるようなら、これを論理的に否定するためのチャンスとして練習を利用しましょう

練習のときにやってはいけないこと：
- 練習を始めるときに前もって不安コントロール技法を行うことはしないで下さい（あえて身体感覚に自分をさらしてしまうことが必要です）
- 練習中に何らかの方法で気をそらそうとすることもしないで下さい
- 練習で生じた身体感覚を、タイムアップ後にできるだけ速く自分で意識的に止めようとすることもしないで下さい

6.4 パニック感覚の練習をプログラム中にどんなスケジュールで組み込むか

1. 毎日2項目の練習課題を行うようにしましょう。どの課題を行うかは予め決めておき、このマニュアルについている、日記形式の記録にならって、自分でスケジュールを組んでみましょう。
2. 練習のあとでも不安の評価が3以上であるならば、2以下になるまで、練習を繰り返しましょう（当日または別の日に）。
3. 練習がうまくいって、不安が2以下にできたときでも、同じ日にもう1度練習を繰り返してみるのはよいと思います。同じ日に更に多く繰り返す必要はありません。
4. 練習に伴って生じる不安を最低レベル（もしくはゼロ）にできたならば、

以下のいずれかの方法でさらにチャレンジしていきましょう。

- さらに30〜60秒間時間を長くする
- 立った姿勢で練習をやってみる
- 練習場所を公園のようないざというときに助けを呼びづらいようなところに変えてみる

6.5　うまくいかないとき

1. 「こんな練習をする必要はないわ。だって、パニックのときどんな感じがするかは自分で分かっているから」

    第6節の練習は、パニック発作の際に見られる身体感覚への曝露をコントロールされた条件下で可能にするためのものです。繰り返し曝露がなされることにより、日常的に見られる正常な身体感覚に対しても不安を生じることが少なくなってきます。

2. 「こんな練習は役に立たない。だって、練習するときはもともと安全だと分かっているから」

    病院や家や公園など、練習の場所をいろいろと変えてみて下さい。場所を変えると不安が生じるようなら、この不安の背後にどんな思考があるのかを検討しましょう。例えば、クリニックでよりも家でのほうが不安が大きいならば、「1人きりでいる時のほうが危険が大きい」と知らず知らず信じ込んでいるためかもしれません。これらの不適切な考えに反論するようにしましょう。

3. 「私は不安になりません。こういう身体感覚は自分で起こしているからです」

    確かにこうした身体感覚は自分の中で生じてくるものですが、これらの練習で引き起こされる身体感覚は日常に見られるもので、本来は正常なものであることを忘れないで下さい。日常的活動で引き起こされる身体感覚と同じものなのに、それが一部の人にはパニック発作の引き金になってい

るわけです。次の第7節でこれらの練習を毎日の生活にどのように組み込むかを考えていきましょう。

4. 「こんな感覚に耐えられません」
　このような恐怖感の基にある思考をつきとめ、それを論理的に否定しましょう。辛抱強く練習を重ね、恐怖感を減らすことが重要です。人によっては、何度も練習を繰り返さなければなりません。練習で生じる身体感覚は確かに不快なものも多いですが、かといって不安になる必要も本来はないはずなのです。

5. 「今日は調子が悪い」
　日々の病気の多くは予測不可能で、それを理由に約束したことを止めることができないこともあります。毎年多くの人がかかる感冒の類には備えておいて、それが起こったときにより上手に対処できる可能性を増やすのがいいでしょう。

6. 「この練習をするとパニック発作が起こる」
　これらの練習によって生じる感覚は不安を呼び起こす思考を生じるので、不安が増強することは確かにありうるでしょう。重要なのは、これらの考えを突き詰めて振りかえり、これを論理的に否定してもっと適応的で適切な考えに置き換えることです。もし必要ならば、今まで学んだほかの技法も用いて、不安を減らすようにしましょう。身体感覚に対する回避を続ければ、状況の回避と同様に、長期的には不安を増強することになります。

6.6　1週間の中休みの計画

　1週間病院へ来ない間、自分で毎日の活動の記録を必ずつけるようにして下さい。いつ、何をしたか、どういう進歩ができたか、どういう困難があったかをこのような形で書きとめておくのは非常に大切なことです。次の週に皆さんが外来に戻ってきたとき、どのようにしてパニックに対処したかについて話し合えるようにするためです。計画を立てる時には、以下のページの

用紙を利用してください。

　1ページ目では、まず上の欄にその日自分がどんな練習をするのか、段階的曝露とパニック感覚の練習の具体的な課題内容を書きこみます。その下の時間表には、1日の練習のスケジュールを書くようにして下さい。毎日、段階的曝露と、パニック感覚の練習と、リラクゼーション練習および呼吸コントロール練習を行うようにして下さい。

　スケジュール表の下のスペースは、練習中に気がついたことやコメントを書くために使いましょう。

　2ページ目の表は、段階的曝露練習やパニック感覚の練習の時に生じた不適切な考えと不安のレベルを書き留めるためのものです。代わりのより適切な考えも書くようにしましょう。こうした記録をつけながら練習を重ねることで、さらに上手にパニック発作をコントロールすることができるようになっていきます。

第 7 章　パニック障害と広場恐怖－患者さん向けマニュアル　199

練習計画

日付：＿＿＿＿＿＿＿＿＿

段階的曝露練習：　＿＿＿＿＿＿＿＿＿＿＿＿＿＿＿＿＿＿＿＿＿＿

パニック感覚の練習：＿＿＿＿＿＿＿＿＿＿＿＿＿＿＿＿＿＿＿＿

時　間	
午前 7 - 8 時	
8 - 9 時	呼吸コントロール練習
9 - 10 時	
10 - 11 時	
11 - 12 時	
午後 0 - 1 時	呼吸コントロール練習
1 - 2 時	
2 - 3 時	
3 - 4 時	
4 - 5 時	
5 - 6 時	
6 - 7 時	呼吸コントロール練習
7 - 8 時	
8 - 9 時	
9 - 10 時	呼吸コントロール練習

コメント
＿＿＿＿＿＿＿＿＿＿＿＿＿＿＿＿＿＿＿＿＿＿＿＿＿＿＿＿＿＿＿＿
＿＿＿＿＿＿＿＿＿＿＿＿＿＿＿＿＿＿＿＿＿＿＿＿＿＿＿＿＿＿＿＿
＿＿＿＿＿＿＿＿＿＿＿＿＿＿＿＿＿＿＿＿＿＿＿＿＿＿＿＿＿＿＿＿
＿＿＿＿＿＿＿＿＿＿＿＿＿＿＿＿＿＿＿＿＿＿＿＿＿＿＿＿＿＿＿＿

段階的曝露練習の記録表

状況	不安を引き起こす不適切な思考と、最初の不安の評価	より適切な思考と、それに基づく不安の評価

パニック感覚の練習の記録表

パニック感覚の練習	不安を引き起こす不適切な思考と、その時の不安の評価	より適切な思考と、それに基づく不安の評価

--- 第 7 節 ---
毎日の生活でパニック感覚に慣れること

　パニック発作が頻回に起こるようになってしまうと、広場恐怖を伴うパニック障害の患者さんは日常的な活動で生じる身体感覚に対しても、これをパニック発作の徴候ではないかと誤って解釈するようになることがあります。あなたもそうした身体感覚が恐ろしいために、ある種の活動を意識的に回避したりしていませんか。例えば、心臓の鼓動が早くなるのでエアロビクスをやらないようにしているというようなことはありませんか。あるいは、血圧が上がると不快な身体感覚が生じるのが嫌だからと、重いものを持ち上げるのを避けたりしていないでしょうか。運動によって生じる身体感覚について、「自分の身に危険が迫っている、パニック発作が起こる徴候だ」と感じるのは、誤解に過ぎません。この第7節では、そうした毎日の生活で生じる身体感覚に対して見られる不安を減らすことを目的にしています。

　このセクションの練習を始めるにあたり、以前行ったパニック感覚の練習と、このセクションの練習との違いを明らかにしておくことが重要です。パニック感覚をわざと引き起こす練習をしたとき、パニック感覚の始まりと終わりが練習の始まりと終わりにほぼ一致していたということに気づかれましたか。これに対して、日常的活動によってパニック様の感覚が引き起こされるときは、その始まりと終わりはより不鮮明です。だからと言って、この点について心配してはいけません。活動が日常的で自然なものであるほど、身体感覚の始まりと終わりが活動の始まりと終わりにぴったり一致するというようなことは考えにくいのです。例えば、暑い日に外出することを考えてみましょう。外出しても体が暑くなって汗ばむには少し時間がかかるでしょう。また、暑い戸外から建物の中に入った場合でも、体がさめるのにはやはり少し時間がかかるでしょう。自然な毎日の活動はそういうものです。ここでもし、身体感覚がパニック感覚の練習の時のように予測可能なものではなく活動をやめてもすぐさま停止するものではないということを心配し始めると、

それこそ症状を悪化させることになり、実際にパニック発作が生じる可能性をむしろ高めてしまうことになります。

　パニック発作に似た感覚を引き起こすかもしれない活動の例を、以下にリストアップしてみました。あなたもこのリストに目を通して、自分がパニック発作を恐れて特定の活動を回避していないかどうか、ある種の活動の際に不快感を自覚することがないかチェックしてみましょう。このリスト以外にも思い浮かぶ活動があれば、自分でリストに書き加えてください。

- 暑くてむっとした車の中にいる
- 暑くてむっとしたお店やショッピングセンターにいる
- 医学についてのテレビ番組を見る
- サスペンス物のテレビ番組や映画を見る
- テレビまたは生でのスポーツ観戦
- 脂っこい料理を食べる
- 口論する
- 遊園地の乗り物に乗る
- ボートやフェリーに乗る
- セックス
- ハイキング
- ジョギングその他の運動
- ジムへ行ったり、重いものを持ち上げる
- スポーツ
- ダンス
- サーフィンや水泳
- 横になった姿勢から急に立ち上がる
- 階段を駆け登る
- 蒸し暑い日に外を歩く
- 冷房のよく効いた部屋に居る
- 戸や窓を閉めてシャワーを浴びる
- 暑くてむっとした部屋で過ごす

パニック発作が起こるのではないかという不安からこれらの活動を避けているようでしたら、段階的曝露や認知再構成といった不安コントロールの技法を適用しなくてはなりません。曝露は、不安を引き起こす程度が最も低い活動から始めて行きます。何度も曝露を続けて、ごくわずかな不安しか感じない程度になることが目標です。不安を引き起こす程度が最も低い活動について目標が達成できたなら、続いて2番目に不安を引き起こす程度が低い活動へ移行します。2番目がクリアできたならば3番目、という具合に目標を順に達成していきましょう。ではここで、あなた自身の目標を具体的に設定することにしましょう。まず、パニック発作の恐怖のために回避している活動を5種類挙げて下さい。これを曝露練習の課題とすることにします。

曝露練習の課題となる活動

_____

_____

_____

_____

_____

次に、上の5つの活動の中から、まず最初に取り組みたい目標を1つ選びましょう。その目標を下の欄に書き込み、これを更に第4節のやり方を思い出して、いくつかの段階に分けましょう。また、ただ課題の活動を行うだけではなくて、不安を引き起こす不適切な考えもすべてチェックして書き出し、それを代わりのより適切な考えで論理的に否定しましょう。

目標とする活動　_____

曝露の段階　　　_____
　　　　　　　　_____
　　　　　　　　_____
　　　　　　　　_____

不安を引き起こす不適切な考え

_____

_____

_____

代わりの適切な考え

_____

_____

_____

　先に練習してきた段階的曝露の課題と同じように、重要なことは次のとおりです。
1. あらかじめどのような課題を行うのか明確にしましょう。
2. 不安が軽減することがわかるまで課題を継続しましょう。
3. 呼吸コントロール、認知再構成といった不安コントロール技法を同時に利用しましょう（もちろん、早足で散歩するといったような、酸素消費量が増加する活動に従事しているときには、呼吸を遅くすることはできません）。
4. 必ず毎日練習しましょう。

― 第 8 節 ―
ふたたび認知再構成について

　第5節で、あなたの中にある不適切な考えをつきとめて、これを論理的に否定し、もっと合理的で現実的でバランスの取れた考え方をする方法について学んできました。適切な考え方を自分の中で確立するためには、もう1つの方法があります。種々のプラスやマイナスの証拠を頭の中で思い浮かべるほかに、自分の不適切な考えが正しいかどうかを直接試してみることもできます。

　例えば、
- 「薬を持っていないと絶対に外出できない」
- 「心臓がどきどきしだしたときに無理をすると、心臓発作になるかもしれない」
- 「狭い部屋に座っていると、空気がなくなって窒息してしまうかもしれない」

などはすべて不適切な考えです。こういう思考が浮かんできた場合、本当にそうかどうかを自分の中で論理的に検証することができます。しかし、もう1つの有効な方法は、実際に薬なしで外出してみること、恐いものに近づいてそこにとどまることで不安がだんだん小さくならないか試してみること、狭い部屋に入って本当に空気がなくなって窒息しないか確かめてみることです。実際にこれだけのことができるようになるには、先に学んだ段階的曝露の練習が非常に重要になってきます。段階的曝露は、自分の中で自動的に生じる不適切な思考をより明らかにするというだけではなく（実際に恐怖の対象を経験するときほど自分の不適切な思考を認識するのに適した機会はないでしょう！）、それが実際に正しいかどうかテストすることを可能にしてくれるものです。

不適切な考え（例：パニックが起こったらきっとその場で倒れてしまう）は必要以上に恐怖を増大させる、ということをこれまでのプログラムの中で学んできました。考え方次第では、恐怖の対象に近づいてもいないのに、恐怖状態が生じてくることすら起こり得ます。不適切な思考に疑いをさしはさむことによって、あなたの感情をそのような思考の呪縛から解き放ちましょう。不適切な思考を適切な思考で置き換えることで、あなたの感情は目の前の状況に対してより適切なものへと変わっていくはずです。

　皆さんはこれまでに、自分の不適切な思考をチェックして、これを論理的に打ち破るために努力を続けてきましたが、ときには難しいこともあったと思います。そうした場合、以下の4つの質問が自分の不適切な思考の問題点を明らかにするために大きな助けとなるでしょう。

1. 「自分がそんな風に考えるのには、何か証拠や根拠があるのだろうか」

　　他の人が、あなたの考えを正しいと認めてくれるかどうか、考えてみましょう。あなた自身や他の人の経験に照らし合わせてみて、あなたの信じていることを正しいとする証拠はあるのでしょうか。たいした根拠もないのに結論に飛びついていないか自問してください。どうしてあなたの考えが正しいと言えるのでしょうか。

　　例　もしパニックになったら絶対に自分を保っていられないにちがいない。

2. 「今の自分の考えの代わりになる考え方はないか」

　　本当にその考えしかありえないのですか。さまざまな物事や出来事について、もっと違った説明、違った見方があるのではないでしょうか。いろいろな考え方を吟味してみて、最も合理的なものはどれなのか、あなたの不安を克服する上で役に立つものはどれなのか、よく見極めて下さい。

　　例　心臓がどきどきする。このままだと絶対に心臓発作になってしまうだろう。

3. 「自分がそんな風に考えることで、どんな影響が起こっているだろう」

　　何が自分の目標であるかを心の中で問いかけてみましょう。そして、

今の自分の考え方がその目標への到達の助けになっているのか、それともむしろ妨げになっているのかをふりかえって下さい。

　　例　曝露課題をうまくこなせなかった。私は、きっとよくならないんだ。もうあきらめたほうが良い。

4.　「**自分はどこで考え方を間違えているのだろうか**」
　　よく見られる考え方の誤りには次のようなものがあります。
　　i)　**全か無かで考える**。物事は良いか悪いか、安全か危険か、いずれかであって中間を許さない考え方は禁物です。
　　　例　パニック発作はとても危険なことだ。
　　ii)　**最後通牒的な言葉を用いる**。「いつでも」「決して」「みんなが」「誰も～ない」というような言葉に注意しましょう。本当に状態はそれほど明々白々で決まりきったものなのか、もう一度考えてみましょう。
　　　例　私のような不安を抱いている人は誰もいない。グループのほかのメンバーはみんな私よりも進歩している。
　　iii)　1回の出来事に基づいて**自分を非難する**。何か1つできないこと、できなかったことがあったからといって、自分を落ちこぼれだとかろくでなしだと決めつけてはいけません。
　　　例　今日は曝露課題をサボってしまった。やっぱり自分は落ちこぼれだ。
　　iv)　**短所に注目し、長所を忘れる**。何かに挑戦して、成功した今までの経験を思い出しましょう。自分が本来持っている能力を見つめましょう。
　　　例　全然進歩していない。私っていつもそうなのよね。
　　v)　**破局の可能性を過大視する**。物事がうまく行かないことはあるし、世の中には危険なこともある。しかし、その可能性を過大評価していませんか。あなたが考えているとおりになる可能性はいったいどのくらいあるのでしょうか。
　　　例　頭が狂ってしまうかもしれない（死んでしまうかもしれない）から、1人で過呼吸の練習なんかできっこない。
　　vi)　**出来事の重みを過大評価する**。私たちは物事を実際以上に見てしま

いがちなものです。そういう時は、「1週間後、いや、10年後に今とはどんな違いがあるだろうか。その時自分はやっぱり今と同じように感じているだろうか」と改めて問いかけてみましょう。

例　自分はグループのほかのメンバーのようには呼吸数が減っていない。

vii) **あるべき姿を考えてくよくよする**。こうでなくてはならないとか、こうしなくてはいけないなどと考えるのは、物事を実際の状況に基づいて考えるのではなく、物事をどうあるべきかという理想の尺度だけで考えている証拠です。本当にそうでなくてはならないのでしょうか。本当にそうしなくてはいけないのでしょうか。

例　もう今ごろは病気が治っていなくてはならない。

viii) 状況を変える能力がないと思い込む**悲観主義**は、うつや自尊心の低下につながります。確かに解決策が容易に見出せない場合もあるかもしれません、でも、やってみるまで分からないはずです。本当に自分ができるだけのことをして解決しようとしているか自分に問いかけてみましょう。

例　パニックを完全に克服することなんて絶対にありえない。

ix) **未来を予言する**。今までどうであったかによって未来永劫が決まってくるわけではありません。過去の行為に基づいて自分の将来を予言することは、自分が変化する可能性を自分の手で壊してしまうことになります。

例　私は神経質な人間だから、将来もずっと怖がりだわ。

8.1　前向きの言葉

　行き詰まったり壁にぶつかったりした時には、自分の気持ちに対処するために、近道が必要なことがあります。

1. 不愉快な気持ちになりそうなきっかけを見つけて、それを前向きに変えていきましょう。例えば、胃がむかむかした時には、「ああ、だめだ、また不安になってきた」と考えるのではなく、「こういう感じがどういう意味か

は自分でもよく知っているわ。私が不安になりかけているという意味。だから、ペースを落として、呼吸を整えて、等尺性リラクゼーションをしようっていうサインよね」

2. 自分だけの合言葉を作っておきましょう。例えば、「1歩、1歩」とか「早とちりしてはだめ」とか「このくらいの不安は平気よ。私のほうが強い」といった具合です。自分の置かれた状況にあった、自分用の言葉を考えておきましょう。

3. いつも自分を卑下してばかりいないこと。「子供でもできる」とか「もうだめだ」とか「ちっともこつをつかむことができない」などと考えてはいけません。そんなことを考えていると、本当にそのとおりになってしまいます（そんなことを考えるのはすぐにやめてしまいましょう、それだけで全然結果は違ってくるはずですよ）。

4. 自分をほめてあげましょう。「よくできた」とか「今日は調子悪いと思ったけど、混雑した電車にも何とか乗れたわ」とか自分で自分に言葉をかけてやるのです。一番大切なほめ言葉は、あなた自身の中から得られるものです。なぜなら、あなたのことを一番よく知っていて、自分のしたことにどういう意味があるかを一番よく分かっているのがあなた自身だからです。

8.2 まとめ

不安や不快感が生じてきた時は、次のとおりにして対処しましょう。
- 自分は今どんな気持ちでいるのか（例えば、傷ついたのか、怒れたのか、疲れたのか）を知りましょう
- 自分に向かってひとりでにつぶやいている言葉の裏にはどんな仮定があるのか、どういった信念があるのか、振り返ってみましょう
- その仮定や信念は本当でしょうか。真実はどうなのか、確かめてみましょう
- 不適切で間違っている仮定や信念を、もっと有用で正しい考えに置き

換えましょう

― 第 9 節 ―
進歩を確実なものにするために：今後のために

9.1 治療途中の後戻りや困難に対処する

　治療途中に後戻りや困難を生じるのは、たいてい、不安コントロールの技法がまずいか、曝露課題の目標と段階の設定が上手くいっていないためです。治療上に困難が生じたならば、練習のやり方に問題がないかどうか以下の点をチェックするなどして、注意深く分析をする必要があります。

9.1.1 不安と過呼吸のコントロール

- 自分の呼吸数を定期的にモニターしていますか
- 不安の徴候に気づいた時は、すぐに等尺性リラクゼーションや呼吸コントロールを行っていますか
- 漸進的筋リラクゼーションを規則的に練習していますか。特に、恐怖の対象となっている状況に入っていく前の練習は怠らないように心がけましょう
- 抗不安薬を常時携帯することにこだわっていませんか
- 日常生活でストレスを抱え込んでいませんか。例えば、夫婦関係や家族関係はどうですか？それとも金銭的な問題は？
- 身体的なストレスはありませんか。例えば、病気、月経前緊張症、栄養不良、睡眠不足、過労などはどうですか？

9.1.2 曝露課題の目標と段階の設定

- 進歩をあまりにも急ぎ過ぎてはいませんか。あるいは逆に慎重になり過ぎてはいませんか
- 各段階の間の難易度の差が大きすぎることはないですか

- 今までにできた段階と、今困難を感じている段階との間に、もう1つ段階を設ける必要はないですか
- 次の段階に進む前に、今の段階をもっと頻回にもっと長時間練習する必要はないですか
- 各段階の成功の確率を正しく見積もっていますか。高すぎたり低すぎたりしていませんか
- 目標が易しすぎたり難しすぎたりすると、進歩できません。目標設定が甘かったり無理があったりしませんか
- 課題を達成できた時は十分に自分をほめてあげましょう。成功への鍵は、ゆっくりと着実な進歩です

9.2 後戻りが見られるときの情緒面の問題点

　後戻りが起きることはどうしてもあるものです。例えそれまでの間素晴らしい進歩を見せてきた人であっても同じです。一度後戻りが起こると、まるでかつての最悪の状態に戻ったかと思い、恐れて憂うつになる人がいます。どんなひどい後戻りでも、かつての最悪の状態にまで戻ってしまうことはまずありません。ほとんどの人にとって、後戻りは病状の悪化と言うよりはむしろその他の外的な事情—ストレス、風邪、学校の休みなど—に由来する一時的な現象です。そうではあっても、とかく後戻りはとんでもないことのように思われがちなものです。回復するためになみなみならぬ努力を払ってきたことを考えれば、無理もないことでしょう。しかしその努力は無駄ではないのです。後戻りの原因となっていた外的な事情が過ぎ去った後に、それまでよりもぐっと前進しやすくなっている自分をきっと見出すはずです。我々の経験では、こうしたパターンは割とよくあるケースです。従って、後戻りが起こっても、昔の破局的で感情的かつ自己破壊的な考えで反応して問題を大きくしてはなりません。このプログラムで身につけたさまざまな技法の練習を怠らないようにしましょう。そうすれば、また進歩できます。
　もしあなたが不安やパニックをコントロールするために必要な技術を本当に忘れてしまったと感じるときには、再治療を考えてもいいでしょう。ただ、たいていの人は技術をすっかり忘れてしまうわけではありません。一度身に

つけたものを上手に使えなくなっているだけのことが多く、そうした場合には改めて自分の技術を磨きなおす必要があります。

ブースター・セッション（追跡セッション）は、この種の援助を受けるために最適な方法です。

9.3 スランプも覚悟しておきましょう

ここで言うスランプとは、リラクゼーションテープを聞かなくなったり、パニック発作が起こりはしないかと心配し始めたり、呼吸コントロールをしなくなったりすることを言います。行動パターンを変えるときには、多少のスランプはつきものです。

大切なのは、スランプを病気の再発や再燃にしてしまわないことと、スランプを過大評価しないことです。パニックをコントロールする技法を使わなくなったことに気づいたときは、「もうだめ、一番初めに戻ってしまった。私はもう変わらない」などと考えてはいけません。そうではなくて、「さぼってしまったのは悪かった。でもまだやってゆけるし、これでもって治療をあきらめるいいわけにはさせないわ。さあ、マニュアルをもう一度出してみて再開しよう」という気持ちで、スランプをとらえましょう。もちろん、症状が消えてしばらくするとリラクゼーション・トレーニングや呼吸コントロールの練習を自らやめてしまう人もなかにはあります。

ストレスや不安が高まったことに気づいたらすぐさまトレーニングを再開できるのであれば、それはそれで良いでしょう。重要なのは、何かストレスフルな出来事が人生に起こったときにいつでもこのプログラムでおぼえた技法を使って対処するように習慣づけておくことです。

9.4 結論

さあ、ここまでの治療プログラムで、3つの技法を学んできました。次はいよいよこれらを実践していく番です。パニック発作に対する恐怖心を減じるためには、不安の階層表を作りながらさまざまな曝露課題に取り組む必要があります。リラクゼーション練習は、曝露課題の前に全身の緊張をほぐす

のに役立つでしょう。等尺性リラクゼーション練習は、曝露の最中に緊張をコントロールするのに寄与してくれるはずです。呼吸コントロールは、あなたが経験するかもしれないどんな種類のストレスに対してもコントロールを持てるようにしてくれるでしょう。また、認知再構成は、不安がパニック発作へとエスカレートしていくのを防止するための有効な対抗手段です。これらの技法を組み合わせながら、あなたも自分自身の問題の克服に挑戦していきましょう。

── 第 10 節 ──
推薦資料

　以下の本は大きな書店ならたいてい、また小さな書店でもしばしば入手可能です（訳注：オーストラリアの場合）。分からない場合は、注文可能かどうか聞いてみてください。不安コントロールについてのこれらの本やその他類似の本を読む際には、それらはガイドラインに過ぎないのだということを覚えておいてください。これらの本を読むときには、必要に応じて批判的な視点も持ちつつ、自分にとっても最も得るところが多くなるように活用していきましょう。なお、これらの本はどれもさほど高くはありません。

10.1 書籍

Barlow D and Rapee R. (1997) *Mastering Stress: A Lifestyle Approach*. Killara, NSW: Lifestyle Press.

Burns DD. (1999) *The Feeling Good Handbook,* revised edition. New York: Penguin.

Copeland ME. (1992) *The Depression Workbook: A Guide for Living with Depression and Manic Depression.* New York: New Harbinger.

Davis M, Eshelman ER and McKay M. (1995) *The Relaxation and Stress Reduction Workbook,* fourth edition. Oakland, CA: New Harbinger.

Ellis A and Harper R. (1979) *A New Guide to Rational Living.* Hollywood, CA: Wilshire Book Company.

Emery G. (2000) *Overcoming Depression: A Cognitive-Behavior Protocol for the Treatment of Depression.* Oakland, CA: New Harbinger.

Greenberger D and Padesky C. (1995) *Mind Over Mood.* New York: Guilford.

Marks IM. (2001) *Living with Fear.* New York: McGraw-Hill.

McKay M and Fanning P. (1987) *Self-Esteem: A Proven Program of Cognitive Techniques for Assessing, Improving and Maintaining Your Self-Esteem.* Oakland, CA: New Harbinger.

McKay M, Davis M, and Fanning P. (1995) *Messages: The Communication Skills Book.* Oakland, CA: New Harbinger.

McKay M, Davis M, and Fanning P. (1997) *Thoughts and Feelings: Taking Control of Your Moods and Your Life.* Oakland, CA: New Harbinger.

Meichenbaum D. (1983) *Coping With Stress.* London: Century Publishing.

Page A. (1993) *Don't Panic! Overcoming Anxiety, Phobias and Tension.* Sydney: Gore Osment.

Walker CE. (1975) *Learn to Relax: 13 Ways to Reduce Tension.* Englewood Cliffs, NJ: Prentice Hall.

Weekes C. (1966) *Self-Help for Your Nerves.* Sydney: Angus and Robertson.

Weekes C. (1972) *Peace From Nervous Suffering.* Sydney: Angus and Robertson.

10.2 ビデオ

Rapee R, Lampe L. (1998) *Fight or flight? Overcoming Panic and Agoraphobia.* Available from Monkey See Productions. P.O. Box 167, Waverley, NSW, 2024 Australia.

10.3 インターネット

Anxiety And Panic Internet Resource:
http://www.algy.com/anxiety/

Clinical Research Unit for Anxiety and Depression:
http//www.crufad.unsw.edu.au/

Internet Mental Health:
http://www.mentalhealth.com/

Mental Health Net:
http://mentalhelp.net/

Robin Winkler Clinic (Printable handouts on psychological problems):
http://www.psy.uwa.edu.au/rwclinic/

索引

〈和文索引〉

【あ】

アイソメトリック・リラクゼーション　34
アジナゾラム　79
後戻り　212
アルコール　22、40、50、51、68
アルコール障害　110
アルプラゾラム　79、80
アンフェタミン　22
息切れ感　32、47、119、180
息苦しさ　47、119、135、191
異常感覚　58
依存性人格障害　87
依存欲求　43
I 軸疾患　86
一般神経症症候群　53
遺伝要因　17
イミプラミン　80、81
うつ病　8、45、117
うつ病性障害　19
疫学　27
援助希求行動　30
嘔気　12
応用リラクゼーション　76、101

【か】

外傷後ストレス障害　1、2、7、11、28、35、39、51
改訂版 Eysenck 性格調査票　53
改訂版不安障害面接スケジュール　49
回避　1、64、65、67、86、106、116、122、123、125、161、162、167、201、203
回避傾向　64
回避行動　2、42、47、85、86、127
回避性　21
回避性人格障害　21、87
過覚醒　10、12、14
過換気　58、59、118
過換気症候群　58
過呼吸　32、58、59、65、97、98、102、118、121、125、132、133、135、136、138、143、150、163、193
過呼吸症候群　33、58、59
過呼吸反応　32
過呼吸誘発試験　59
家族性　21
褐色細胞腫　51
カフェイン　51
感覚鈍麻　25
感覚麻痺　12、32、119
環境の因子　16

環境要因　17

患者さん向けマニュアル　1、2、3、4

感情障害　28

感情障害および統合失調症用面接基準　27

感染症　28

危険警報　127

気質的な差異　98

機能障害　2、4、7、29、39、40、41

気分変調症　18

教育　97

境界性人格障害　21、22

胸式呼吸　101、193

強迫観念　24

強迫行為　24

強迫性障害　1、2、7、18、21、23、24、
　28、35、39、43、117

強迫性人格障害　21、22、87

恐怖感　47

恐怖症　43

恐怖症性回避　47、53、54

恐怖対象　62

恐怖の減弱　32

胸部不快感　12

気をそらす　104、123、124

禁忌　40、41、45

筋緊張　12、119、149

筋肉の麻痺　136

空間恐怖　115

クッシング症候群　51

クロミプラミン　79

系統的脱感作　34

警報　58

血液循環の増加　12

月経前緊張症　145、211

嫌悪イベント　64

幻覚　141

限定的な社会恐怖　35

抗うつ薬　45、80、81

口渇　12、119、136、194

交感神経　127

交感神経系の興奮　50

甲状腺機能亢進症　51

構造化された問題解決技法　31、36、37

構造化診断面接　23、26、48

構造国際診断面接　49

行動分析　53、85

行動療法　35

抗不安薬　7、82, 104、211

コーピング　10、14

コカイン　22

呼吸コントロール　31、32、33、75、76、82、
　90、91、92、93、94、95、96、97、99、
　100、101、102、125、137、143、146、
　189、198、204、211、213、214

呼吸困難　12

【さ】

再検査四分相関係数　15

再燃しやすさ　14

錯乱　58

三環系抗うつ薬　55、79、81、82、83

残差行列　19

ジアゼパム　40、50
自記式調査票　3、10、17
自己効率　73
自己治療　35
自己療法　23
疾患の全体的負荷研究　27
失禁　51、116
失見当　58
失神　12、66
実体験曝露　72、75、81、82、103
自発性のパニック　53
しびれ感　12
社会恐怖　1、2、7、18、21、23、35、39、51、117
周産期疾患　28
集団療法　37、108
昇華　15
生涯既往歴　14、20
生涯有病率　28、66、67
状況回避　121、122、162
状況恐怖　47、121、162、180
状況性のパニック　53
条件づけ　121、122
症状決定因子　13
症状限定性発作　53
情緒反応　175
女性性　67
女性性スコア　67
人格障害　21、22、68、78、86
人格障害面接　87
人的脆弱性　13

心悸亢進　12
神経症傾向　10、12、13、14、15、16、17、18、20、21、31、56、57、132
神経症傾向尺度　13、14、53
神経症傾向得点　13、83
神経症性脆弱性　55
神経症の二因子理論　20
神経精神障害の臨床評価用面接基準　27
心臓発作　12、49、116、120、142
身体感覚調査票　54
身体的破綻　7、12
診断面接スケジュール　26
信念　176、177、178
深部筋リラクゼーション　33、34
心理療法　72
睡眠剤　23
ストレス　97、98、117、118、121、132、133
ストレス反応　12、13、14
スランプ　213
性格因子　20
性格傾向　16
性格的脆弱性　65
性差　23、67、68
脆弱性　7、18、19、53、55、72、83
脆弱性因子　17、18
成熟した防衛　15
精神療法　45、80、82
生物学的負荷テスト　55
摂食障害　42
絶望感　37

漸進的筋リラクゼーション　34、76、90、
　　91、92、93、94、95、101、102、152、
　　211
選択的セロトニン再取込み阻害薬　79
先端恐怖症　138
前庭神経の障害　51
全般化　122、162、181
全般性不安障害　1、2、11、18、24、37、
　　39、97
双生児サンプル　13、19
想像上の曝露　72、168、169
僧帽弁逸脱症候群　51
挿話性発作性不安　48
ソクラテス的問答法　106

【た】

第一次的な恐怖　115、116、117
大うつ病性エピソード　18
大うつ病性障害　42
第二次的な恐怖　116
段階的曝露　4、31、34、35、74、97、102、
　　103、106、109、152、161、163、181、
　　191、198、203、205
単極性うつ病　37
窒息感　12、32、47
治癒　20
治療者向けガイド　3、4、5
鎮静剤　23
鎮静催眠剤　69
低血糖　51
動悸　32、35、119、180

統計的予測　25
統合国際診断面接　26
統合失調症　28、37、42、117、140、141
等尺性リラクゼーション　152、153、156、
　　211、214
動脈の収縮　58
特異的症状　7
特性不安　10、12、72
特定の恐怖症　1、2、7、35、39、52、68
　　71、73
特定の不安障害　18、37

【な】

内的曝露　35、74、103、191
75％ルール　165
逃げるか戦うか反応　10、12、57、97、98、
　　99、128、130、131、132、133、141
二次的利得　107
乳酸塩　59
認知　61
認知行動療法　2、7、22、30、31、40、41、
　　42、43、44、45、52、77、82、83、110
認知再構成　66、75、77、82、97、105、
　　106、132、175、192、203、204、205
認知的構え　64、65、66
認知療法　31、35、36、73
熱感　119

【は】

吐き気　119、136
破局的な認知　65

曝露　34、35、64、71、72、73、74、75、77、102、104、105、163、203
曝露プログラム　44、73、74、89
発汗　119、136、191
パニック感覚　192、193、194、198、201
パニック関連症状尺度　53
パニック関連性の症状　54
パニック関連性の認知　54
パニックコントロール　4
パニック重症度　53
パニック障害　1、2、7、23、28、35、39、47、51、54、56、58、59、61、71、72、77、83、85、104、108、110、115、127、131、132、133、162、178、179
パニックと広場恐怖尺度　53
パニック発作　1、22、32、47、56、59、61、73、74、75、85、97、98、99、102、106、115、116、120、122、124、125、126、141、161、162、163、179、180、191、198、201
パニック発作症状調査票　54
パニック発作の認知モデル　60
パニック誘発練習　82、104
半構造化面接　26
非回避性　65
非薬物療法　72、82
評価　10、11、40
評価尺度　3、15、40
広場恐怖　2、7、14、35、39、47、51、52、61、71、72、73、74、75、85、104、108、110、115、117、120

広場恐怖症的認知調査票　50
広場恐怖的回避　48、51、64、71、78、97
広場恐怖の可動性目録　54
広場恐怖を伴うパニック障害　18、19、21、22、23、47、50、56、57、62、63、71、76、79、81、82、83、161、162、164、181、201
広場恐怖を伴わないパニック障害　47、66
不安階層　34、103、170
不安感受性　63
不安感受性調査票　50
不安コントロール　191、203、204、211
不安障害　1、2、7、12、18、22、28、40
不安神経症　37
不安特性　63
不安の症状　12
不安の増大　8
不安のモデル　31
不安の有益性　8
不安反応　2、58
不安発作　48
不安を引き起こすような思考　179
フィードバック　36
腹式呼吸　101
腹部の不快　12
物質乱用障害　21、22、
負の情緒性　12
負の情動　12
プライマリケア　37
プラセボ　34、72、80
ふらつき　12

フラッシュバック　　1
フラッディング　　80、103
ブレインストーミング　　38
プロプラノロール　　79
分離不安障害　　51、52
米国全国併存症調査　　28
閉所恐怖　　48、52
併存症　　18、26、40、68、86
併用療法　　81、83
ベータブロッカー　　50、79
ヘモグロビン　　134、135
ベンゾジアゼピン　　7、40、45、55、79、80、
　　81、82、89
防衛様式　　17
防衛様式調査票　　15、21
ほてり　　136

【ま】

マイナスの効果　　8、10
間違い警報　　130
慢性不安障害　　76
身震い　　119
身震いと震戦　　12
無力な状態　　15
瞑想　　31、33
めまい　　12、32、47、58、119、135、180、
　　191
妄想　　141
モノアミン酸化酵素阻害薬　　79
問題解決技法　　37、106

【や】

ヤーキーズ・ドッドソン曲線　　8、130
薬物療法　　45、55、78、81、82、83、89
ユーモア　　15、44
予期　　15
予期不安　　2、53、71、78
抑圧　　15
抑うつ神経症　　20、37
抑うつ不安ストレス尺度　　53

【ら】

ライフイベンツ　　10、11、31、57、66
リラクゼーション　　31、34、65、76、77、
　　97、101、149、157、159、169、189
リラクゼーション反応　　33、34、76
臨床的予測　　25
冷感　　119
論理情動療法　　36

〈欧文索引〉

【A】

A群人格障害　　87
A-B-C-D-Eパラダイム　　36
ACQ（Agoraphobic Cognitions Questionnaire）
　　50、54
ADIS-IV（Anxiety Disorders Interview
　　Schedule）　　26

ADIS-R (Revised Anxiety Disorders Interview Schedule)　49
agoraphobia　115
ASI (Anxiety Sensitivity Inventory)　50

【B】

B群人格障害　21、87
Beckうつ病尺度　50
BDI (Beck Depression Interview)　50
BSQ (Body Sensations Questionnaire)　54

【C】

C群人格障害　68、86、87
CIDI (Composite International Diagnostic Interview)　23、26、49
CIDI-Auto　26
CO_2誘発試験　61

【D】

DASS (Depression Anxiety Stress Schedule)　53
Defense Style Questionnaire　15
DIS (Diagnostic Interview Schedule)　26
DSM-Ⅲ　66
DSM-Ⅲ-R　26、28、29
DSM-Ⅲ診断　18
DSM-Ⅳ　23、24、25、26、27、28、29、39、47、48、52、68
DSM-Ⅳの不安面接スケジュール　26
DSM-Ⅳ面接法　27

【E】

EPQ-R (Eysenck Personality Questionnaire Revised)　53
Eysenck性格調査票　13、50

【F】

femininity score　67

【G】

GAD (generalized anxiety disorder)　1、29
Global Burden of Disease project　27

【I】

ICD-10　23、24、25、26、27、39、48

【L】

Locus of Control　15、17、18、20、21、37
Locus of Control of Behaviour Scale (LCBS)　15

【M】

MI (Mobility Inventory for Agoraphobia)　54

【N】

negative affect　12
negative emotionality　12
neuroticism　13

【O】

OCD（obsessive-compulsive disorder） 1

【P】

P&A（Panic and Agoraphobia Scale） 53、54

PASQ（Panic Attacks Symptom Questionnaire） 54

PASS（Panic-Associated Symptoms Scale） 53、54

PDE（Personality Disorder Examination） 87

PTSD（posttraumatic stress disorder） 1

【Q】

QOL（quality of life） 53、68、77

【R】

RET（Rational Emotive Therapy） 36

【S】

SADS（Schedule for Affective Disorder and Schizophrenia） 27

SCAN（Schedule for Clinical Assessment in Neuropsychiatry） 27

SCID（Structured Clinical Interview for DSM-IV） 27

【U】

USA National Comorbidity Survey 28

〈人名索引〉

【A】

Adler 65

Andrews 10、11、13、14、15、17、18、20、23、28、30、37、49、53、56、57、58、64、110

Andrews & Craig 15

Andrews & Moran 14、15、83

Andrews & Peters 26

Aronson & Logue 48、50、64

Arntz & van den Hout 76

【B】

Bakker 81

Bandelow 53、83

Barlow 9、12、48、51、56、57、63、68、71、72、73、76、77、82、83、104、108

Barlow & Craske 55

Beck 36、61、62、77、105

Bekker 68

Benson 33

Boerner & Moeller 81

Bonn 76

Bouchard 53、54

Bouton 82、89

Boyd 68

Brown 14、26、53

Brown & Harris 10

Burgess 62

【C】

Burke　77

Cannon　57
Chambless　54、76
Chambless & Gracely　54
Chambless & Mason　67
Clark　32、50、61、62、75、105
Clark & Hemsley　63
Clark & Watson　12
Clarke & Jackson　71、104
Clum　54、78、79、80
Clum & Knowles　64、65、67、73
Cohen　81
Costa　13
Costa & McCrae　12
Craig　15
Craske　65、74
Crowe　56

【D】

Dager　56
Daiuto　73、74
DeFries　13
De Loof　66
Den Boer　79
de Ruiter　32、75
de Silva & Rachman　73、104
Di Nardo & Barlow　49
Duncan-Jones　16、17
Dunner　55

D'Zurilla　15
D'Zurilla & Goldfried　36、37

【E】

Eaton　67
Ehlers　56、62
Eley & Plomin　13
Ellis　35、105、106
Ellis & Harper　105
Emmelkamp　64、72
Emmelkamp & Wessels　72
Endicott & Spitzer　27
Eysenck　13、35
Eysenck & Eysenck　12、14、53

【F】

Fallon　37
Faravelli　57
Faravelli & Pallanti　57
Fava　74、81
First　27
Fleming & Falk　65
Foa　62、73
Franklin　48、50、56、64、65、97
Franklin & Andrews　57
Friend & Andrews　48、52、57

【G】

Garssen　32、58、59、75
Garvey　48、50、64
Goldstein & Chambless　50、56

Gorman　57、59

Gosling & John　13

Gould　77

Gould & Clum　77

Gournay　110

Gray　57

Gray & McNaughton　9

Griest　72

Griez　59

Griez & van den Hout　63

Grossberg　35

【H】

Herzberg　35

Hibbert & Chan　76

Hibbert & Pilsbury　59

Hoffart　73

Hoffart & Hedley　78

Holland　79

Holt & Andrews　32、56、59

Hope　62

Hornsveld　59

Hunt & Andrews　22

Hunt & Singh　55

【I】

Ito　74

【J】

Jacobson　33

【K】

kahn　55

Katon　68

Kendler　56

Kerr　32

Kesseler　18、28

Kilic　80

Kirk　53、85

Klass　68、86

Klein　55、56

Klein & Roth　56

Klosko　77、110

Krueger　14、23

Kushner　22

【L】

Last　66

Ley　56、58

Lovibond & Lovibond　53

Lowry　32

Lum　75

【M】

Magarian　58

Marchand　78

Margraf　56

Markowitz　68

Marks　32

Marks & Dar　32

Marshall　73

Mathers　28
Mathews　62、72
Mathews & MacLeod　63
Mattick　55、72、79、103
Mauri　68、86
Mavissakalian　65
Mavissakalian & Barlow　72
McNally　62、63
McNally & Foa　61
McPherson　72
Meehl　25
Michelson & Marchione　76、77、79、80
Miller & Page　103
Missri & Alexander　58
Moran　22
Mulder　21、22
Munby & Johnston　72
Murphy　75、81
Murray & Lopez　27
Myers　67

【N】

Nathan & Gorman　83
Newman　77
Nezu　37
Noyes　65
Nunn　62

【O】

Oei　73、81
Ollendick　77

Ost　52、76、101
Overbeek　68

【P】

Page　26、49、51、53、74、90、103、104
Page & Andrews　69、110
Pauls　56
Peters　25
Peters & Andrews　49
Pollack　81
Pollard　57
Poulton & Andrews　14

【R】

Rabavilas　43
Rachman　64、73、104、108、109
Rapee　32、61、66、75
Rapee & Barlow　74
Rapee & Murrell　65
Rayment & Richards　73
Reich　67
Rickels　80
Robins & Regier　48、66
Roll　59
Roth　56
Roth & Holms　57
Roy-Byrne　63

【S】

Salkovskis　32、37、59、75、77
Sanderson　61、77、86

Sandler & Lakey　15
Schmidt　33、81、82
Schulte　53、85
Schweizer　80
Scupi　53
Shear & Maser　53
Slade & Andrews　25
Soechting　73
Spiegel & Bruce　81、82
Speilberger　12
Starcevic & Bogojevic　68
Starkman　63
Stern & Marks　73
Street　56

【T】

Telch　58、65、72、77
Tellegen　12
Tennant & Andrews　10
Teusch & Boehme　72
Torgersen　56
Turgeon　67、68

【U】

Uhde　50、64

【V】

Vaillant　15
Van Balkom　81
van Zijderveld　59
Vermilyea　73

Vitaliano　65

【W】

Wade　77、82、83
Weiss　101
Weissman　68
Welkowitz　110
Williams　62
Williams & Falbo　77
Wilson　78

【Y】

Yerkes & Dodson　8
Yonkers　67

文献

以下は、原著 The Treatment of Anxiety Disorders 2nd.ed. の総文献です。

Abramowitz JS, Foa EB. (1998) Worries and obsessions in individuals with obsessive–compulsive disorder with and without comorbid generalized anxiety disorder. *Behaviour Research and Therapy*, **36**, 695–700.

Adler CM, Craske MG, Kirschenbaum S, Barlow DH. (1989) "Fear of panic": an investigation of its role in panic occurrence, phobic avoidance, and treatment outcome. *Behaviour Research and Therapy*, **27**, 391–6.

Agras SW, Sylvester D, Oliveau D. (1969) The epidemiology of common fears and phobias. *Comprehensive Psychiatry*, **10**, 439–47.

Akiskal HS. (1998) Toward a definition of generalized anxiety disorder as an anxious temperament type. *Acta Psychiatrica Scandinavica*, **98** (Suppl. 393), 66–73.

Alnaes R, Torgersen S. (1988a) DSM-III symptom disorders (axis I) and personality disorders (axis II) in an outpatient population. *Acta Psychiatrica Scandinavica*, **78**, 348–55.

Alnaes R, Torgersen S. (1988b) The relationship between DSMIII symptom disorders (axis I) and personality disorders (axis II) in an outpatient population. *Acta Psychiatrica Scandinavica*, **78**, 485–92.

Amies PL, Gelder MG, Shaw PM. (1983) Social phobia: a comparative clinical study. *British Journal of Psychiatry*, **142**, 174–9.

Amir N, Foa EB, Coles ME. (1998) Automatic activation and strategic avoidance of threat-relevant information in social phobia. *Journal of Abnormal Psychology*, **107**, 285–90.

Anderson DJ, Noyes R, Crowe RR. (1984) A comparison of panic disorder and generalized anxiety disorder. *American Journal of Psychiatry*, **141**, 572–5.

Andrews G. (1981) A prospective study of life events and psychological symptoms. *Psychological Medicine*, **77**, 795–801.

Andrews G. (1988) Stressful life events and anxiety. In Burrows G, Noyes R, Roth M (Eds), *Handbook of Anxiety*, Vol. 2: *Classification, Etiological Factors and Associated Disorders*. Amsterdam: Elsevier.

Andrews G. (1990a) Neurosis, personality and cognitive behaviour therapy. In McNaughton N, Andrews G (Eds), *Anxiety*. Dunedin: Otago University Press.

Andrews G. (1990b) Classification of neurotic disorders. *Journal of the Royal Society of Medicine*, **83**, 606–7.

Andrews G. (1990c) England: an innovative community psychiatric service. *Lancet*, **335**, 1087–8.

Andrews G. (1991) Anxiety, personality and anxiety disorders. *International Review of Psychiatry*, **3**, 293–302.

Andrews G. (1993a) The essential psychotherapies. *British Journal of Psychiatry*, **162**, 447–51.

Andrews G. (1993b) Panic and generalized anxiety disorders. *Current Opinion in Psychiatry*, **6**, 191–4.

Andrews G. (1996a) Comorbidity and the general neurotic syndrome. *British Journal of Psychiatry*, **168** (Suppl. 30), 76–84.

Andrews G. (1996b) Talk that works: the rise of cognitive behaviour therapy. *British Medical Journal*, **313**, 1501–2.

Andrews G. (2000) The anxiety disorder inclusion and exclusion criteria in DSM-IV and ICD-10. *Current Opinion in Psychiatry*, **13**, 139–41.

Andrews G, Craig A. (1988) Prediction of outcome after treatment for stuttering. *British Journal of Psychiatry*, **153**, 236–40.

Andrews G, Moran C. (1988) Exposure treatment of agoraphobia with panic attacks: are drugs essential? In Hand I, Wittchen H-U (Eds), *Panic and Phobias II. Treatments and Variables Affecting Course and Outcome*. Heidelberg: Springer-Verlag.

Andrews G, Peters L. (1998) Psychometric properties of the CIDI. *Social Psychiatry and Psychiatric Epidemiology*, **33**, 80–8.

Andrews G, Tennant CC, Hewson D, Vaillant G. (1978) Life event stress, social support, coping style and risk of psychological impairment. *Journal of Nervous and Mental Disease*, **16**, 307–16.

Andrews G, Pollock C, Stewart G. (1989) The determination of defense style by questionnaire. *Archives of General Psychiatry*, **46**, 455–60.

Andrews G, Neilson MD, Hunt C, Stewart GW, Kiloh LG. (1990a) Diagnosis, personality and the long-term outcome of depression. *British Journal of Psychiatry*, **157**, 13–18.

Andrews G, Stewart G, Allen R, Henderson, AS. (1990b) The genetics of six neurotic disorders: a twin study. *Journal of Affective Disorders*, **19**, 23–9.

Andrews G, Stewart G, Morris-Yates A, Holt P, Henderson S. (1990c) Evidence for a general neurotic syndrome. *British Journal of Psychiatry*, **157**, 6–12.

Andrews G, Crino RD, Hunt C, Lampe L, Page A. (1992) *A List of Essential Psychotherapies*. Proceedings of the Annual Conference of the Royal Australian and New Zealand College of Psychiatrists. Canberra: Royal Australian and New Zealand College of Psychiatrists.

Andrews G, Page AC, Neilson MD. (1993a) Sending your teenagers away: controlled stress decreases neurotic vulnerability. *Archives of General Psychiatry*, **50**, 585–9.

Andrews G, Singh M, Bond, M. (1993b) The Defense Style Questionnaire. *Journal of Nervous and Mental Disease*, **181**, 246–56.

Andrews G, Hall W, Teesson M, Henderson S. (1999a) *The Mental Health of Australians*. Canberra: Commonwealth Department of Health and Aged Care.

Andrews G, Slade T, Peters L. (1999b) Classification in psychiatry: ICD-10 versus DSM-IV. *British Journal of Psychiatry*, **174**, 3–5.

Andrews G, Henderson S, Hall W. (2001a) Prevalence, comorbidity, disability and service utilisation: an overview of the Australian national mental health survey. *British Journal of Psychiatry*, **178**, 145–53.

Andrews G, Issakidis C, Carter G. (2001b) The shortfall in mental health service utilization. *British Journal of Psychiatry*, **179**, 417–25.

Andrews G, Sanderson K, Corry J, Lapsley HM. (2000) Using epidemiological data to model efficiency in reducing the burden of depression. *Journal of Mental Health Policy and Economics*.

APA (American Psychiatric Association). (1980) *Diagnostic and Statistical Manual of Mental Disorders*, 3rd Edition (DSM-III). Washington, DC: American Psychiatric Association.

APA (American Psychiatric Association). (1987) *Diagnostic and Statistical Manual of Mental Disorders*, 3rd Edition, Revised (DSM-III-R). Washington, DC: American Psychiatric Association.

APA (American Psychiatric Association). (1994) *Diagnostic and Statistical Manual of Mental Disorders*, 4th Edition (DSM-IV). Washington, DC: American Psychiatric Association.

Arntz A, van den Hout M. (1996) Psychological treatments of panic disorder without agoraphobia: cognitive therapy versus applied relaxation. *Behaviour Research and Therapy*, **34**, 113–21.

Aronson TA, Logue CM. (1987) On the longitudinal course of panic disorder: development history and predictors of phobic complications. *Comprehensive Psychiatry*, **28**, 344–55.

Arts W, Hoogduin K, Schaap C, De Haan E. (1993) Do patients suffering from obsessions alone differ from other obsessive compulsives? *Behaviour Research and Therapy*, **31**, 119–32.

Baillie AJ, Lampe LA. (1998) Avoidant personality disorder: empirical support for DSM-IV revisions. *Journal of Personality Disorders*, **12**, 23–30.

Bakker A, van Balkom AJLM, Spinhoven P, Blaauw BMJW, van Dyck R. (1998) Follow-up on the treatment of panic disorder with or without agoraphobia: a quantitative review. *Journal of Nervous and Mental Disease*, **186**, 414–19.

Baldwin D, Bobes J, Stein DJ, Scharwachter I, Faure M. (1999) Paroxetine in social phobia/social anxiety disorder. *British Journal of Psychiatry*, **175**, 120–6.

Ballenger JC, Davidson JRT, Lecrubier Y, Nutt DJ, Bobes J, Beidel DC, Ono Y, Westenberg HGM. (1998) Consensus statement on social anxiety disorder from the International Consensus Group on Anxiety and Depression. *Journal of Clinical Psychiatry*, **59** (Suppl. 17), 54–60.

Bandelow B. (1995) Assessing the efficacy of treatments for panic disorder and agoraphobia: II. The Panic and Agoraphobia Scale. *International Clinical Psychopharmacology*, **10**, 73–81.

Bandelow B, Sievert K, Roethemeyer M, Hajak G, Ruther E. (1995). What treatments do patients with panic disorder and agoraphobia get? *European Archives of Psychiatry & Clinical Neuroscience*, **245**, 165–71.

Bandura A. (1977) Self-efficacy: toward a unifying theory of behavioural change. *Psychological Review*, **84**, 191–215.

Barlow DH. (1988) *Anxiety and Its Disorders: The Nature and Treatment of Anxiety and Panic*. New York: Guilford.

Barlow DH. (1997). Cognitive-behavioral therapy for panic disorder: current status. *Journal of Clinical Psychiatry*, **58** (Suppl. 2), 32–7.

Barlow DH. (2000) Unraveling the mysteries of anxiety and its disorders from the perspective of emotion theory. *American Psychologist*, **51**, 1247–63.

Barlow DH, Craske MG. (1988) The phenomenology of panic. In Rachman S, Maser JD (Eds),

Panic: Psychological Perspectives. Hillsdale, NJ: Lawrence Erlbaum.

Barlow DH, Wincze J. (1998) DSM-IV and beyond: what is generalized anxiety disorder. *Acta Psychiatrica Scandinavica*, **98** (Suppl. 393), 23–9.

Barlow DH, O'Brien GT, Last CG. (1984) Couples treatment of agoraphobia. *Behavior Therapy*, **15**, 41–58.

Barlow DH, Blanchard EB, Vermilyea JA, Vermilyea BB, Di Nardo PA. (1986a) Generalized anxiety and generalized anxiety disorder: description and reconceptualization. *American Journal of Psychiatry*, **143**, 40–4.

Barlow DH, Di Nardo PA, Vermilyea BB, Vermilyea JA, Blanchard EB. (1986b) Comorbidity and depression among the anxiety disorders: issues in classification and diagnosis. *Journal of Nervous and Mental Disease*, **174**, 63–72.

Barlow DH, Craske MG, Cerny JA, Klosko JS. (1989) Behavioral treatment of panic disorder. *Behavior Therapy*, **20**, 261–82.

Barlow DH, Rapee RM, Brown TA (1992) Behavioral treatment of generalized anxiety disorder. *Behavior Therapy*, **23**, 551–70.

Barlow DH, Esler JL, Vitali AE. (1998) Psychosocial treatments for panic disorders, phobias, and generalized anxiety disorder. In Nathan PE, Gorman JM (Eds), *A Guide to Treatments that Work*. New York: Oxford University Press.

Basoglu M, Lax T, Kasvikis Y, Marks IM. (1988) Predictors of improvement in obsessive–compulsive disorder. *Journal of Anxiety Disorders*, **2**, 299–317.

Baumgarten HG, Grozdanovic Z. (1998) The role of serotonin in obsessive–compulsive disorder. *British Journal of Psychiatry*, **173** (Suppl. 35), 13–20.

Beck AT. (1976) *Cognitive Therapy and the Emotional Disorders*. New York: International Universities Press.

Beck AT. (1988) Cognitive approaches to panic disorder. In Rachman S, Maser JD (Eds), *Panic: Psychological Perspectives*. Hillsdale, NJ: Lawrence Erlbaum.

Beck AT, Emery G. (1979) *Cognitive Therapy of Anxiety and Phobic Disorders*. Philadelphia, PA: Center for Cognitive Therapy.

Beck AT, Ward CH, Mendelson M, Mock J, Erbaugh J. (1961) An inventory for measuring depression. *Archives of General Psychiatry*, **4**, 53–63.

Beck AT, Rush AJ, Shaw BF, Emery G. (1979) *Cognitive Therapy of Depression*. New York: Guilford Press.

Beck AT, Emery G, Greenberg R. (1985) *Anxiety Disorders and Phobias: A Cognitive Perspective*. New York: Basic Books.

Beck AT, Epstein N, Brown G, Steer RA. (1988) An inventory for measuring clinical anxiety: Psychometric properties. *Journal of Consulting and Clinical Psychology*, **56**, 893–7.

Beck AT, Sokol L, Clark DM, Berchick R, Wright F. (1992) A crossover of focused cognitive therapy for panic disorder. *American Journal of Psychiatry*, **149**, 778–83.

Beidel DC. (1998) Social anxiety disorder: etiology and early clinical presentation. *Journal of Clinical Psychiatry*, **59**, 27–31.

Bekker MHJ. (1996) Agoraphobia and gender: a review. *Clinical Psychology Review*, **16**, 129–46.

Bellodi L, Scuito G, Diafera G, Ronchi P, Smereldi E. (1992) Psychiatric disorders in the families of patients with obsessive compulsive disorder. *Psychiatry Research*, **42**, 111–20.

Benson H. (1976) *The Relaxation Response.* London: Collins & Sons.
Bernadt MW, Silverstone P, Singleton W. (1980) Behavioral and subjective effects of beta-adrenergic blockade in phobic subjects. *British Journal of Psychiatry,* **137**, 452–7.
Bernstein DA, Allen GJ. (1969) Fear Survey Schedule (II): normative data and factor analysis. *Behaviour Research and Therapy,* **7**, 403–7.
Berrios GE. (1985) Obsessional disorders during the nineteenth century: terminology and classificatory issues. In Bynum WF, Porter R, Shepherd M. (Eds), *The Anatomy of Madness,* Vol. 1, *People and Ideas.* London, New York: Tavistock Publications.
Bienvenu OJ, Eaton WW. (1998) The epidemiology of blood–injection–injury phobia. *Psychological Medicine,* **28**, 1129–36.
Bienvenu OJ, Nestadt G, Eaton WW. (1998) Characterizing generalized anxiety: temporal and symptomatic thresholds. *Journal of Nervous and Mental Disease,* **186**, 51–6.
Biran M, Wilson GT. (1981) Treatment of phobic disorders using cognitive and exposure methods: a self-efficacy analysis. *Journal of Consulting and Clinical Psychology,* **49**, 886–99.
Biran M, Augusto F, Wilson GT. (1981) In vivo exposure vs cognitive restructuring in the treatment of scriptophobia. *Behaviour Research and Therapy,* **19**, 525–32.
Black A. (1974) The natural history of obsessional neurosis. In Beech HR (Ed), *Obsessional States.* London: Methuen.
Black DW, Noyes R. (1990). Co-morbidity and obsessive compulsive disorder. In Masser JD, Cloninger CR (Eds), *Comorbidity of Mood and Anxiety Disorders.* Washington DC: American Psychiatric Press.
Black DW, Noyes R, Goldstein RB, Blum N. (1992) A family study of obsessive compulsive disorder. *Archives of General Psychiatry,* **49**, 362–8.
Black DW, Noyes R, Pfohl B, Goldstein RB, Blum N. (1993) Personality disorder in obsessive-compulsive volunteers, well comparison subjects and their first degree relatives. *Archives of General Psychiatry,* **150**, 1226–32.
Blake DD, Weathers F, Nagy LM, Kaloupek DG, Klauminzer G, Charney DS, Keane TM. (1995) The development of a clinician administered PTSD scale. *Journal of Traumatic Stress,* **8**, 75–90.
Blanchard EB, Hickling EJ, Mitnick N, Taylor AE, Loos WR, Buckley TC. (1995) The impact of severity of physical injury and perception of life threat in the development of posttraumatic stress disorder in motor vehicle accident victims. *Behaviour Research and Therapy,* **33**, 529–34.
Blanchard EB, Hickling EJ, Taylor AE, Loos WR, Forneris CA, Jaccard J. (1996a) Who develops PTSD from motor vehicle accidents? *Behaviour Research and Therapy,* **34**, 1–10.
Blanchard EB, Jones-Alexander J, Buckley TC, Forneris CA. (1996b) Psychometric properties of the PTSD Checklist (PCL). *Behaviour Research and Therapy,* **34**, 669–73.
Blazer D, Hughes D, George LK. (1987) Stressful life events and the onset of a generalized anxiety syndrome. *American Journal of Psychiatry,* **144**, 1178–83.
Blazer DG, Hughes D., George LK, Swartz M, Boyer R. (1991).Generalized anxiety disorder. In Robins LN, Regier DA (Eds), *Psychiatric Disorders in America.* New York: The Free Press.
Bobes J. (1998) How is recovery from social anxiety disorder defined? *Journal of Clinical Psychiatry,* **59** (Suppl. 17), 12–16.

Boerner RJ, Moeller H-J. (1997) The value of selective serotonin re-uptake inhibitors (SSRIs) in the treatment of panic disorder with and without agoraphobia. *International Journal of Psychiatry in Clinical Practice*, **1**, 59–67.

Bonn JA, Readhead CPA, Timmons BH. (1984) Enhanced behavioral response in agoraphobic patients pretreated with breathing retraining. *Lancet*, **ii**, 665–9.

Boone ML, McNeil DW, Masia CL, Turk CL, Carter LE, Ries BJ, Lewin MR. (1999) Multimodal comparisons of social phobia subtypes and avoidant personality disorder. *Journal of Anxiety Disorders*, **13**, 271–92.

Borkovec TD, Costello E (1993) Efficacy of applied relaxation and cognitive-behavioral therapy and the treatment of generalized anxiety disorder. *Journal of Consulting and Clinical Psychology*, **61**, 611–19.

Borkovec TD, Whisman MA. (1996) Psychosocial treatment for generalized anxiety disorder. In Mavissakalian MR, Prien RF (Eds), *Long-term Treatments of Anxiety Disorders*. Washington, DC: American Psychiatric Press, pp. 171–99.

Borkovec TD, Robinson E, Pruzinsky T, Depree JA. (1983) Preliminary exploration of worry: some characteristics and processes. *Behaviour Research and Therapy*, **21**, 9–16.

Borkovec TD, Mathews AM, Chambers A, Ebrahimi S, Lytle R, Nelson R. (1987) The effects of relaxation training with cognitive or nondirective therapy and the role of relaxation-induced anxiety in the treatment of generalized anxiety. *Journal of Consulting and Clinical Psychology*, **55**, 883–8.

Borkovec TD, Ray WJ, Stoeber J. (1998) Worry: a cognitive phenomenon intimately linked to affective, physiological, and interpersonal behavioral processes. *Cognitive Therapy and Research*, **22**, 561–76.

Bouchard S, Pelletier MH, Gauthier JG, Côté Laberge B. (1997) The assessment of panic using self-report: a comprehensive survey of validated instruments. *Journal of Anxiety Disorders*, **11**, 89–111.

Boudewyns PA, Hyer L. (1990) Physiological response to combat memories and preliminary outcome in Vietnam veteran PTSD patients treated with direct therapeutic exposure. *Behavior Therapy*, **21**, 63–87.

Bourdon KH, Boyd JH, Rae DS, Burns BJ, Thompson JW, Locke BZ. (1988) Gender differences in phobias: results of the ECA community survey. *Journal of Anxiety Disorders*, **2**, 227–41.

Bourque P, Ladouceur R. (1980) An investigation of various performance-based treatments with agoraphobics. *Behaviour Research and Therapy*, **18**, 161–70.

Bouton ME, Kenney FA, Rosengard C. (1990) State-dependent fear extinction with two benzodiazepine tranquilizers. *Behavioral Neuroscience*, **104**, 44–55.

Bouwer C, Stein DJ. (1998) Use of the selective serotonin reuptake inhibitor citalopram in the treatment of generalized social phobia. *Journal of Affective Disorders*, **49**, 79–82.

Bowman D, Scogin F, Floyd M, Patton E, Gist L. (1997). Efficacy of self-examination therapy in the treatment of generalized anxiety disorder. *Journal of Counseling Psychology*, **44**, 267–73.

Boyd J. (1986) Use of mental health services for the treatment of panic disorder. *American Journal of Psychiatry*, **143**, 1569–74.

Brantley PJ, Mehan DJ, Ames SC, Jones GN. (1999) Minor stressors and generalized anxiety disorder among low-income patients attending primary care clinics. *Journal of Nervous and*

Mental Disease, **187**, 435–40.

Brawman-Mintzer O, Lydiard B, Emmanual N, Payeur R, Johnson M, Roberts J, Jarrell MP, Ballenger JC. (1993). Psychiatric comorbidity in patients with generalized anxiety disorder. American Journal of Psychiatry, **150**, 1216–18.

Breier A, Charney DS, Heninger GR. (1985) The diagnostic validity of anxiety disorders and their relationship to depressive illness. American Journal of Psychiatry, **142**, 787–97.

Breitholtz E, Johansson B, Öst LG. (1999) Cognitions in generalized anxiety disorder and panic disorder patients. A prospective approach. Behaviour Research and Therapy, **37**, 533–44.

Bremner JD, Southwick SM, Charney DS. (1999) The neurobiology of posttraumatic stress disorder: an integration of animal and human research. In Saigh PA, Bremner JD (Eds), *Posttraumatic Stress Disorder: A Comprehensive Text*. Needham Heights, MA: Allyn & Bacon, pp. 103–43.

Breslau N, Davis GC. (1985) Further evidence on the doubtful validity of generalized anxiety disorder (letter). Psychiatry Research, **16**, 177–9.

Breslau N, Davis GC, Andreski P, Peterson EL, Schultz LR. (1997) Sex differences in posttraumatic stress disorder. Archives in General Psychiatry, **54**, 1044–8.

Breslau N, Chilcoat S, Kessler R, Davis G. (1999) Previous exposure to trauma and PTSD effects of subsequent trauma. American Journal of Psychiatry, **156**, 902–7.

Brom D, Kleber RJ, Defares PB. (1989) Brief psychotherapy for post traumatic stress disorders. Journal of Consulting and Clinical Psychology, **57**, 607–12.

Brown GW, Harris TO. (1978) *Social Origins of Depression: A Study of Psychiatric Disorder in Women*. London: Tavistock.

Brown TA, Barlow DH. (1992). Comorbidity among anxiety disorders: implications for treatment and DSM-IV. Journal of Consulting and Clinical Psychology, **60**, 835–44.

Brown TA, Moras K, Zinbarg RE, Barlow DH. (1993) Diagnostic and symptom distinguishability of generalized anxiety disorder and obsessive-compulsive disorder. Behavior Therapy, **24**, 227–40.

Brown TA, DiNardo PA, Barlow DH. (1994) *Anxiety Disorders Interview Schedule for DSM-IV (ADIS-IV)*. Albany, NY: Graywind.

Brown TA, Marten PA, Barlow DH. (1995) Discriminant validity of the symptoms constituting the DSM-III-R and DSM-IV associated symptom criterion of generalized anxiety disorder. Journal of Anxiety Disorders, **9**, 317–28.

Brown TA, Chorpita BF, Korotitsch W, Barlow DH. (1997) Psychometric properties of the Depression Anxiety Stress Scales (DASS) in clinical samples. Behaviour Research and Therapy, **35**, 79–89.

Brown TA, Chorpita BF, Barlow DH. (1998) Structural relationships among dimensions of the DSM-IV anxiety and mood disorders and dimensions of negative affect, positive affect, and autonomic arousal. Journal of Abnormal Psychology, **107**, 179–92.

Bruch MA, Heimberg RA, Hope DA. (1991) States of mind model and cognitive change in treated social phobics. Cognitive Therapy and Research, **15**, 429–41.

Bryant RA, Harvey AG. (1997) Acute stress disorder: a critical review of diagnostic issues. Clinical Psychology Review, **17**, 757–73.

Bryant RA, Harvey AG, Dang ST, Sackville T, Basten C. (1998) Treatment of acute stress disorder: a comparison of cognitive behavior therapy and supportive counseling. *Journal of Consulting and Clinical Psychology*, **66**, 862–6.

Bryant RA, Sackville T, Dang ST, Moulds M, Guthrie R. (1999). Treating acute stress disorder: an evaluation of cognitive behavior therapy and supporting counseling techniques. *American Journal of Psychiatry*, **156**, 1780–6.

Burgess IS, Jones LN, Robertson SA, Radcliffe WN, Emerson E, Lawler P, Crow TJ. (1981) The degree of control exerted by phobic and non-phobic verbal stimuli over the recognition behaviour of phobic and non-phobic subjects. *Behaviour Research and Therapy*, **19**, 223–34.

Burke M, Drummond LM, Johnston DW. (1997). Treatment of choice for agoraphobic women: exposure or cognitive-behaviour therapy? *British Journal of Clinical Psychology*, **36**, 409–20.

Burns LE. (1980) The epidemiology of fears and phobias in general practice. *Journal of International Medical Research*, **8**, 1–7.

Burns GL, Keortge SG, Formea GM, Sternberger LG. (1996) Revision of the Padua Inventory of obsessive compulsive disorder symptoms: distinctions between worry, obsessions and compulsions. *Behaviour Research and Therapy*, **34**, 163–73.

Burvill PW. (1990) The epidemiology of psychological disorders in general medical settings. In Sartorius N, Goldberg D, De Girolamo G, Costa E, Silva J, Lecrubier Y, Wittchen H-U (Eds), *Psychological Disorders in General Medical Settings*. Toronto: Hogrefe and Huber.

Butler G. (1989a) Issues in the application of cognitive and behavioral strategies in the treatment of social phobia. *Clinical Psychology Review*, **9**, 91–106.

Butler G. (1989b) Phobic disorders. In Hawton K, Salkovskis PM, Kirk J, Clarke DM (Eds), *Cognitive-Behaviour Therapies for Psychiatric Problems: A Practical Guide*. Oxford: Oxford University Press.

Butler G. (1993) Predicting outcome after treatment for generalised anxiety disorder. *Behaviour Research and Therapy*, **31**, 211–13.

Butler G, Booth RG. (1991) Developing psychological treatments for generalized anxiety disorder. In Rapee RM, Barlow DH (Eds), *Chronic Anxiety, Generalized Anxiety Disorder and Mixed Anxiety–Depression*. New York: Guilford.

Butler G, Mathews A. (1983) Cognitive processes in anxiety. *Advances in Behaviour Research and Therapy*, **5**, 51–62.

Butler G, Cullington A, Munby M, Amies P, Gelder M. (1984) Exposure and anxiety management in the treatment of social phobia. *Journal of Consulting and Clinical Psychology*, **52**, 642–50.

Butler G, Fennell M, Robson P, Gelder M. (1991) Comparison of behaviour therapy and cognitive behaviour therapy in the treatment of generalized anxiety disorder. *Journal of Consulting and Clinical Psychology*, **59**, 167–75.

Cahill SP, Carrigan MH, Frueh BC. (1999) Does EMDR work? And if so, why? A critical review of controlled outcome and dismantling research. *Journal of Anxiety Disorders*, **13**, 5–33.

Cameron OG, Thyer BA, Nesse RM, Curtis GC. (1986) Symptom profiles of patients with DSM-III anxiety disorders. *American Journal of Psychiatry*, **143**, 1132–7.

Campos PE, Solyom L, Koelink A. (1984) The effects of timolol maleate on subjective and physiological components of air travel phobia. *Canadian Journal of Psychiatry*, **29**, 570–4.

Cannon WB. (1927) *Bodily Changes in Pain, Hunger, Fear, and Rage*. New York: Appelton-

Century-Crofts.
Carlson EB. (1996) *Trauma Research Methodology*. Lutherville, MD: Sidran Press.
Casacalenda N, Boulenger J-P. (1998) Pharmacologic treatments effective in both generalized anxiety disorder and major depressive disorder: clinical and theoretical implications. *Canadian Journal of Psychiatry*, **43**, 722–30.
Castle DJ, Deale A, Marks IM, Cutts F, Chadhoury Y, Stewart A. (1994) Obsessive–compulsive disorder: prediction of outcome from behavioural psychotherapy. *Acta Psychiatrica Scandinavica*, **89**, 393–8.
Cath DC, van der Wetering BJM, van Woerkom TCAM, Hoogduin CAL, Roos, RAC, Rooijmans HGM. (1992) Mental play in Gilles de la Tourette's syndrome and obsessive compulsive disorder. *British Journal of Psychiatry*, **161**, 542–5.
Chaleby KS, Raslan A. (1990) Delineation of social phobia in Saudi Arabians. *Social Psychiatry and Psychiatric Epidemiology*, **25**, 324–7.
Chambless DL. (1988) Body sensations questionnaire. In Hersen M, Bellack A (Eds), *Dictionary of Behavioral Assessment Techniques*. New York: Pergamon.
Chambless DL. (1990) Spacing of exposure sessions in treatment of agoraphobia and simple phobia. *Behavior Therapy*, **18**, 225–32.
Chambless DL, Gracely EJ. (1989) Fear of fear and the anxiety disorders. *Cognitive Therapy and Research*, **13**, 9–20.
Chambless DL, Mason J. (1986) Sex, sex-role stereotyping and agoraphobia. *Behaviour Research and Therapy*, **24**, 231–5.
Chambless DL, Foa EB, Groves GA, Goldstein AJ. (1982) Exposure and communications training in the treatment of agoraphobia. *Behaviour Research and Therapy*, **20**, 219–31.
Chambless DL, Caputo GC, Bright P, Gallagher R. (1984) Assessment of fear in agoraphobics: the Body Sensations Questionnaire and the Agoraphobic Cognitions Questionnaire. *Journal of Consulting and Clinical Psychology*, **52**, 1090–7.
Chambless DL, Caputo GC, Jasin SE, Gracely EJ, Williams C. (1985) The Mobility Inventory for Agoraphobia. *Behaviour Research and Therapy*, **23**, 35–44.
Chambless DL, Goldstein AA, Gallagher R, Bright P. (1986) Integrating behavior therapy and psychotherapy in the treatment of agoraphobia. *Psychotherapy: Theory, Research, and Practice*, **23**, 150–9.
Chambless DL, Tran GQ, Glass CR. (1997) Predictors of response to cognitive-behavioral group therapy for social phobia. *Journal of Anxiety Disorders*, **11**, 221–40.
Chorpita BF, Tracey SA, Brown TA, Collica TJ, Barlow DH. (1997) Assessment of worry in children and adolescents: an adaptation of the Penn State Worry Questionnaire. *Behaviour Research and Therapy*, **35**, 569–81.
Chouinard G, Goodman W, Greist J, Jenike M, Rasmusson S, White K, Hackett E, Gaffney M, Bick P. (1990) Results of a double blind placebo controlled trial of a new serotonin uptake inhibitor, sertraline, in the treatment of obsessive compulsive disorder. *Psychopharmacology*, **26**, 279–84.
Clark DB, Agras WS. (1991) The assessment and treatment of performance anxiety in musicians. *American Journal of Psychiatry*, **148**, 598–605.
Clark DM. (1986) A cognitive approach to panic. *Behaviour Research and Therapy*, **24**, 461–70.

Clark DM. (1988) A cognitive model of panic attacks. In Rachman S, Maser JD (Eds), *Panic: Psychological Perspectives*. Hillsdale, NJ: Lawrence Erlbaum.

Clark DM, Hemsley DR. (1982) The effects of hyperventilation: individual variability and its relation to personality. *Journal of Behavior Therapy and Experimental Psychiatry*, **13**, 41–7.

Clark DM, Wells A. (1995) A cognitive model of social phobia. In Heimberg RG, Liebowitz MR, Hope DA, Schneier FR (Eds), *Social Phobia: Diagnosis, Assessment and Treatment*. New York: Guilford Press, pp. 69–93.

Clark DM, Salkovskis PM, Chalkley AJ. (1985) Respiratory control as a treatment for panic attacks. *Journal of Behavior Therapy and Experimental Psychiatry*, **16**, 23–30.

Clark LA, Watson D. (1991) Tripartite model of anxiety and depression: psychometric evidence and taxonomic implications. *Journal of Abnormal Psychology*, **100**, 316–36.

Clarke JC, Jackson JA. (1983) *Hypnosis and Behavior Therapy*. New York: Springer-Verlag.

Clum GA. (1989) Psychological interventions vs. drugs in the treatment of panic. *Behavior Therapy*, **20**, 429–57.

Clum GA, Knowles SL. (1991) Why do some people with panic disorder become avoidant? A review. *Clinical Psychology Review*, **11**, 295–313.

Clum GA, Broyles S, Borden J, Watkins PL. (1990) Validity and reliability of the panic attack symptoms and cognitions questionnaires. Special Issue: DSM-IV and the psychology literature. *Journal of Psychopathology and Behavioral Assessment*, **12**, 233–45.

Clum GA, Clum GA, Searles R. (1993) A meta-analysis of treatments for panic disorder. *Journal of Consulting and Clinical Psychology*, **61**, 317–26.

Cohen J. (1992) A power primer. *Psychological Bulletin*, **112**, 155–9.

Coles ME, Heimberg RG. (2000) Patterns of anxious arousal during exposure to feared situations in individuals with social phobia. *Behaviour Research and Therapy*, **38**, 405–24.

Connolly J, Hallam RS, Marks IM. (1976) Selective association of fainting with blood–injury–illness fear. *Behaviour Research and Therapy*, **7**, 8–13.

Connor KM, Davidson JRT. (1998) Generalized anxiety disorder: neurobiological and pharmacotherapeutic perspectives. *Biological Psychiatry*, **44**, 1286–94.

Connor KM, Sutherland SM, Tupler LA, Malik ML, Davidson JRT. (1999) Fluoxetine in post-traumatic stress disorder – randomised, double-blind study. *British Journal of Psychiatry*, **175**, 17–22.

Constans JI, Penn DL, Ihen GH, Hope DA. (1999) Interpretive biases for ambiguous stimuli in social anxiety. *Behaviour Research and Therapy*, **37**, 643–51.

Cooper NA, Clum GA. (1989) Imaginal flooding as a supplementary treatment for PTSD in combat veterans: a controlled study. *Behavior Therapy*, **20**, 381–91.

Cooper PJ, Eke M. (1999) Childhood shyness and maternal social phobia: a community study. *British Journal of Psychiatry*, **174**, 439–43.

Copp JE, Schwiderski UE, Robinson DS. (1990) Symptom comorbidity in anxiety and depressive disorders. *Journal of Clinical Psychopharmacology*, **10** (3, Suppl.), 52S–60S.

Costa P, Herbst JH, McCrae RR, Siegler IC. (2000) Personality at midlife: stability, intrinsic maturation, and response to life events. *Assessment*, **7**, 365–78.

Costa PT, McCrae RR. (1992) Normal personality assessment in clinical practice: the NEO personality inventory. *Psychological Assessment*, **4**, 5–13.

Cottraux J. (1989) Behavioural psychotherapy for obsessive compulsive disorder. *International Review of Psychiatry*, **1**, 227–34.

Cottraux J, Messy P, Marks IM, Mollard E, Bouvard M. (1993) Predictive factors in the treatment of obsessive–compulsive disorders with fluvoxamine and/or behaviour therapy. *Behavioural Psychotherapy*, **21**, 45–50.

Cox BJ, Direnfeld DM, Swinson RP, Norton GR. (1994) Suicidal ideation and suicide attempts in panic disorder and social phobia. *American Journal of Psychiatry*, **151**, 882–7.

Cox BJ, Ross L, Swinson RP, Direnfeld DM. (1998) A comparison of social phobia outcome measures in cognitive-behavioral group therapy. *Behavior Modification*, **22**, 285–97.

Craig A, Franklin J, Andrews G. (1984) A scale to measure locus of control of behaviour. *British Journal of Medical Psychology*, **7**, 173–80.

Craske MG, Rapee RM, Barlow DH. (1988) The significance of panic – expectancy for individual patterns of avoidance. *Behavior Therapy*, **19**, 577–92.

Craske MG, Rapee RM, Jackel L, Barlow DH. (1989) Qualitative dimensions of worry in DSM-III-R generalized anxiety disorder subjects and nonanxious controls. *Behaviour Research and Therapy*, **27**, 397–402.

Craske MG, Barlow DH, O'Leary TA. (1992). *Mastery of Your Anxiety and Worry*. Albany, NY: Graywind.

Craske MG, Rowe M, Lewin M, Noriega-Dimitri R. (1997) Interoceptive exposure versus breathing retraining within cognitive-behavioural therapy for panic disorder with agoraphobia. *British Journal of Clinical Psychology*, **36**, 85–99.

Creamer M, Burgess P, Buckingham WJ, Pattison P. (1993) Post-trauma reactions following a multiple shooting: a retrospective study and methodological inquiry. In Wilson JP, Raphael B (Eds), *The International Handbook Of Traumatic Stress Syndromes*. New York: Plenum Press.

Crino R, Andrews G. (1996a) Obsessive compulsive disorder and axis I comorbidity. *Journal of Anxiety Disorders*, **10**, 37–46.

Crino R, Andrews G. (1996b) Personality disorder in obsessive–compulsive disorder: a controlled study. *Journal of Psychiatric Research*, **30**, 29–38.

Crowe RR. (1985) The genetics of panic disorder and agoraphobia. *Psychiatric Developments*, **2**, 243–8.

Crowe RR, Noyes R, Pauls DL, Sylmen D. (1983) A family study of panic disorder. *Archives of General Psychiatry*, **40**, 1065–9.

Curtis GC, Nesse RM, Buxton M, Wright J, Lippman D. (1976) Flooding in vivo as a research tool and treatment method for phobias: a preliminary report. *Comprehensive Psychiatry*, **17**, 153–60.

Da Roza Davis J, Gelder M. (1991) Long-term management of anxiety states. *International Review of Psychiatry*, **3**, 5–17.

Dager SR, Cowley DS, Dunner DL. (1987) Biological markers in panic states: lactate-induced panic and mitral valve prolapse. *Biological Psychiatry*, **22**, 339–59.

Daiuto AD, Baucom DH, Epstein N, Dutton SS. (1998). The application of behavioral couples therapy to the assessment and treatment of agoraphobia: implications of empirical research. *Clinical Psychology Review*, **18**, 663–87.

Davey GCL, Levy S. (1998) Catastrophic worrying: personal inadequacy and a perseverative iterative style as features of the catastrophizing process. *Journal of Abnormal Psychology*, **107**, 576–86.

Davidson J, Smith R, Kudler H. (1989) Validity and reliability of the DSM-III criteria for posttraumatic stress disorder. Experience with a structured interview. *Journal of Nervous and Mental Disease*, **177**, 336–41.

Davidson JRT, Potts NLS, Richichi EA, Krishnan R, Ford SM, Smith R, Wilson WH. (1993) Treatment of social phobia with clonazepam and placebo. *Journal of Clinical Psychopharmacology*, **13**, 423–8.

Davidson JRT, Hughes DC, George LK, Blazer DG. (1994) The boundary of social phobia: exploring the threshold. *Archives of General Psychiatry*, **51**, 975–83.

de Haan E, Hoogduin K, Buitelaar J, Keijsers G. (1998) Behaviour therapy versus clomipramine for the treatment of obsessive compulsive disorder in children and adolescents. *Journal of the American Academy of Child and Adolescent Psychiatry*, **37**, 1022–9.

De Loof C, Zandbergen H, Lousberg T, Pols H, Griez E. (1989) The role of life events in the onset of panic disorder. *Behaviour Research and Therapy*, **27**, 461–3.

De Ruiter C, Garssen B, Rijken H, Kraaimaat F. (1989a) The hyperventilation syndrome in panic disorder, agoraphobia, and generalized anxiety disorder. *Behaviour Research and Therapy*, **27**, 447–52.

De Ruiter C, Rijken H, Garssen B, Kraaimaat F. (1989b) Breathing retraining, exposure, and a combination of both, in the treatment of panic disorder with agoraphobia. *Behaviour Research and Therapy*, **27**, 647–55.

De Silva P, Rachman SJ. (1984) Does escape behaviour strengthen agoraphobic avoidance? A preliminary study. *Behaviour Research and Therapy*, **22**, 87–91.

De Veaugh-Geiss J, Katz RJ, Landau P. (1989) Preliminary results from a multicentre trial of clomipramine in obsessive compulsive disorder. *Psychopharmacology Bulletin*, **25**, 36–40.

DeFries JC, Gervais MC, Thomas EA. (1978) Response for 30 generations of selection for open field activity in laboratory mice. *Behavior Genetics*, **8**, 3–13.

den Boer JA. (1998) Pharmacotherapy of panic disorder: Differential efficacy from a clinical viewpoint. *Journal of Clinical Psychiatry*, **59**, 30–6.

Denney DR, Sullivan DJ, Thiry MR. (1977) Participant modelling and self-verbalization training in the reduction of spider fears. *Journal of Behavior Therapy and Experimental Psychiatry*, **8**, 247–53.

Derogatis LR. (1977) *SCL-90 Revised Version Manual-1*. Baltimore, MD: Johns Hopkins School of Medicine.

Devilly G, Spence S. (1999) The relative efficacy and treatment distress of EMDR and a cognitive-behavior trauma treatment protocol in the amelioration of posttraumatic stress disorder. *Journal of Anxiety Disorders*, **13**, 131–57.

Devilly G, Spence S, Rapee R. (1998) Statistical and reliable change with eye movement desensitization and reprocessing: treating trauma within a veteran population. *Behavior Therapy*, **29**, 435–55.

DeWit DJ, Ogborne A, Offord DR, MacDonald K. (1999) Antecedents of the risk of recovery from DSM-III-R social phobia. *Psychological Medicine*, **29**, 569–82.

Di Nardo PA, Barlow DH. (1988) *Instructions for the Anxiety Disorders Interview Schedule –*

Revised. Albany, NY: Center for Anxiety Disorders.

Di Nardo PA, O'Brien GT, Barlow DH, Waddell MT, Blanchard EB. (1983) Reliability of DSM-III anxiety disorder categories using a new structured interview. *Archives of General Psychiatry,* **40**, 1070–4.

Di Nardo PA, Guzy LT, Bak RM. (1988) Anxiety response patterns and etiological factors in dog-fearful and non-fearful subjects. *Behaviour Research and Therapy,* **26**, 245–52.

Dibartolo PM, Brown TA, Barlow DH. (1997) Effects of anxiety on attentional allocation and task performance: an information processing analysis. *Behaviour Research and Therapy,* **35**, 1101–11.

Dickinson A. (1980) *Contemporary Animal Learning Theory.* London: Cambridge University Press.

Dryden W. (1985) Challenging but not overwhelming: a compromise in negotiating homework assignments. *British Journal of Cognitive Psychotherapy,* **3**, 77–9.

Dubovsky SL. (1990) Generalized anxiety disorder: new concepts and psychopharmacologic therapies. *Journal of Clinical Psychiatry,* **51** (Suppl.), 3–10.

Dugas MJ, Freeston MH, Ladouceur R, Rheaume J, Provencher M., Boisvert JM. (1998a). Worry themes in primary GAD, secondary GAD, and other anxiety disorders. *Journal of Anxiety Disorders,* **12**, 253–61.

Dugas MJ, Gagnon F, Ladouceur R, Freeston MH. (1998b) Generalized anxiety disorder: a preliminary test of a conceptual model. *Behaviour Research and Therapy,* **36**, 215–26.

Duncan-Jones P. (1987) Modelling the aetiology of neurosis: long-term and short-term factors. In Cooper B (Ed), *Psychiatric Epidemiology: Progress and Prospects.* London: Croom Helm.

Dunner DL, Ishiki D, Avery DH, Wilson LG, Hyde TS. (1986) Effect of alprazolam and diazepam on anxiety and panic attacks in panic disorder. *Journal of Clinical Psychiatry,* **47**, 458–60.

Durham RC, Allan T. (1993) Psychological treatment of generalised anxiety disorder. A review of the clinical significance of results in outcome studies since 1980. *British Journal of Psychiatry,* **163**, 19–26.

Durham RC, Murphy T, Allan T, Richard K, Treliving LR, Fenton GW. (1994) Cognitive therapy, analytic psychotherapy and anxiety management training for generalised anxiety disorder. *British Journal of Psychiatry,* **165**, 315–23.

Durham RC, Allan T, Hackett CA. (1997) On predicting improvement and relapse in generalized anxiety disorder following psychotherapy. *British Journal of Clinical Psychology,* **36**, 101–19.

Durham RC, Fisher PL, Treliving LR, Hau CM, Richard K, Stewart JB. (1999) One year follow-up of cognitive therapy, analytic psychotherapy and anxiety management training for generalized anxiety disorder: symptom change, medication usage and attitudes to treatment. *Behavioural and Cognitive Psychotherapy,* **27**, 19–35.

D'Zurilla TJ. (1986) *Problem Solving Therapy: A Social Competence Approach to Clinical Intervention.* New York: Springer-Verlag.

D'Zurilla TJ, Goldfried MR (1971) Problem solving and behaviour modification. *Journal of Abnormal Psychology,* **8**, 107–26.

Eaton WW, Dryman A, Weissman MM. (1991) Panic and phobia. In Robins LN, Regier DA

(Eds), *Psychiatric Disorders in America: The Epidemiological Catchment Area Study*. New York: Free Press.

Eaton WW, Anthony JC, Romanoski A, Tien A, Gallo J, Cai G, Neufeld K, Schlaepfer T, Laugharne J, Chen LS. (1998) Onset and recovery from panic disorder in the Baltimore Epidemiologic Catchment Area follow-up. *British Journal of Psychiatry*, **173**, 501–7.

Ehlers A, Margraf J, Davies S, Roth WT. (1988) Selective processing of threat cues in subjects with panic attacks. *Cognition and Emotion*, **2**, 201–20.

Ehlers A, Margraf J, Roth WT. (1986a) The authors' reply. *Psychiatry Research*, **19**, 165–7.

Ehlers A, Margraf J, Roth WT, Taylor CB, Maddock RJ, Sheikh J, Kopell ML, McClenahan KL, Gossard D, Blowers GH, Agras WS, Kopell BS. (1986b) Lactate infusions and panic attacks: do patient and controls respond differently? *Psychiatry Research*, **17**, 295–308.

Eley TC, Plomin R. (1997) Genetic analyses of emotionality. *Current Opinion in Neurobiology*, **7**, 279–84.

Elkin I, Shea T, Watkins JT, Imber SD, Sotsky SM, Collins JF, Glass DR, Pilkonis PA, Leber WR, Docherty JP, Fiester SJ, Parloff MB. (1989) National Institute of Mental Health treatment of depression collaborative research program. *Archives of General Psychiatry*, **46**, 971–82.

Ellis A. (1957) Outcome of employing three techniques of psychotherapy. *Journal of Clinical Psychology*, **13**, 344–50.

Ellis A. (1962) *Reason and Emotion in Psychotherapy*. New York: Lyle Stuart.

Ellis A, Harper RA. (1975) *A New Guide to Rational Living*. North Hollywood, CA: Wilshire.

Emmelkamp PMG. (1979) The behavioral study of clinical phobias. In Hersen M, Eisler RM, Miller PM (Eds), *Progress in Behavior Modification*, Vol. 8. New York: Academic Press.

Emmelkamp PMG. (1982) *Phobic and Obsessive–Compulsive Disorders: Theory, Research, and Practice*. New York: Plenum Press.

Emmelkamp PMG, Beens H. (1991) Cognitive therapy with obsessive–compulsive disorder: a comparative evaluation. *Behaviour Research and Therapy*, **29**, 293–300.

Emmelkamp PMG, Felten M. (1985) Cognitive and physiological changes during prolonged exposure in vivo: a comparison with agoraphobics as subjects. *Behaviour Research and Therapy*, **23**, 219–23.

Emmelkamp PMG, Wessels H. (1975) Flooding in imagination vs. flooding in vivo: a comparison with agoraphobics. *Behaviour Research and Therapy*, **13**, 7–15.

Emmelkamp PMG, van der Helm M, van Zantin BL, Plochg I. (1980) Treatment of obsessive compulsive patients: the contribution of self-instructional training to the effectiveness of exposure. *Behaviour Research and Therapy*, **18**, 61–6.

Emmelkamp PMG, Mersch P-P, Vissia E. (1985a) The external validity of analogue outcome research: evaluation of cognitive and behavioural interventions. *Behavior Research and Therapy*, **23**, 83–6.

Emmelkamp PMG, Mersch P-P, Vissia E, van der Helm M. (1985b) Social phobia: a comparative evaluation of cognitive and behavioral interventions. *Behavior Research and Therapy*, **23**, 365–9.

Emmelkamp PMG, Visser S, Hoekstra RJ. (1988) Cognitive therapy versus exposure in vivo in the treatment of obsessive–compulsives. *Cognitive Therapy and Research*, **12**, 103–14.

Endicott J, Spitzer RL. (1978) A diagnostic interview: the schedule for affective disorders and schizophrenia. *Archives of General Psychiatry*, **35**, 837–44.

Eng W, Heimberg RG, Coles ME, Schneier FR, Liebowitz MR. (2000) An empirical approach to subtype identification in individuals with social phobia. *Psychological Medicine*, **30**, 1345–57.

Eysenck HJ. (1990) *Rebel With a Cause: The Autobiography of Hans Eysenck*. London: W.H. Allen.

Eysenck HJ, Eysenck SGB. (1975) *Manual of the Eysenck Personality Questionnaire (Junior and Adult)*. Kent, England: Hodder and Stoughton.

Falloon I, Mueser K, Gingerich S, Rappaport S, McGill C, Hole V. (1988) *Behavioural Family Therapy*. Buckingham: Buckingham Mental Health Service.

Faravelli C. (1985) Life events preceding the onset of panic disorder. *Journal of Affective Disorders*, **9**, 108–12.

Faravelli C, Pallanti S. (1989) Recent life events and panic disorder. *American Journal of Psychiatry*, **146**, 622–6.

Faravelli C, Webb T, Ambonetti A, Fonnesu F, Sessarego A. (1985) Prevalence of traumatic early life events in 31 agoraphobic patients with panic attacks. *American Journal of Psychiatry*, **142**, 1493–4.

Fava GA, Savron G, Zielezny M, Grandi S, Rafanelli C, Conti S. (1997) Overcoming resistance to exposure in panic disorder with agoraphobia. *Acta Psychiatrica Scandinavica*, **95**, 306–12.

Feske U, Perry KJ, Chambless DL, Renneberg B, Goldstein AJ. (1996) Avoidant personality disorder as a predictor for treatment outcome among generalized social phobics. *Journal of Personality Disorders*, **10**, 174–84.

Figley CR. (1985) *Trauma And Its Wake*. New York: Brunner/Mazel.

First MB, Spitzer RL, Gibbon M, Williams JBN. (1997) *Structured Clinical Interview for DSM-IV Axis I Disorders – Clinician Version*. Washington, DC: American Psychology Press.

Fisher PL, Durham RC. (1999) Recovery rates in generalized anxiety disorder following psychological therapy: an analysis of clinically significant change in the STAI-T across outcome studies since 1990. *Psychological Medicine*, **29**, 1425–34.

Flament MF, Whitaker A, Rapoport JL, Davies M, Berg CZ, Kalikow K, Sleery W, Shaffer D. (1988) Obsessive compulsive disorder in adolescence: an epidemiological study. *Journal of the American Academy of Child and Adolescent Psychiatry*, **27**, 764–71.

Fleming B, Falk A. (1989) Discriminating factors in panic disorder with and without agoraphobia. *Journal of Anxiety Disorders*, **3**, 209–19.

Foa EB. (1979) Failure in treating obsessive compulsives. *Behaviour Research and Therapy*, **17**, 169–79.

Foa EB, Kozak MJ. (1985) Treatment of anxiety disorders: implications for psychotherapy. In Tuma AH, Maser JD (Eds), *Anxiety and the Anxiety Disorders*. Hillsdale, NJ: Lawrence Erlbaum.

Foa EB, Kozak MJ. (1986) Emotional processing of fear: exposure to corrective information. *Psychological Bulletin*, **99**, 20–35.

Foa EB, Meadows EA. (1997) Psychosocial treatments for posttraumatic stress disorder: a critical review. *Annual Review of Psychology*, **48**, 449–80.

Foa EB, Rothbaum BO. (1998) *Treating the Trauma of Rape: Cognitive-Behavioral Therapy for PTSD*. New York: Guilford Press.

Foa EB, Tillmans A. (1980) The treatment of obsessive compulsive neurosis. In Goldstein A, Foa EB (Eds), *Handbook of Behavioural Interventions: A Clinical Guide.* New York: Wiley.

Foa EB, Jameson JS, Turner RM, Payne LL. (1980) Massed vs. spaced exposure sessions in the treatment of agoraphobia. *Behaviour Research and Therapy,* **18**, 333–8.

Foa EB, Steketee GS, Grayson JB. (1981) Success and failure in treating obsessive–compulsives. *Biological Psychiatry,* **5**, 1099–1102.

Foa EB, Grayson JB, Steketee G, Doppelt HG, Turner RM, Latimer PR. (1983a) Success and failure in behavioral treatment of obsessive compulsives. *Journal of Consulting and Clinical Psychology,* **51**, 287–97.

Foa EB, Steketee GS, Grayson JB, Doppelt HG. (1983b) Treatment of obsessive–compulsives: when do we fail? In Foa EB, Emmelkamp PMG (Eds), *Failures in Behavior Therapy.* New York: Wiley.

Foa EB, Steketee GS, Ozarow BJ. (1985) Behaviour therapy with obsessive compulsives: from therapy to treatment. In Mavissakalian M, Turner SM, Michelsen L (Eds), *Obsessive Compulsive Disorder: Psychological and Pharmacological Treatments.* New York: Plenum Press.

Foa EB, Feske U, Murdock TB, Kozak MJ, McCarthy PR. (1991a) Processing of threat-related information in rape victims. *Journal of Abnormal Psychology,* **100**, 156–62.

Foa EB, Rothbaum BO, Riggs DS, Murdock TB. (1991b) Treatment of posttraumatic stress disorder in rape victims: a comparison between cognitive-behavioral procedures and counseling. *Journal of Consulting and Clinical Psychology,* **59**, 715–23.

Foa EB, Riggs DS, Dancu CV, Rothbaum BO. (1993) Reliability and validity of a brief instrument for assessing post-traumatic stress disorder. *Journal of Traumatic Stress,* **6**, 459–73.

Foa EB, Hearst-Ikeda ID, Perry KJ. (1995a) Evaluation of a brief cognitive-behavioral program for the prevention of chronic PTSD in recent assault victims. *Journal of Consulting and Clinical Psychology,* **63**, 948–55.

Foa EB, Riggs DS, Gershuny BS. (1995b) Arousal, numbing, and intrusion: symptom structure of PTSD following assault. *American Journal of Psychiatry,* **152**, 116–20.

Foa EB, Dancu CV, Hembree EA, Jaycox LH, Meadows EA, Street GP. (1999) A comparison of exposure therapy, stress inoculation training, and their combination for reducing posttraumatic stress disorder in female assault victims. *Journal of Consulting and Clinical Psychology,* **67**, 194–200.

Foa EB, Keane TM, Friedman MJ. (2000) *Effective Treatments for PTSD.* New York: Guilford Press.

Fones CSL, Manfro GG, Pollack MH. (1998) Social phobia: an update. *Harvard Review of Psychiatry,* **5**, 247–59.

Forsyth JP, Chorpita BF. (1997) Unearthing the non-associative origins of fears and phobias: a rejoinder. *Journal of Behavior Therapy and Experimental Psychiatry,* **28**, 297–305.

Foulds J, Wiedmann K, Patterson J, Brooks N. (1990) The effects of muscle tension on cerebral circulation in blood-phobic and non-phobic subjects. *Behaviour Research and Therapy,* **28**, 481–6.

Franklin JA. (1987) The changing nature of agoraphobic fears. *British Journal of Clinical Psychology,* **26**, 127–33.

Franklin JA. (1990a) Behavioural therapy for panic disorder. In McNaughton N, Andrews G (Eds), *Anxiety*. Dunedin: Otago University Press.

Franklin JA. (1990b) Agoraphobia: its nature, development and treatment. Unpublished doctoral dissertation. Sydney: University of New South Wales.

Franklin JA. (1991) Agoraphobia. *International Review of Psychiatry*, 3, 151–62.

Franklin JA, Andrews G. (1989) Stress and the onset of agoraphobia. *Australian Psychologist*, 24, 203–19.

Freeston MH, Rheaume J, Letarte H, Dugas MJ, Ladouceur R. (1994) Why do people worry? *Personality and Individual Differences*, 17, 791–802.

Freeston MH, Dugas MJ, Ladouceur R. (1996a) Thoughts, images, worry and anxiety. *Cognitive Therapy and Research*, 20, 265–73.

Freeston MH, Rheaume J, Ladouceur R. (1996b) Correcting faulty appraisals of obsessional thoughts. *Behavior Research and Therapy*, 34, 433–46.

Freeston M, Ladoucer R, Gagnon F, Thibodeau N, Rheaume J, Letarte H, Bujold A. (1997) Cognitive-behavioral treatment of obsessive thoughts: a controlled study. *Journal of Consulting and Clinical Psychology*, 65, 405–13.

Friedman MJ. (1997) Drug treatment for PTSD: answers and questions. *Annals of the New York Academy of Science*, 821, 359–71.

Friedman, MJ, Charney, DS, Southwick SM. (1993) Pharmacotherapy for recently evacuated military casualties. *Military Medicine*, 158, 493–7.

Friend P, Andrews G. (1990) Agoraphobia without panic attacks. In McNaughton N, Andrews G (Eds), *Anxiety*. Dunedin: Otago University Press.

Frueh BC, Gold PB, de Arellano MA. (1997) Symptom overreporting in combat veterans evaluated for PTSD: differentiation on the basis of compensation seeking status. *Journal of Personality Assessment*, 68, 369–84.

Furmark T, Tillfors M, Everz P-O, Marteinsdottir I, Gefvert O, Fredrickson M. (1999) Social phobia in the general population: prevalence and sociodemographic profile. *Social Psychiatry and Psychiatric Epidemiology*, 34, 416–24.

Furmark T, Tillfors M, Stattin H, Ekselius L, Fredrikson M. (2000) Social phobia subtypes in the general population revealed by cluster analysis. *Psychological Medicine*, 30, 1335–44.

Fyer AJ. (1987) Simple phobia. *Modern Problems in Pharmacopsychiatry*, 22, 174–92.

Fyer AJ, Mannuzza S, Gallops MS, Martin LY, Aaronson C, Gorman JM, Liebowitz MR, Klein DF. (1990) Familial transmission of simple phobias and fears: a preliminary report. *Archives of General Psychiatry*, 47, 252–6.

Gale C, Oakley-Browne M. (2000) Extracts from "Clinical Evidence": anxiety disorder. *British Medical Journal*, 321, 1204–7.

Garssen B, van Veenendaal W, Bloemink R. (1983) Agoraphobia and the hyperventilation syndrome. *Behaviour Research and Therapy*, 21, 643–9.

Garssen B, de Ruiter C, van Dyck R. (1992) Breathing retraining: a rational placebo? *Clinical Psychology Review*, 12, 141–53.

Garvey MJ, Noyes R, Cook B. (1987) Does situational panic disorder represent a specific panic disorder subtype? *Comprehensive Psychiatry*, 28, 329–33.

Garvey MJ, Cook B, Noyes R. (1988) The occurrence of a prodrome of generalized anxiety in panic disorder. *Comprehensive Psychiatry*, **29**, 445–9.

Gelder M. (1979) Behavior therapy for neurotic disorders. *Behavior Modification*, **3**, 469–95.

Gelenberg AJ, Lydiard RB, Rudolph RL, Aguiar L, Haskins JT, Salinas E. (2000). Efficacy of venlafaxine extended-release capsules in nondepressed outpatients with generalized anxiety disorder: a 6-month randomized controlled trial. *Journal of the American Medical Association*, **283**, 3082–8.

Gelernter CS, Uhde TW, Cimbolic P, Arnkoff DB, Vittone BJ, Tancer ME, Bartko JJ. (1991) Cognitive behavioural and pharmacological treatments of social phobia: a controlled study. *Archives of General Psychiatry*, **48**, 938–45.

Gelpin E, Bonne O, Peri T, Brandes D, Shalev AY. (1996) Treatment of recent trauma survivors with benzodiazepines: a prospective Study. *Journal of Clinical Psychiatry*, **57**, 390–4.

George MS, Trimble MR, Ring HA, Sallee FR, Robertson MM. (1993) Obsessions in obsessive–compulsive disorder with and without Gilles de la Tourette's syndrome. *American Journal of Psychiatry*, **150**, 93–7.

Gittleson NL. (1966) Depressive psychosis in the obsessional neurotic. *British Journal of Psychiatry*, **112**, 883–7.

Goldberg DP, Lecrubier Y. (1995) Form and frequency of mental disorders across centres. In Ustun TB, Sartorius N (Eds), *Mental Illness in General Health Care: An International Study. US:* New York: Wiley.

Goldfried MR, Davison GC. (1976) *Clinical Behavior Therapy*. New York: Holt, Rinehart and Winston.

Goldstein AJ, Chambless DL. (1978) A reanalysis of agoraphobia. *Journal of Behavior Therapy and Experimental Psychiatry*, **1**, 305–13.

Goodman WK, Price LH, Rasmussen SA, Mazure C, Fleischman RL, Hill C, Heninger G, Charney D. (1989) The Yale–Brown Obsessive Compulsive Scale 1. Development, use and reliability. *Archives of General Psychiatry*, **46**, 1006–11.

Goodman WK, Price LH, Delgado PL, Palumbo J, Krystal JH, Nagy LM, Rasmussen SA, Heninger GR, Charney DS. (1990) Specificity of serotonin re-uptake inhibitors in the treatment of obsessive–compulsive disorder: comparison of fluvoxamine and desipramine. *Archives of General Psychiatry*, **47**, 577–85.

Goodman WK, McDougle CJ, Price LH. (1992) Pharmacotherapy of obsessive–compulsive disorder. *Journal of Clinical Psychiatry*, **53** (4, Suppl.), 29–37.

Goodwin D, Guze S, Robins E. (1969) Follow up studies in obsessional neurosis. *Archives of General Psychiatry*, **20**, 182–7.

Gorman JM, Papp LA. (1990) Chronic anxiety: deciding the length of treatment. *Journal of Clinical Psychiatry*, **51** (Suppl.), 11–15.

Gorman JM, Askanazi J, Liebowitz MR, Fyer AJ, Stein J, Kinney JM, Klein DF. (1984) Response to hyperventilation in a group of patients with panic disorder. *American Journal of Psychiatry*, **141**, 857–61.

Gorman JM, Liebowitz MR, Fyer AJ, Stein MB. (1989) A neuroanatomical hypothesis for panic disorder. *Journal of Clinical Psychopharmacology*, **5**, 298–301.

Gosling SD, John OP. (1999) Personality dimensions in nonhuman animals: a cross-species review. *Current Directions in Psychological Science*, **8**, 69–75.

Gould RA, Clum GA. (1995) Self-help plus minimal therapist contact in the treatment of panic disorder: a replication and extension. *Behavior Therapy*, **26**, 533–46.

Gould RA, Clum GA, Shapiro D. (1993) The use of bibliotherapy in the treatment of panic: a preliminary investigation. *Behavior Therapy*, **24**, 241–52.

Gould RA, Buckminster S, Pollack MH, Otto MW, Yap L. (1997a) Cognitive-behavioral and pharmacological treatment for social phobia: a meta-analysis. *Clinical Psychology: Science and Practice*, **4**, 291–306.

Gould RA, Otto MW, Pollack MH, Yap L. (1997b) Cognitive behavioural and pharmacological treatment of generalized anxiety disorder: a preliminary meta-analysis. *Behavior Therapy*, **28**, 285–305.

Gournay KJM. (1991) The failure of exposure treatment in agoraphobia: implications for the practice of nurse therapists and community psychiatric nurses. *Journal of Advanced Nursing*, **16**, 1099–109.

Gray JA. (1988) A neuropsychological basis of anxiety. In Last CA, Hersen M (Eds), *Handbook of Anxiety Disorders*. Elmsford, NY: Pergamon Press.

Gray JA, McNaughton N. (2000) *The Neuropsychology of Anxiety*, 2nd Edition. New York: Oxford University Press.

Green BL. (1996) Traumatic stress and disaster: mental health effects and factors influencing adaptation. In Mak FL, Nadelson CC (Eds), *International Review of Psychiatry*, Vol. 2. Washington, DC: American Psychiatric Press.

Greist J, Chouinard G, DuBoff E, Halaris A, Kim SW, Koran L, Liebowitz M, Lydiard RB, Rasmussen S, White K, Sikes C. (1995) Double blind parallel comparison of three doses of sertraline and placebo in outpatients with obsessive compulsive disorder. *Archives of General Psychiatry*, **52**, 289–95.

Greist JH. (1990a) Medication management of obsessive compulsive disorder. *Today's Therapeutic Trends*, **7**, 13–27.

Greist JH. (1990b) Treatment of obsessive–compulsive disorder: psychotherapies, drugs and other somatic treatments. *Journal of Clinical Psychiatry*, **51** (8, Suppl.), 44–50.

Greist JH. (1998) The comparative effectiveness of treatments for obsessive–compulsive disorder. *Bulletin of the Meninger Clinic*, **62** (Suppl. A), A65–A81.

Greist JH, Marks IM, Berlin F, Gourney K, Noshirvani, H. (1980) Avoidance versus confrontation of fear. *Behavior Therapy*, **11**, 1–14.

Griez E, van den Hout MA. (1982) Effects of carbon dioxide–oxygen inhalations on subjective anxiety and some neurovegetative parameters. *Journal of Behavior Therapy and Experimental Psychiatry*, **13**, 27–32.

Griez E, Zandbergen J, Lousberg H, van den Hout M. (1988) Effects of low pulmonary CO_2 on panic anxiety. *Comprehensive Psychiatry*, **29**, 49–58.

Grossberg JM. (1965) Successful behavior therapy in a case of speech phobia ("stage fright"). *Journal of Speech and Hearing Disorders*, **30**, 285–8.

Hafner RJ, Marks IM. (1976) Exposure in vivo of agoraphobics: contributions of diazepam, group exposure, and anxiety evocation. *Psychological Medicine*, **6**, 71–88.

Hamilton M. (1959) The assessment of anxiety states by rating. *British Journal of Medical Psychology*, **2**, 50–9.

Hammarberg M. (1992) Penn Inventory for Posttraumatic Stress Disorder: psychometric properties. *Psychological Assessment*, **4**, 67–76.

Hansen AMD, Hoogduin CAL, Scaap C, de Haan E. (1992) Do drop-outs differ from successfully treated obsessive compulsives. *Behaviour Research and Therapy*, **30**, 547–50.

Heide FJ, Borkovec TD. (1984) Relaxation-induced anxiety: mechanisms and theoretical implications. *Behaviour Research and Therapy*, **22**, 1–12.

Heimberg R. (1989) Cognitive and behavioral treatments for social phobia: a critical analysis. *Clinical Psychology Review*, **9**, 107–28.

Heimberg RG, Becker RE, Goldfinger K, Vermilyea BA. (1985) Treatment of social phobia by exposure, cognitive restructuring, and homework assignments. *Journal of Nervous and Mental Disease*, **173**, 236–45.

Heimberg RG, Hope DA, Rapee RM, Bruch MA. (1987) The validity of the Social Avoidance and Distress Scale and the Fear of Negative Evaluation Scale with social phobic patients. *Behaviour Research and Therapy*, **26**, 407–10.

Heimberg RG, Dodge CS, Hope DA, Kennedy CR, Zollo LJ. (1990a) Cognitive behavioral group treatment for social phobia: comparison with a credible placebo control. *Cognitive Therapy and Research*, **14**, 1–23.

Heimberg RG, Hope DA, Dodge CS, Becker RE. (1990b) DSMIIIR subtypes of social phobia: comparison of generalized social phobics and public speaking phobics. *Journal of Nervous and Mental Disease*, **178**, 172–9.

Heimberg RG, Salzman DG, Holt CS, Blendell KA. (1993) Cognitive behavioral group treatment for social phobia: effectiveness at five-year follow-up. *Cognitive Therapy and Research*, **17**, 1–15.

Heimberg RG, Juster HR, Hope DA, Mattia JI. (1995) Cognitive-behavioral group treatment: description, case presentation and empirical support. In Stein MB (Ed), *Social Phobia: Clinical and Research Perspectives*. Washington, DC: American Psychiatric Press.

Heimberg RG, Liebowitz MR, Hope DA, Schneier FR, Holt CS, Welkowitz LA, Juster HR, Campeas R, Bruch MA, Cloitre M, Fallon B, Klein DF. (1998) Cognitive behavioral group therapy vs. phenelzine therapy for social phobia: 12 week outcome. *Archives of General Psychiatry*, **55**, 1133–41.

Helzer JE, Robins LN, McEvoy L. (1987) Posttraumatic stress disorder in the general population: findings from the Epidemiological Catchment Area Survey. *New England Journal of Medicine*, **317**, 1630–4.

Herzberg A. (1941) Short treatment of neuroses by graduated tacks. *British Journal of Medical Psychology*, **19**, 36–51.

Hibbert GA, Chan M. (1989) Respiratory control: its contribution to the treatment of panic attacks. *British Journal of Psychiatry*, **154**, 232–6.

Hibbert GA, Pilsbury D. (1989) Hyperventilation in panic attacks: ambulant monitoring of transcutaneous carbon dioxide. *British Journal of Psychiatry*, **155**, 805–9.

Hoaken P, Schnurr R. (1980) Genetic factors in obsessive–compulsive disorder: a rare case of discordant monozygotic twins. *Canadian Journal of Psychiatry*, **25**, 167–72.

Hodgson RJ, Rachman S. (1977) Obsessional–compulsive complaints. *Behaviour Research and Therapy*, **15**, 389–95.

Hoehn-Saric R. (1998) Psychic and somatic anxiety: worries, somatic symptoms and physiological changes. *Acta Psychiatrica Scandinavica*, **98** (Suppl. 393), 32–8.

Hoehn-Saric R, McLeod DR, Zimmerli WD. (1988) Differential effects of alprazolam and imipramine in generalized anxiety disorder: somatic versus psychic symptoms. *Journal of Clinical Psychiatry*, **49**, 293–301.

Hoffart A. (1995) Cognitive mediators of situation fear in agoraphobia. *Journal of Behavior Therapy and Experimental Psychiatry*, **26**, 313–20.

Hoffart A. (1998) Cognitive and guided mastery therapy of agoraphobia: long-term outcome and mechanisms of change. *Cognitive Therapy and Research*, **22**, 195–207.

Hoffart A, Hedley LM. (1997) Personality traits among panic disorder with agoraphobia patients before and after symptom-focused treatment. *Journal of Anxiety Disorders*, **11**, 77–87.

Hofmann SG. (2000) Self-focused attention before and after treatment of social phobia. *Behaviour Research and Therapy*, **38**, 717–25.

Hofmann SG, Barlow DH. (1999) The costs of anxiety disorders: implications for psychosocial interventions. In Miller NE, Magruder KM (Eds), *Cost Effectiveness of Psychotherapy*. New York: Oxford University Press.

Hofmann SG, Lehman CL, Barlow DH. (1997) How specific are specific phobias? *Journal of Behavior Therapy and Experimental Psychiatry*, **28**, 233–40.

Hohagen F, Winkelmann G, Rasche-Raeuchle H, Hand I, Koenig, A, Muenchau N, Hiss H, Geiger-Kabisch C, Kaeppler C, Schramm P, Rey E, Aldenhoff J, Berger M. (1998) Combination of behaviour therapy with fluvoxamine in comparison with behaviour therapy and placebo: results of a multicentre study. *British Journal of Psychiatry*, **173** (Suppl. 35), 71–78.

Holland RL, Musch BC, Hindmarch I. (1999) Specific effects of benzodiazepines and tricyclic antidepressants in panic disorder: comparisons of clomipramine with alprazolam SR and adinazolam SR. *Human Psychopharmacology*, **14**, 119–24.

Hollander E, Kaplan A, Allen A, Cartwright C. (2000) Pharmacotherapy for obsessive–compulsive disorder. *Psychiatric Clinics of North America*, **23**, 643–56.

Holt CS, Heimberg RG, Hope DA. (1992) Avoidant personality disorder and the generalized subtype of social phobia. *Journal of Abnormal Psychology*, **101**, 318–25.

Holt PE, Andrews G. (1989a) Provocation of panic: three elements of the panic reaction in four anxiety disorders. *Behaviour Research and Therapy*, **27**, 253–61.

Holt PE, Andrews G. (1989b) Hyperventilation and anxiety in panic disorder, social phobia, GAD, and normal controls. *Behaviour Research and Therapy*, **27**, 453–60.

Holzer JC, Goodman WK, McDougle, CJ, Baer L, Boyarsky BK, Leckman JF, Price LH. (1994) Obsessive–compulsive disorder with and without a chronic tic disorder: a comparison of symptoms in 70 patients. *British Journal of Psychiatry*, **164**, 469–73.

Hoogduin CAL, Diuvenvoorden HJ. (1988) A decision model in the treatment of obsessive–compulsive neurosis. *British Journal of Psychiatry*, **152**, 516–21.

Hope DA, Gansler DA, Heimberg RG. (1989) Attentional focus and causal attributions in social phobia: implications from social psychology. *Clinical Psychology Review*, **9**, 49–60.

Hope DA, Rapee RM, Heimberg RG, Dombeck MJ. (1990) Representations of self in social phobia: vulnerability to social threat. *Cognitive Therapy and Research*, **14**, 177–89.

Hope DA, Heimberg RG, Bruch MA. (1995) Dismantling cognitive-behavioral group therapy for social phobia. *Behaviour Research and Therapy*, 33, 637–50.

Hornsveld H, Garssen B, Dop MF, van Spiegel P. (1990) Symptom reporting during voluntary hyperventilation and mental load: implications for diagnosing hyperventilation syndrome. *Journal of Psychosomatic Research*, 34, 687–97.

Horowitz M, Wilner N, Alvarez W. (1979) Impact of Event Scale: a measure of subjective stress. *Psychosomatic Medicine*, 41, 209–18.

Hudson JI, Pope HG (1990) Affective spectrum disorder: does antidepressant response identify a family of disorders with a common pathophysiology? *American Journal of Psychiatry*, 147, 552–64.

Hunt C, Andrews G. (1992) Measuring personality disorder: the use of self-report questionnaires. *Journal of Personality Disorder*, 6, 125–33.

Hunt C, Andrews G. (1998) The long-term outcome of panic disorder and social phobia. *Journal of Anxiety Disorders*, 12, 395–406.

Hunt C, Singh M. (1991) Generalized anxiety disorder. *International Review of Psychiatry*, 3, 215–29.

Hunt C, Issakidis C, Andrews G. (2002) DSM-IV Generalized Anxiety Disorder in the Australian National Survey of Mental Health and Well-Being. *Psychological Medicine*, in press.

Ingram IM. (1961). The obsessional personality and obsessional illness. *American Journal of Psychiatry*, 117, 1016–19.

Insel TR. (1988) Obsessive–compulsive disorder: new models. *Psychopharmacology*, 24, 365–9.

Insel TR, Hoover C, Murphy DL. (1983) Parents of patients with obsessive–compulsive disorder. *Psychological Medicine*, 13, 807–11.

International Multicenter Clinical Trial Group on Moclobemide in Social Phobia. (1997) Moclobemide in social phobia: a double-blind, placebo controlled clinical study. *European Archives of Psychiatry and Clinical Neuroscience*, 24, 71–80.

Issakidis C, Andrews G. (2002). Service utilisation for anxiety in an Australian community sample. *Social Psychiatry and Psychiatric Epidemiology*, in press.

Ito LM, de Araujo LA, Hemsley DR, Marks IM. (1995) Beliefs and resistance in obsessive compulsive disorder: observations from a controlled study. *Journal of Anxiety Disorders*, 9, 269–81.

Ito LM, Noshirvani H, Basoglu M, Marks IM. (1996) Does exposure to internal cues enhance exposure to external cues in agoraphobia with panic? *Psychotherapy and Psychosomatics*, 65, 24–8.

Jacobson E. (1962) *You Must Relax*. New York: McGraw-Hill.

Jenike MA. (1990) The pharmacological treatment of obsessive compulsive disorders. *International Review of Psychiatry*, 2, 411–25.

Jenike MA, Baer L, Mininchiello WE, Schwartz CE, Carey RJ. (1986) Concomitant obsessive compulsive disorder and schizotypal personality disorder. *American Journal of Psychiatry*, 143, 530–2.

Jenike MA, Baer L, Summergrad P, Mininchiello WE, Holland A, Seymour R. (1990a) Sertraline in obsessive–compulsive disorder: a double blind comparison with placebo. *American Journal of Psychiatry*, 147, 923–8.

Jenike MA, Hyman S, Baer L, Holland A, Mininchiello WE, Buttolph L, Summergrad P,

Seymour R, Ricciardi J. (1990b) A controlled trial of fluvoxamine in obsessive–compulsive disorder: implications for a serotonergic theory. *American Journal of Psychiatry*, **140**, 1209–15.

Jerremalm A, Jansson L, Öst L-G. (1986) Cognitive and physiological reactivity and the effects of different behavioral methods in the treatment of social phobia. *Behavior Research and Therapy*, **24**, 171–80.

Joffe RT, Regan JP. (1988). Personality and depression. *Journal of Psychiatric Research*, **22**, 279–86.

Jones M, Menzies R. (1997a) Danger ideation reduction therapy (DIRT): preliminary findings with three obsessive compulsive washers. *Behavior Research and Therapy*, **35**, 955–60.

Jones M, Menzies R. (1997b) The cognitive mediation of obsessive–compulsive handwashing. *Behavior Research and Therapy*, **35**, 843–50.

Joorman J, Stober J. (1999) Somatic symptoms of generalized anxiety disorder from the DSM-IV: associations with pathological worry and depression symptoms in a nonclinical sample. *Journal of Anxiety Disorders*, **13**, 491–503.

Judd LL, Kessler RC, Paulus MP, Zeller PV, Wittchen H-U, Kunovac JL. (1998) Comorbidity as a fundamental feature of generalized anxiety disorders: results from the National Comorbidity Study (NCS). *Acta Psychiatrica Scandinavica*, **98** (Suppl. 393), 6–11.

Kagan J, Reznick JS, Snidman N. (1988) Biological basis of childhood shyness. *Science*, **240**, 167–71.

Kahn RJ, McNair DM, Lipman RS, Covi L, Rickels K, Downing R, Fisher S, Frankenthaler LM. (1986) Imipramine and chlordiazepoxide in depressive and anxiety disorders. *Archives of General Psychiatry*, **43**, 79–85.

Kamin LJ. (1968) Attention-like processes in classical conditioning. In Jones MR (Ed), *Miami Symposium on the Prediction of Behavior: Aversive Stimuli*. Coral Gables, FL: University of Miami Press.

Karno M, Golding JM, Sorenson SB, Burnam MA. (1988) The epidemiology of obsessive–compulsive disorder in five U.S. communities. *Archives of General Psychiatry*, **45**, 1094–9.

Kasper S. (1998) Social phobia: the nature of the disorder. *Journal of Affective Disorders*, **50** (Suppl.), S3–S9.

Katon W, Vitaliano PP, Russo J, Jones M, Anderson K. (1987) Panic disorder: spectrum of severity and somatization. *Journal of Nervous and Mental Disease*, **175**, 12–19.

Keane T. (1995) The role of exposure therapy in the psychological treatment of PTSD. *Clinical Quarterly of the National Center for PTSD*, **5**, 2–6.

Keane TM, Malloy PF, Fairbank JA. (1984) Empirical development of an MMPI subscale for the assessment of combat-related posttraumatic stress disorder. *Journal of Consulting and Clinical Psychology*, **52**, 888–91.

Keane TM, Caddell JM, Taylor KL. (1988) Mississippi Scale for combat-related posttraumatic stress disorder: three studies in reliability and validity. *Journal of Consulting and Clinical Psychology*, **56**, 85–90.

Keane TM, Fairbank JA, Caddell JM, Zimering RT. (1989) Implosive (flooding) therapy reduces symptoms of PTSD in Vietnam combat veterans. *Behavior Therapy*, **20**, 245–60.

Keijsers GPJ, Hoogduin CAL, Schaap CPDR. (1994) Predictors of treatment outcome in the

behavioural treatment of obsessive–compulsive disorder. *British Journal of Psychiatry*, **165**, 781–6.
Kenardy JA, Webster RA, Lewin TJ, Carr VJ, Hazell PL, Carter GL. (1996) Stress debriefing and patterns of recovery following a natural disaster. *Journal of Traumatic Stress*, **9**, 37–50.
Kendall PC, Lipman AJ. (1991) Psychological and pharmacological therapy: methods and modes for comparative outcome research. *Journal of Consulting and Clinical Psychology*, **59**, 78–87.
Kendell RE, Discipio WJ. (1970) Obsessional symptoms and obsessional personality traits in depressive illness. *Psychological Medicine*, **1**, 65–72.
Kendler KS, Neale MC, Kessler RC, Heath AC, Eaves LJ. (1992a) The genetic epidemiology of phobias in women: the interrelationship of agoraphobia, social phobia, situational phobia, and simple phobia. *Archives of General Psychiatry*, **49**, 273–81.
Kendler KS, Neale MC, Kessler RC, Heath AC, Eaves LJ. (1992b) Major depression and generalized anxiety disorder. Same genes, (partly) different environments? *Archives of General Psychiatry*, **49**, 716–22.
Kendler KS, Neale MC, Kessler RC, Heath AC, Eaves LJ. (1993) Panic disorder in women: a population-based twin study. *Psychological Medicine*, **23**, 397–406.
Kendler KS, Karkowski LM, Prescott CA. (1999) Fears and phobias: reliability and heritability. *Psychological Medicine*, **29**, 539–53.
Kerr WJ, Dalton JW, Gliebe PA. (1937) Some physical phenomena associated with the anxiety state and their relation to hyperventilation. *Annals of Internal Medicine*, **11**, 961–75.
Kessler RC, McGonagle KA, Zhao S, Nelson CB, Hughes M, Eshleman S, Wittchen H-U, and Kendler KS. (1994) Lifetime and 12 month prevalence of DSM-III-R psychiatric disorders in the United States. Results from the National Comorbidity Survey. *Archives of General Psychiatry*, **51**, 8–19.
Kessler RC, Sonnega A, Bromet E, Hughes M, Nelson CB. (1995) Posttraumatic stress disorder in the National Comorbidity Survey. *Archives of General Psychiatry*, **52**, 1048–60.
Kessler RC, Stein MB, Berglund P. (1998) Social phobia subtypes in the National Comorbidity Survey. *American Journal of Psychiatry*, **155**, 613–19.
Kessler R, Sonnega A, Bromet E, Hughes M, Nelson C, Breslau N. (1999a) Epidemiological risk factors for trauma and PTSD. In Yehuda R (Ed), *Risk Factors For Posttraumatic Stress Disorder*. Washington, DC: American Psychiatric Press.
Kessler RC, Stang P, Wittchen H-U, Stein M, Walters EE. (1999b) Lifetime co-morbidities between social phobia and mood disorders in the US National Comorbidity Survey. *Psychological Medicine*, **29**, 555–67.
Kilic C, Curran HV, Noshirvani H, Marks, IM, Basoglu M. (1999) Long-term effects of alprazolam on memory: a 3.5 year follow-up of agoraphobia/panic patients. *Psychological Medicine*, **29**, 225–31.
Kilpatrick DG, Resnick HS, Freedy JR, Pelcovitz D, Resick P, Roth S, van der Kolk B. (1997) The posttraumatic stress disorder field trial: evaluation of the PTSD construct: criteria A through E. In Widiger TA, Frances AJ, Pincus HA, First MB, Ross R, Davis W (Eds), *DSM-IV Sourcebook*, Vol. IV. Washington DC: American Psychiatric Press.
Kirk J. (1989) Cognitive-behavioural assessment. In Hawton K, Salkovskis PM, Kirk J, Clarke

DM (Eds), *Cognitive-Behaviour Therapies for Psychiatric Problems: A Practical Guide.* Oxford: Oxford University Press.

Klass ET, DiNardo PA, Barlow DH. (1989) DSM-III-R personality diagnoses in anxiety disorder patients. *Comprehensive Psychiatry*, **30**, 251–8.

Kleber RJ, Figley CR, Gersons BP. (1995) *Beyond Trauma: Cultural and Societal Dynamics.* New York: Plenum Press.

Klein DF. (1964) Delineation of two drug-responsive anxiety syndromes. *Psychopharmacologia*, **5**, 397–408.

Klein DF. (1981) Anxiety reconceptualized. In Klein DF, Rabkin JG (Eds), *Anxiety: New Research and Changing Concepts.* New York: Raven Press.

Klein DF, Ross DC. (1986) Response of panic patients and normal controls to lactate infusions. *Psychiatry Research*, **19**, 163–4.

Kleinknecht RA. (1987) Vasovagal syncope and blood/injury fear. *Behaviour Research and Therapy*, **25**, 175–8.

Kleinknecht RA, Lenz J. (1989) Blood/injury fear, fainting and avoidance of medically-related situations: a family correspondence study. *Behaviour Research and Therapy*, **27**, 537–47.

Klosko JS, Barlow DH, Tassinari R, Cerny JA. (1990) A comparison of alprazolam and behavior therapy in treatment of panic disorder. *Journal of Consulting and Clinical Psychology*, **58**, 77–84.

Knowles JA, Mannuzza S, Fyer AJ. (1995) Heritability of social anxiety. In Stein MB (Ed), *Social Phobia: Clinical and Research Perspectives.* Washington, DC: American Psychiatric Press, pp. 147–62.

Kobak KA, Greist J, Jeffersen JW, Katzelnick DJ, Henk HJ. (1998) Behavioral versus pharmacological treatments of obsessive–compulsive disorder: a meta-analysis. *Psychopharmacology*, **136**, 205–16.

Kopenon H, Lepola U, Leinonen E, Jokinen R, Penntinen J, Turtonen J. (1997) Citalopram in the treatment of obsessive–compulsive disorder: an open trial. *Acta Psychiatrica Scandinavica*, **96**, 121–9.

Kringlen E. (1965). Obsessional neurotics: a long term follow-up. *British Journal of Psychiatry*, **111**, 709–22.

Kronig M, Apter J, Asnis G, Bystritsky A, Curtis G, Ferguson J, Landbloom R, Munjak D, Reisenberg R, Robinson D, Roy-Byrne P, Phillips K, Du Pont I. (1999) Placebo controlled multicentre study of sertraline treatment for obsessive–compulsive disorder. *Journal of Clinical Psychopharmacology*, **19**, 172–6.

Krueger RF. (1999) The structure of common mental disorders. *Archives of General Psychiatry*, **56**, 921–6.

Krueger RF, Caspi A, Moffitt TE. (2000) Epidemiological personology: the unifying role of personality in population based research on problem behaviors. *Journal of Personality*, **68**, 967–98.

Kubany ES. (1994) A cognitive model of guilt typology in combat-related PTSD. *Journal of Traumatic Stress*, **7**, 3–19.

Kulka RA, Schlenger WE, Fairbank JA, Hough RL, Jordan BK, Marmar CR, Weiss DS. (1990) *Trauma and the Vietnam Generation: Report of Findings from the National Vietnam Veterans*

Readjustment Study. New York: Brunner/Mazel.
Kushner MG, Sher KJ, Beitman BD. (1990) The relation between alcohol problems and the anxiety disorders. *American Journal of Psychiatry,* **147**, 685–95.
Lader M, Scotto J. (1998) A multicentre double-blind comparison on hydroxyzine, buspirone and placebo in patients with generalized anxiety disorder. *Psychopharmacology,* **139**, 402–6.
Ladouceur R. (1983) Participant modelling with or without cognitive treatment for phobias. *Journal of Consulting and Clinical Psychology,* **51**, 942–4.
Ladouceur R, Blais F, Freeston MH, Dugas MJ. (1998) Problem solving and problem orientation in generalized anxiety disorder. *Journal of Anxiety Disorders,* **12**, 139–152.
Ladouceur R, Dugas MJ, Freeston MH, Leger E, Gagnon F, Thibodeau N. (2000a). Efficacy of a cognitive-behavioural treatment for generalized anxiety disorder: evaluation in a controlled clinical trial. *Journal of Clinical and Consulting Psychology,* **68**, 957–64.
Ladouceur R, Gosselin P, Dugas MJ. (2000b). Experimental manipulation of intolerance of uncertainty: a study of a theoretical model of worry. *Behaviour Research and Therapy,* **38**, 933–41.
Lampe LA. (2000) Social phobia: a review of recent research trends. *Current Opinion in Psychiatry,* **13**, 149–55.
Lang PJ. (1979) A bioinformational theory of emotional imagery. *Psychophysiology,* **6**, 495–511.
Langlois F, Freeston MH, Ladouceur R. (2000a) Differences and similarities between obsessive intrusive thoughts and worry in a non-clinical population: study 1. *Behavior Research and Therapy,* **38**, 157–73.
Langlois F, Freeston MH, Ladouceur R. (2000b). Differences and similarities between obsessive intrusive thoughts and worry in a non-clinical population: study 2. *Behavior Research and Therapy,* **38**, 175–89.
Last CG. (1987) Simple phobias. In Michaelson L, Ascher LM (Eds), *Anxiety and Stress Disorders.* New York: Guilford.
Last CG, Barlow DH, O'Brien GT. (1984) Precipitants of agoraphobia: role of stressful life events. *Psychological Reports,* **54**, 567–70.
Last CG, Strauss CC. (1989) Obsessive–compulsive disorder in childhood. *Journal of Anxiety Disorders,* **3**, 295–302.
Leary MR, Kowalsky RM. (1995) The self-presentation model of social phobia. In Heimberg RG, Liebowitz MR, Hope DA, Schneider FR. (Eds), *Social Phobia: Diagnosis, Assessment and Treatment.* New York: Guilford.
Lecrubier Y. (1998) Comorbidity in social anxiety disorder: impact on disease burden and management. *Journal of Clinical Psychiatry,* **59**, 33–7.
Lecrubier Y, Weiller E. (1997) Comorbidities in social phobia. *International Journal of Clinical Psychopharmacology,* **12** (Suppl. 6), 17–21.
Lelliot PT, Noshirvani HF, Basoglu M, Marks IM, Montiero WO. (1988) Obsessive–compulsive beliefs and treatment outcome. *Psychological Medicine,* **18**, 697–702.
Lenane MC, Swedo SE, Leonardo H, Pauls DL, Sceery W, Rapoport JL. (1990) Psychiatric disorders in first degree relatives of children and adolescents with obsessive compulsive disorder. *Journal of the American Academy of Child and Adolescent Psychiatry,* **29**, 407–12.
Lepine J-P, Pelissolo A. (1998) Social phobia and alcoholism: a complex relationship. *Journal of*

Affective Disorders, **50** (Suppl.), S23–S28.
Levis DJ, Hare NA. (1977) A review of the theoretical, rational, and empirical support for the extinction process in implosive (flooding) therapy. In Hersen M, Eisler RM, Miller PM (Eds), *Progress in Behavior Modification*, Vol. 4. New York: Academic Press.
Ley R. (1988) Hyperventilation and lactate infusion in the production of panic attacks. *Clinical Psychology Review*, **8**, 1–18.
Liebowitz MR. (1987) Social phobia. *Modern Problems of Pharmacopsychiatry*, **22**, 141–73.
Liebowitz MR, Gorman JM, Fyer AJ, Klein DF. (1985) Social phobia: review of a neglected anxiety disorder. *Archives of General Psychiatry*, **42**, 729–36.
Liebowitz MR, Gorman JM, Fyer AJ, Campeas R, Levin AP, Sandberg D, Hollander E, Papp L, Goetz D. (1988) Pharmacotherapy of social phobia: an interim report of a placebo-controlled comparison of phenelzine and atenolol. *Journal of Clinical Psychiatry*, **49**, 252–7.
Liebowitz MR, Ballenger J, Barlow DH, Davidson J, Foa EB, Fyer A. (1990) New perspectives on anxiety disorders in DSM-IV and ICD-10. *Drug Therapy*, **20** (Suppl.), 129–36.
Liebowitz MR, Schneier FR, Hollander E, Welkowitz LA, Saoud JB, Feerick J, Campeas R, Fallon BA, Street L, Gitow A. (1991) Treatment of social phobia with drugs other than benzodiazepines. *Journal of Clinical Psychiatry*, **52** (11, Suppl.), 10–15.
Liebowitz MR, Schneier F, Campeas R, Hollander E, Hatterer J, Fyer A, Gorman J, Papp L, Davies S, Gully R, Klein DF. (1992) Phenelzine vs. atenolol in social phobia: a placebo-controlled comparison. *Archives of General Psychiatry*, **49**, 290–300.
Lindsay M, Crino R, Andrews G. (1997) Controlled trial of exposure and response prevention in obsessive–compulsive disorder. *British Journal of Psychiatry*, **171**, 135–9.
Lindsay WR, Gamsu CV, McLaughlin E, Hood EM, Espie CA. (1987) A controlled trial of treatments for generalized anxiety. *British Journal of Clinical Psychology*, **26**, 3–15.
Lopatka C, Rachman S. (1995) Perceived responsibility and compulsive checking: an experimental analysis. *Behaviour Research and Therapy*, **33**, 673–84.
Loranger AW. (1988) *Personality Disorder Examination (PDE) Manual*. Yonkers, NY: DV Communications.
Loranger AW, Janca A, Sartorius N. (1997) *Assessment and Diagnosis of Personality Disorders: The ICD-10 International Personality Disorder Examination (IPDE)*. Cambridge: Cambridge University Press.
Lorin K, McElroy S, Davidson J, Rasmussen S, Hollander E, Jenike M. (1996) Fluvoxamine versus clomipramine for obsessive–compulsive disorder: a double blind comparison. *Journal of Clinical Psychopharmacology*, **16**, 121–9.
Lovibond PF. (1998) Long-term stability of depression, anxiety and stress syndromes. *Journal of Abnormal Psychology*, **107**, 520–6.
Lovibond PF, Lovibond SH. (1995) The structure of negative emotional states: comparison of the Depression Anxiety Stress Scales (DASS) with the Beck Depression and Anxiety Inventories. *Behaviour Research and Therapy*, **33**, 335–43.
Lowry TP. (1967) *Hyperventilation and Hysteria*. Springfield, IL: Charles C. Thomas.
Lucock MP, Salkovskis PM. (1988) Cognitive factors in social anxiety and its treatment. *Behaviour Research and Therapy*, **26**, 297–302.
Lum LC. (1983) Psychological considerations in the treatment of hyperventilation syndromes.

Journal of Drug Research, **8**, 1867–72.

Lydiard RB, Ballenger JC, Rickels K, for the Abecarnil Work Group. (1997). A double-blind evaluation of the safety and efficacy of abecarnil, alprazolam, and placebo in outpatients with generalized anxiety disorder. *Journal of Clinical Psychiatry*, **58** (Suppl. 11), 11–18.

Lyons J, Keane T. (1989) Implosive therapy for the treatment of combat-related PTSD. *Journal of Traumatic Stress*, **2**, 137–52.

Mackintosh NJ. (1983) *Conditioning and Associative Learning*. Oxford: Oxford University Press.

MacLeod C, McLaughlin K. (1995) Implicit and explicit memory bias in anxiety: a conceptual replication. *Behaviour Research and Therapy*, **33**, 1–14.

MacLeod C, Mathews A, Tata P. (1986) Attentional bias in emotional disorders. *Journal of Abnormal Psychology*, **95**, 15–20.

Magarian GJ. (1982) Hyperventilation syndromes: infrequently recognized common expressions of anxiety and stress. *Medicine*, **61**, 219–36.

Magee WJ, Eaton WW, Wittchen HU, McGonagle KA, Kessler RC. (1996) Agoraphobia, simple phobia and social phobia in the National Comorbidity Survey. *Archives of General Psychiatry*, **53**, 159–68.

Mahgoub OM, Abdel-Hafiez HB. (1991) Pattern of obsessive–compulsive disorder in eastern Saudi Arabia. *British Journal of Psychiatry*, **158**, 840–2.

Maier W, Gaensicke M, Freyberger HJ, Linz M, Heun R, Lecrubier Y. (2000) Generalized anxiety disorder (ICD-10) in primary care from a cross-cultural perspective: a valid diagnostic entity? *Acta Psychiatrica Scandinavica*, **101**, 29–36.

Mannuzza S, Fyer AJ, Martin LY, Gallops MS, Endicott J, Gorman J, Liebowitz MR, Klein DF. (1989) Reliability of anxiety assessment: I. Diagnostic agreement. *Archives of General Psychiatry*, **46**, 1093–101.

Mannuzza S, Schneier FR, Chapman TF, Liebowitz MR, Kelin DF, Fyer AJ. (1995) Generalized social phobia: reliability and validity. *Archives of General Psychiatry*, **52**, 230–7.

March JS, Mulle K, Harbel B. (1994) Behavioral psychotherapy for children and adolescents with obsessive–compulsive disorder: an open trial of a new protocol driven treatment package. *Journal of the American Academy of Child Psychiatry*, **33**, 331–41.

Marchand A, Goyer LR, Dupuis G, Mainguy N. (1998) Personality disorders and the outcome of cognitive-behavioural treatment of panic disorder with agoraphobia. *Canadian Journal of Behavioural Science*, **30**, 14–23.

Margraf J, Ehlers A, Roth WT. (1986) Sodium lactate infusions and panic attacks: a review and critique. *Psychosomatic Medicine*, **48**, 23–51.

Margraf J, Taylor CC, Ehlers A, Roth WT, Agras WS. (1987) Panic attacks in the natural environment. *Journal of Nervous and Mental Disease*, **175**, 558–65.

Markowitz JS, Weissman MM, Quellette R, Lish JD, Klerman GL. (1989) Quality of life in panic disorder. *Archives of General Psychiatry*, **46**, 984–92.

Marks IM. (1969) *Fears and Phobias*. Oxford: Heinemann.

Marks IM. (1970) The classification of phobic disorders. *British Journal of Psychiatry*, **116**, 377–86.

Marks IM. (1975) Behavioral treatments of phobic and obsessive–compulsive disorders: a critical appraisal. In Hersen M, Eisler RM, Miller PM (Eds), *Progress in Behavior Modification*,

Vol. 1. New York: Academic Press.
Marks IM. (1978) Behavioral psychotherapy of adult neurosis. In Bergin AE, Garfield S (Eds), *Handbook of Psychotherapy and Behavior Change*. New York: John Wiley and Sons.
Marks IM. (1985) Behavioral treatment of social phobia. *Psychopharmacology*, **21**, 615–18.
Marks IM. (1987) *Fears, Phobias and Rituals: Panic, Anxiety, and Their Disorders*. New York: Oxford University Press.
Marks IM. (1988) Blood–injury phobia: a review. *American Journal of Psychiatry*, **145**, 1207–13.
Marks I, Dar R. (2000) Fear reduction by psychotherapies: recent findings, future directions. *British Journal of Psychiatry*, **176**, 507–11.
Marks IM, Crowe M, Drewe E, Young J, Dewhurst WG. (1969) Obsessive–compulsive neurosis in identical twins. *British Journal of Psychiatry*, **115**, 991–8.
Marks IM, Hodgson R, Rachman S. (1975) Treatment of chronic obsessive–compulsive neurosis by in-vivo exposure. *British Journal of Psychiatry*, **127**, 344–64.
Marks IM, Stern R, Mawson D, Cobb J, McDonald R. (1980) Clomipramine and exposure for obsessive compulsive rituals. *British Journal of Psychiatry*, **136**, 1–25.
Marks IM, Lelliot P, Bosaglu M, Noshirvani H, Montiero W, Cohen D, Kasvikis Y. (1988) Clomipramine, self exposure and therapist aided exposure for obsessive–compulsive rituals. *British Journal of Psychiatry*, **151**, 522–34.
Marks IM, Swinson RP, Basoglu M, Kuch K, Noshirvan H, O'Sullivan G, Lelliott P, Kirby M, McNamee G, Sengun S, Wickwire K. (1993) Alprazolam and exposure alone and combined in panic disorder with agoraphobia. A controlled study in London and Toronto. *British Journal of Psychiatry*, **162**, 776–87.
Marks I, Lovell K, Noshirvani H, Livanou M, Thrasher S. (1998) Treatment of posttraumatic stress disorder by exposure and/or cognitive restructuring. *Archives of General Psychiatry*, **55**, 317–25.
Marks M. (1989) Behavioural psychotherapy for generalized anxiety disorder. *International Review of Psychiatry*, **1**, 235–44.
Marshall JR. (1992) The psychopharmacology of social phobia. *Bulletin of the Meninger Clinic*, **56** (2, Suppl.), A42–A49.
Marshall WL. (1985) The effects of variable exposure in flooding therapy. *Behaviour Research and Therapy*, **16**, 117–35.
Marten PA, Brown TA, Barlow DH, Borkovec TD, Shear MK, Lydiard RB. (1993) Evaluation of the ratings comprising the associated symptom criterion of DSM-III-R generalized anxiety disorder. *Journal of Nervous and Mental Disease*, **181**, 676–82.
Maser JD. (1998) Generalized anxiety disorder and its comorbidities: disputes at the boundaries. *Acta Psychiatrica Scandinavica*, **98** (Suppl. 393), 12–22.
Mathers C, Vos T, Stephenson C. (1999) *The Burden of Disease and Injury in Australia*. Canberra, ACT: Australian Institute of Health and Welfare.
Mathews AM, MacLeod C. (1986) Discrimination of threat cues without awareness in anxiety states. *Journal of Abnormal Psychology*, **5**, 131–8.
Mathews AM, Gelder MG, Johnston DW. (1981) *Agoraphobia: Nature and Treatment*. New York: Guilford.
Mathews A, Mogg K, May J, Eysenck MJ. (1989) Implicit and explicit memory bias in anxiety.

Journal of Abnormal Psychology, **8**, 193–4.

Mattick RP, Clarke JC. (1998) Development and validation of measures of social phobia scrutiny fear and social interaction anxiety. *Behaviour Research and Therapy*, **36**, 455–70.

Mattick RP, Peters L. (1988) Treatment of severe social phobia: effects of guided exposure with and without cognitive restructuring. *Journal of Consulting and Clinical Psychology*, **56**, 251–60.

Mattick RP, Peters L, Clarke JC. (1989) Exposure and cognitive restructuring for social phobia: a controlled study. *Behavior Therapy*, **20**, 3–23.

Mattick RP, Andrews G, Hadzi-Pavlovic D, Christensen H. (1990) Treatment of panic and agoraphobia: an integrative review. *Journal of Nervous and Mental Disease*, **178**, 567–76.

Mattick RP, Page A, Lampe L. (1995) Cognitive and behavioural aspects. In Stein MB (Ed), *Social Phobia: Clinical and Research Perspectives*. Washington, DC: American Psychiatric Press.

Mauri M, Sarno N, Rossi VM, Armani A, Zambotto S, Cassano GB, Akiskal HS. (1992) Personality disorders associated with generalized anxiety, panic, and recurrent depressive disorders. *Journal of Personality Disorders*, **6**, 162–7.

Mavissakalian M. (1988) The relationship between panic, phobia, and anticipatory anxiety in agoraphobia. *Behaviour Research and Therapy*, **26**, 235–40.

Mavissakalian M, Barlow DH. (1981) *Phobia: Psychological and Pharmacological Treatment*. New York: Guilford Press.

Mavissakalian M, Hamann MS, Jones B. (1990). DSM-III personality disorders in obsessive–compulsive disorder: changes with treatment. *Comprehensive Psychiatry*, **5**, 432–7.

McDougle C, Epperson N, Pelton G, Wasylink S, Price L. (2000) A double blind placebo controlled study of risperidone addition in serotonin reuptake inhibitor-refractory obsessive–compulsive disorder. *Archives of General Psychiatry*, **57**, 794–801.

McGuffin P, Mawson D. (1980) Obsessive–compulsive neurosis: two identical twin pairs. *British Journal of Psychiatry*, **137**, 285–7.

McNally RJ. (1981) Phobias and preparedness: instructional reversal of electrodermal conditioning to fear-relevant stimuli. *Psychological Reports*, **48**, 175–80.

McNally RJ. (1990) Psychological approaches to panic disorder: a review. *Psychological Bulletin*, **108**, 403–19.

McNally RJ. (1999) Research on eye movement desensitization and reprocessing (EMDR) as a treatment for PTSD. *PTSD Research Quarterly of the National Center for PTSD*, **10**, 1–7.

McNally RJ, Foa EB. (1987) Cognition and agoraphobia: bias in the interpretation of threat. *Cognitive Therapy and Research*, **11**, 567–82.

McNally RJ, Steketee GS. (1985) The etiology and maintenance of severe animal phobias. *Behaviour Research and Therapy*, **23**, 431–5.

McNally RJ, Foa EB, Donnell CD. (1989) Memory bias for anxiety information in patients with panic disorder. *Cognition and Emotion*, **3**, 27–44.

McNally RJ, Kaspi SP, Riemann BC, Zeitlin SB. (1990a) Selective processing of threat cues in post-traumatic stress disorder. *Journal of Abnormal Psychology*, **9**, 398–402.

McNally RJ, Riemann BC, Kim E. (1990b) Selective processing of threat cues in panic disorder. *Behaviour Research and Therapy*, **28**, 407–12.

McPherson FM, Brougham L, McLaren S. (1980) Maintenance of improvement in agoraphobic patients treated by behavioral methods – four year follow-up. *Behaviour Research and Therapy*, **18**, 150–2.

Meehl PE. (1954) *Clinical Versus Statistical Prediction: A Theoretical Analysis and a Review of the Evidence.* Minneapolis, MN: University of Minnesota Press.

Meichenbaum D. (1977) *Cognitive Behavior Modification.* New York: Plenum Press.

Meichenbaum D. (1985) *Stress Inoculation Training.* New York: Pergamon Press.

Menzies RG, Clarke JC. (1995) The etiology of phobias: a non-associative account. *Clinical Psychology Review*, **15**, 23–48.

Mersch PPA, Emmelkamp PMG, Bogels SM, van der Sleen J. (1989) Social phobia: individual response patterns and the effects of cognitive and behavioral interventions. *Behavior Research and Therapy*, **27**, 421–34.

Mersch PPA, Jansen MA, Arntz A. (1995). Social phobia and personality disorder: severity of complaint and treatment effectiveness. *Journal of Personality Disorders*, **9**, 143–59.

Meyer TJ, Miller ML, Metzger RL, Borkovec TD. (1990) Development and validation of the Penn State Worry Questionnaire. *Behaviour Research and Therapy*, **28**, 487–95.

Michelson LK, Marchione K. (1991) Behavioral, cognitive, and pharmacological treatments of panic disorder with agoraphobia: critique and synthesis. *Journal of Consulting and Clinical Psychology*, **59**, 100–14.

Mick MA, Telch MJ. (1998) Social anxiety and history of behavioral inhibition in young adults. *Journal of Anxiety Disorders*, **12**, 1–20.

Miguel EC, Coffey BJ, Baer L, Savage CR, Rauch SL, Jenike MA. (1995) Phenomenology of intentional repetitive behaviors in obsessive–compulsive disorder and Tourette's disorder. *Journal of Clinical Psychiatry*, **56**, 246–55.

Miller WR, Page AC. (1991) Warm turkey: other paths to abstinence. *Journal of Substance Abuse Treatment*, **8**, 227–32.

Miller WR, Rollnick S. (1991) *Motivational Interviewing: Preparing People to Change Addictive Behaviors.* New York: Guilford Press.

Mineka S. (1988) A primate model of phobic fears. In Eysenck HJ, Martin I (Eds), *Theoretical Foundations of Behaviour Therapy.* New York: Plenum Press.

Mineka S, Zinbarg R. (1996) Conditioning and ethological models of anxiety disorders: stress-in-dynamic-context anxiety models. In Hope DA. (Ed), (1996) *Nebraska Symposium on Motivation, 1995: Perspectives on Anxiety, Panic, and Fear. Current Theory and Research in Motivation*, Vol. 43, Lincoln, NE: University of Nebraska Press.

Missri JC, Alexander S. (1978) Hyperventilation syndrome: a brief review. *Journal of the American Medical Association*, **240**, 2093–6.

Mitchell JT, Bray G. (1990) *Emergency Services Stress.* Engelwood Cliffs, NJ: Prentice Hall.

Molina S, Borkovec TD, Peasley C, Person D. (1998) Content analysis of worrisome streams of consciousness in anxious and dysphoric participants. *Cognitive Therapy and Research*, **22**, 109–23.

Montgomery SA. (1998) Implications of the severity of social phobia. *Journal of Affective Disorders*, **50**, S17–S22.

Moran C. (1986) Depersonalization and agoraphobia associated with marijuana use. *British*

Journal of Medical Psychology, **9**, 187–96.

Morgan H, Raffle C. (1999) Does reducing safety behaviours improve treatment response in patients with social phobia? *Australian and New Zealand Journal of Psychiatry*, **33**, 503–10.

Morgenstern J, Langenbucher J, Labouvie E, Miller KJ. (1997) The comorbidity of alcoholism and personality disorders in a clinical population: prevalence rates and relation to alcohol typology. *Journal of Abnormal Psychology*, **106**, 74–84.

Mowrer O. (1960) *Learning Theory and Behaviour*. New York: John Wiley and Sons.

Mulder RT, Sellman JD, Joyce PR. (1991) The comorbidity of anxiety disorders with personality, depressive, alcohol and drug disorders. *International Review of Psychiatry*, **3**, 253–64.

Mullaney JA, Trippett CJ. (1979) Alcohol dependence and phobias: clinical description and relevance. *British Journal of Psychiatry*, **135**, 565–73.

Munby J, Johnston DW. (1980) Agoraphobia: long-term follow-up of behavioural treatment. *British Journal of Psychiatry*, **135**, 418–27.

Mundo E, Bianchi L, Bellodi L. (1997) Efficacy of fluvoxamine, paroxetine and citalopram in the treatment of obsessive–compulsive disorder: a single blind study. *Journal of Clinical Psychopharmacology*, **17**, 267–71.

Munjack DJ. (1984) The onset of driving phobias. *Journal of Behavior Therapy and Experimental Psychiatry*, **15**, 305–8.

Munjack DJ, Baltazar PL, Bohn PB, Cabe DD, Appleton AA. (1990) Clonazepam in the treatment of social phobia: a pilot study. *Journal of Clinical Psychiatry*, **51** (5, Suppl.), 35–40.

Muris P, Merckelbach H. (1997) Treating spider phobics with eye movement desensitization and reprocessing: a controlled study. *Behavioural and Cognitive Psychotherapy*, **25**, 39–50.

Muris P, Merckelbach H, van Haaften H, Mayer B. (1997) Eye movement desensitisation and reprocessing versus exposure in vivo. A single-session crossover study of spider-phobic children. *British Journal of Psychiatry*, **171**, 82–6.

Muris P, Merckelbach H, Holdrinet I, Sijsenaar M. (1998) Treating phobic children: effects of EMDR versus exposure. *Journal of Consulting and Clinical Psychology*, **66**, 193–8.

Murphy MT, Michelson LK, Marchione K, Marchione N, Testa S. (1998) The role of self-directed in vivo exposure in combination with cognitive therapy, relaxation training, or therapist-assisted exposure in the treatment of panic disorder with agoraphobia. *Journal of Anxiety Disorders*, **12**, 117–38.

Murray CJL, Lopez AD. (1996) *The Global Burden of Disease*. Cambridge, MA: Harvard University Press.

Myers JK, Weissman MM, Tischler GL, Holzer CE, Leaf PJ, Orvaschel H, Anthony JC, Boyd JH, Burke JD, Kramer M, Stoltzman R. (1984) Six-month prevalence of psychiatric disorders in three communities: 1980–1982. *Archives of General Psychiatry*, **41**, 959–67.

Nathan P, Gorman J. (1998) *A Guide to Treatments that Work*. New York: Oxford University Press.

Nestadt G, Samuels J, Riddle M, Bienvenu J, Liang K-Y, LaBuda M, Walkup J, Grados M, Hoehn-Saric R. (2000) A family study of obsessive–compulsive disorder. *Archives of General Psychiatry*, **57**, 358–63.

Neufeld KJ, Swartz KL, Beinvenu OJ, Eaton WW, Cai G. (1999) Incidence of DIS/DSM-IV social phobia in adults. *Acta Psychiatrica Scandinavica*, **100**, 186–92.

Newman MG. (2000) Recommendations for a cost-offset model of psychotherapy allocation using generalized anxiety disorder as an example. *Journal of Consulting and Clinical Psychology*, **68**, 549–55.

Newman MG, Kenardy J, Herman S, Taylor CB. (1997) Comparison of palm-top-assisted brief cognitive-behavioral treatment to cognitive-behavioral treatment for panic disorder. *Journal of Consulting and Clinical Psychology*, **65**, 178–83.

Nezu AM. (1986) Efficacy of a social problem-solving therapy approach for unipolar depression. *Journal of Consulting and Clinical Psychology*, **54**, 196–202.

NHMRC (National Health and Medical Research Council). (1991) *Guidelines for the Prevention and Management of Benzodiazepine Dependence.* Monograph Series No. 3. Canberra, ACT: Australian Government Publishing Service.

Nisita C, Petracca A, Akiskal HS, Galli L, Gepponi I, Cassano GB. (1990) Delimitation of generalized anxiety disorder: clinical comparisons with panic and major depressive disorders. *Comprehensive Psychiatry*, **31**, 409–15.

Norris FH, Riad JK. (1997) Standardized self-report measures of civilian trauma and posttraumatic stress disorder. In Wilson J, Keane T (Eds), *Assessing Psychological Trauma and PTSD.* New York: Guilford Press.

Norton GR, McLeod L, Guertin J, Hewitt PL, Walker JR, Stein MB. (1996) Panic disorder or social phobia: which is worse? *Behaviour Research and Therapy*, **34**, 273–6.

Noshirvani HF, Kasvikis YG, Marks IM, Tsakiris F, Montiero WO. (1991) Gender divergent aetiological factors in obsessive–compulsive disorder. *British Journal of Psychiatry*, **158**, 260–3.

Noyes R, Clancy J, Garvey M, Anderson DJ. (1987a) Is agoraphobia a variant of panic disorder or a separate illness? *Journal of Anxiety Disorders*, **1**, 3–13.

Noyes R, Clarkson C, Crowe RR, Yates WR, McChesney CM. (1987b) A family study of generalized anxiety disorder. *American Journal of Psychiatry*, **144**, 1019–24.

Noyes R, Moroz G, Davidson JRT, Liebowitz MR, Davidson A, Siegel J, Bell J, Cain JW, Curlik S, Kent T, Lydiard R, Mallinger AG, Pollack MH, Rapaport M, Rasmussen SA, Hedges D, Schweizer E, Uhlenhuth EH (1997) Moclobemide in social phobia: a controlled dose–response trial. *Journal of Clinical Psychopharmacology*, **17**, 247–54.

Nunn JD, Stevenson RJ, Whalan G. (1984) Selective memory effects in agoraphobic patients. *British Journal of Clinical Psychology*, **23**, 195–201.

Nutt DJ, Bell CJ, Malizia AL. (1998) Brain mechanisms of social anxiety disorder. *Journal of Clinical Psychiatry*, **59**, 4–9.

Oakley ME, Padesky CA. (1990) Cognitive therapy for anxiety disorders. In Hersen M, Eisler RM, Miller PM (Eds), *Progress in Behavior Modification*, Vol. 26. Newbury Park, CA: Sage.

O'Brien GT. (1981) Clinical treatment of specific phobias. In Mavissakalian M, Barlow DH (Eds), *Phobia: Psychological and Pharmacological Treatment.* New York: Guilford.

Oei TPS, Moylan A, Evans L. (1991) Validity and clinical utility of the Fear Questionnaire for anxiety disorder patients. *Journal of Consulting and Clinical Psychology*, **3**, 391–7.

Oei TPS, Llamas M, Evans, L. (1997) Does concurrent drug intake affect the long-term outcome of group-cognitive behaviour therapy in panic disorder with or without agoraphobia? *Behaviour Research and Therapy*, **35**, 851–7.

Oei TPS, Llamas M, Devilly GJ. (1999) The efficacy and cognitive processes of cognitive behaviour therapy in the treatment of panic disorder with agoraphobia. *Behavioural and Cognitive Psychotherapy*, 27, 63–88.

Offord DR, Boyle MH, Campbell D, Goering P, Lin E, Wong M, Racine A. (1996) One-year prevalence of psychiatric disorder in Ontarians 15 to 64 years of age. *Canadian Journal of Psychiatry*, 41, 559–63.

Öhman A. (1986) Face the beast and fear the face: animal and social fears as prototypes for evolutionary analyses of emotion. *Psychophysiology*, 23, 123–45.

Öhman A, Eriksson A, Olofsson C. (1975a) One-trial learning and superior resistance to extinction of autonomic responses conditioned to potentially phobic stimuli. *Journal of Comparative and Physiological Psychology*, 8, 619–27.

Öhman A, Erixon G, Lofberg I. (1975b) Phobias and preparedness: phobic versus neutral pictures as conditioned stimuli for human autonomic responses. *Journal of Abnormal Psychology*, 4, 41–5.

Öhman A, Freidrikson M, Hugdahl K, Rimmo P. (1976) The premise of equipotentiality in human classical conditioning: conditioned electrodermal responses to potentially phobic stimuli. *Journal of Experimental Psychology: General*, 105, 331–7.

Okasha A, Saad A, Khalil AH, Seif El Dawla A, Yehia N. (1994) Phenomenology of obsessive compulsive disorder; a transcultural study. *Comprehensive Psychiatry*, 35, 191–7.

Oliver N, Page AC. (2002). Fear reduction during in-vivo exposure to blood–injection stimuli: distraction vs attentional focus. *British Journal of Clinical Psychology*, in press.

Ollendick TH. (1995) Cognitive behavioral treatment of panic disorder with agoraphobia in adolescents: a multiple baseline design analysis. *Behavior Therapy*, 26, 517–31.

Ontiveros A, Fontaine R. (1990) Social phobia and clonazepam. *Canadian Journal of Psychiatry*, 35, 439–41.

Öst L-G. (1978) Behavioral treatment of thunder and lightning phobics. *Behaviour Research and Therapy*, 16, 197–207.

Öst L-G. (1987a) Age at onset in different phobia. *Journal of Abnormal Psychology*, 6, 223–9.

Öst L-G. (1987b) Applied relaxation: description of a coping technique and review of controlled studies. *Behaviour Research and Therapy*, 25, 397–409.

Öst L-G. (1989) One session treatment for specific phobias. *Behaviour Research and Therapy*, 27, 1–7.

Öst L-G, Breitholtz E. (2000). Applied relaxation vs. cognitive therapy in the treatment of generalized anxiety disorder. *Behaviour Research and Therapy*, 38, 777–90.

Öst L-G, Jerremalm A, Johansson J. (1981) Individual response patterns and the effects of different behavioral methods in the treatment of social phobia. *Behavior Research and Therapy*, 19, 1–16.

Öst L-G, Lindahl I-L, Sterner U, Jerremalm A. (1984a) Exposure in vivo vs applied relaxation in the treatment of blood phobia. *Behaviour Research and Therapy*, 22, 205–16.

Öst L-G, Sterner U, Lindahl, I-L. (1984b) Physiological responses in blood phobics. *Behaviour Research and Therapy*, 22, 109–17.

Öst L-G, Sterner U. (1987) Applied tension: a specific method for treatment of blood phobia. *Behaviour Research and Therapy*, 25, 25–9.

Öst L-G, Sterner U, Fellenius J. (1989) Applied tension, applied relaxation, and the combination in the treatment of blood phobia. *Behaviour Research and Therapy*, **27**, 109–21.

O'Sullivan G, Noshirvani H, Marks I, Montiero W, Lelliot P. (1991) Six year follow-up after exposure and clomipramine therapy for obsessive compulsive disorder. *Journal of Clinical Psychiatry*, **52**, 150–5.

Otto MW, Pollack MH, Gould RA, Worthington JJ, McArdle ET, Rosenbaum JF. (2000) A comparison of the efficacy of clonazepam and cognitive-behavioral group therapy for the treatment of social phobia. *Journal of Anxiety Disorders*, **14**, 345–58.

Overbeek T, Rikken J, Schruers K, Griez E. (1998) Suicidal ideation in panic disorder patients. *Journal of Nervous and Mental Disease*, **186**, 577–80.

Page AC. (1991a) Simple phobias. *International Review of Psychiatry*, **3**, 175–84.

Page AC. (1991b) An assessment of structured diagnostic interviews for adult anxiety disorders. *International Review of Psychiatry*, **3**, 265–78.

Page AC. (1993) *Don't Panic! Overcoming Anxiety, Phobias and Tension*. Sydney: Gore Osment.

Page AC. (1994a) Panic provocation in the treatment of agoraphobia: a preliminary investigation. *Australian and New Zealand Journal of Psychiatry*, **28**, 82–6.

Page AC. (1994b) Blood–injury phobia. *Clinical Psychology Review*, **14**, 443–61.

Page AC. (1994c) Distinguishing panic disorder and agoraphobia from social phobia. *Journal of Nervous and Mental Disease*, **182**, 611–17.

Page AC. (1996) Blood–injury–injection fears in medical practice. *Medical Journal of Australia*, **164**, 189.

Page AC. (1998a) Assessment of panic disorder. *Current Opinion in Psychiatry*, **11**, 137–41.

Page AC. (1998b) Blood–injury–injection fears: nature, assessment, and management. *Behaviour Change*, **15**, 160–4.

Page AC, Andrews G. (1996) Do specific anxiety disorders show specific drug problems? *Australian and New Zealand Journal of Psychiatry*, **30**, 410–14.

Page AC, Bennett K, Carter O, Smith J, Woodmore K. (1997) The Blood-Injection Symptom Scale (BISS): assessing a structure of phobic symptoms elicited by blood and injections. *Behaviour Research and Therapy*, **35**, 457–64.

Parker G, Wilhelm K, Mitchell P, Austin M-P, Roussos J, Gladstone G. (1999). The influence of anxiety as a risk to early onset major depression. *Journal of Affective Disorders*, **52**, 11–17.

Pato MT, Zohar-Kadouch R, Zohar J, Murphy DL. (1988) Return of symptoms after discontinuation of clomipramine in patients with obsessive compulsive disorder. *American Journal of Psychiatry*, **145**, 1521–5.

Pauls DL, Bucher KD, Crowe RR, Noyes R. (1980) A genetic study of panic disorder pedigrees. *American Journal of Human Genetics*, **32**, 639–44.

Pauls DL, Alsobrook JP, Goodman W, Rasmussen S, Leckman JF. (1995) A family study of obsessive–compulsive disorder. *American Journal of Psychiatry*, **152**, 76–84.

Pavlov IP. (1927) *Conditioned Reflexes*. London: Oxford.

Pelcovitz D, van der Kolk B, Roth S, Mandel F, Kaplan S, Resick P. (1997) Development of a criteria set and a Structured Interview for Disorders of Extreme Stress (SIDES). *Journal of Traumatic Stress*, **10**, 3–16.

Penfold K, Page AC. (1999). Distraction enhances within-session fear reduction during in vivo exposure. *Behavior Therapy*, **30**, 607–21.

Perse TL, Greist JH, Jefferson JW, Rosenfeld R, Dar R. (1987) Fluvoxamine treatment of obsessive–compulsive disorder. *American Journal of Psychiatry*, **144**, 1543–8.

Peters L (2000) Discriminant validity of the social phobia anxiety inventory (SPAI), the Social Phobia Scale (SPS) and the social interaction anxiety scale (SIAS). *Behaviour, Research and Therapy*, **38**, 943–50.

Peters L, Andrews G. (1995) Procedural validity of the computerized version of the Composite International Diagnostic Interview (CIDI-Auto) in the anxiety disorders. *Psychological Medicine*, **25**, 1269–80.

Peters L, Slade T, Andrews G. (1999) A comparison of ICD-10 and DSM-IV criteria for posttraumatic stress disorder. *Journal of Traumatic Stress*, **12**, 335–43.

Phillips K, Fulker DW, Rose RJ. (1987) Path analysis of seven fear factors in adult twin and sibling pairs and their parents. *Genetic Epidemiology*, **4**, 345–55.

Pigott TA, Pato MT, Bernstein SF, Grover GN, Hill JL, Tolliver TJ, Murphy DL. (1990) Controlled comparison of clomipramine and fluoxetine in the treatment of obsessive–compulsive disorder: behavioural and biological results. *Archives of General Psychiatry*, **47**, 926–32.

Pitman RK, Orr SP, Altman B, Longpre RE, Poire RE, Macklin ML. (1996) Emotional processing during eye movement desensitization and reprocessing therapy of Vietnam veterans with chronic posttraumatic stress disorder. *Comprehensive Psychiatry*, **37**, 419–29.

Pollack MH, Worthington JJ, Manfro GG, Otto MW, Zucker BG. (1997). Abecarnil for the treatment of generalized anxiety disorder: a placebo-control comparison of two dosage ranges of abecarnil and buspirone. *Journal of Clinical Psychiatry*, **58** (Suppl. 11), 19–23.

Pollack MH, Otto MW, Worthington JJ, Manfro GG, Wolkow R. (1998) Sertraline in the treatment of panic disorder: a flexible-dose multicenter trial. *Archives of General Psychiatry*, **55**, 1010–16.

Pollard CA, Pollard HJ, Corn KJ. (1989) Panic onset and major events in the lives of agoraphobics: a test of contiguity. *Journal of Abnormal Psychology*, **8**, 318–21.

Poulton R, Andrews G. (1992) Personality as a cause of adverse life events. *Acta Psychiatrica Scandinavica*, **85**, 35–8.

Power KG, Jerrom DWA, Simpson RJ, Mitchell MJ, Swanson S. (1989) A controlled comparison of cognitive-behaviour therapy, diazepam and placebo in the management of generalized anxiety. *Behavioural Psychotherapy*, **17**, 1–14.

Power KG, Simpson RJ, Swanson V, Wallace LA. (1990) A controlled comparison of cognitive-behaviour therapy, diazepam, and placebo, alone and in combination, for the treatment of generalized anxiety disorder. *Journal of Anxiety Disorders*, **4**, 267–92.

Quality Assurance Project. (1985) Treatment outlines for the anxiety states. *Australian and New Zealand Journal of Psychiatry*, **19**, 138–51.

Quality Assurance Project. (1990) Treatment outlines for paranoid, schizotypal and schizoid personality disorders. *Australian and New Zealand Journal of Psychiatry*, **24**, 339–50.

Rabavilas HD, Boulougouris JC, Perissaki C. (1979) Therapist qualities related to outcome with exposure in vivo in neurotic patients. *Journal of Behaviour Therapy and Experimental Psychiatry*, **10**, 293–9.

Rachman SJ. (1974) Primary obsessional slowness. *Behaviour Research and Therapy*, 12, 9–18.
Rachman SJ. (1981) Part 1. Unwanted intrusive cognitions. *Advances in Behavior Research and Therapy*, 3, 89–99.
Rachman SJ. (1984) Agoraphobia: a safety-signal perspective. *Behaviour Research and Therapy*, 22, 59–70.
Rachman SJ. (1990) The determinants and treatment of simple phobias. *Advances in Behaviour Research and Therapy*, 12, 1–30.
Rachman SJ. (1991) Neo-conditioning and classical theory of fear acquisition. *Clinical Psychology Review*, 11, 155–73.
Rachman SJ. (1993) Obsessions, responsibility and guilt. *Behaviour Research and Therapy*, 31, 149–54.
Rachman SJ. (1997) A cognitive theory of obsessions. *Behavior Research and Therapy*, 35, 379–91.
Rachman S, Bichard S. (1988) The overprediction of fear. *Clinical Psychology Review*, 8, 303–12.
Rachman SJ, Craske M, Tallman K, Solyom C. (1986) Does escape behavior strengthen agoraphobic avoidance? A replication. *Behavior Therapy*, 17, 366–84.
Raguram R, Bhide AY. (1985) Patterns of phobic neurosis: a retrospective study. *British Journal of Psychiatry*, 147, 557–60.
Rapee RM. (1985a) Distinctions between panic disorder and generalized anxiety disorder: clinical presentation. *Australian and New Zealand Journal of Psychiatry*, 19, 227–32.
Rapee RM. (1985b) A case of panic disorder treated with breathing retraining. *Journal of Behavior Therapy and Experimental Psychiatry*, 16, 63–5.
Rapee RM. (1991a) The conceptual overlap between cognition and conditioning in clinical psychology. *Clinical Psychology Review*, 11, 193–204.
Rapee RM. (1991b) Generalized anxiety disorder: a review of clinical features and theoretical concepts. *Clinical Psychology Review*, 11, 419–40.
Rapee RM. (1995) Descriptive psychopathology of social phobia. In Heimberg RG, Leibowitz MR, Hope DA, Schneier FR (Eds), *Social Phobia: Diagnosis, Assessment, and Treatment*. New York: Guilford Press.
Rapee RM, Barlow DH. (1990) The assessment of panic disorder. In McReynolds P, Rosen JC, Chelune G (Eds), *Advances in Psychological Assessment*, Vol. 7. New York: Plenum Press.
Rapee RM, Heimberg RG. (1997) A cognitive-behavioural model of anxiety in social phobia. *Behaviour Research and Therapy*, 35, 741–56.
Rapee RM, Lim L. (1992) Discrepancy between self and observer ratings of performance in social phobics. *Journal of Abnormal Psychology*, 101, 728–31.
Rapee RM, Murrell E. (1988) Predictors of agoraphobic avoidance. *Journal of Anxiety Disorders*, 2, 203–18.
Rapee RM, Mattick RP, Murrell E. (1986) Cognitive mediation in the affective component of spontaneous panic attacks. *Journal of Behavior Therapy and Experimental Psychiatry*, 17, 245–53.
Rapee RM, Sanderson WC, Barlow DH. (1988) Social phobia features across the DSM-III-R anxiety disorders. *Journal of Psychopathology and Behavioural Assessment*, 10, 287–99.
Rapee RM, Litwin EM, Barlow DH. (1990) Impact of life events on subjects with panic disorder

and on comparison subjects. *American Journal of Psychiatry*, **147**, 640–4.

Rapoport JL. (1990) The walking nightmare: an overview of obsessive–compulsive disorder. *Journal of Clinical Psychiatry*, **51** (11, Suppl.), 25–8.

Raskin M, Peeke HVS, Dickman W, Pinsker H. (1982) Panic and generalized anxiety disorders: developmental antecedents and precipitants. *Archives of General Psychiatry*, **39**, 687–9.

Rasmussen SA, Eisen JL. (1992) The epidemiology and clinical features of obsessive–compulsive disorder. *Psychiatric Clinics of North America*, **15**, 743–58.

Rasmussen S, Eisen J. (1997) Treatment strategies for chronic and refractory obsessive–compulsive disorder. *Journal of Clinical Psychiatry*, **58** (Suppl. 13), 9–13.

Rasmussen S, Tsuang MT. (1986) Clinical characteristics and family history of DSMIII obsessive–compulsive disorder. *American Journal of Psychiatry*, **143**, 317–22.

Ratnasuriya RH, Marks IM, Forshaw DM, Hymas NFS. (1991) Obsessive slowness revisited. *British Journal of Psychiatry*, **159**, 273–4.

Rayment P, Richards J. (1998) Fear of autonomic arousal and use of coping strategies as predictors of agoraphobic avoidance in panic disorder. *Behaviour Change*, **15**, 228–36.

Regier DA, Narrow WE, Rae DS. (1990) The epidemiology of anxiety disorders: the epidemiologic catchment area (ECA) experience. *Journal of Psychiatric Research*, **24**, 3–14.

Regier DA, Rae DS, Narrow WE, Kaebler CT, Schatzberg AF. (1998) Prevalence of anxiety disorders and their comorbidity with mood and addictive disorders. *British Journal of Psychiatry*, **173** (Suppl. 34), 24–8.

Reich J, Noyes R, Troughton E. (1987) Dependent personality disorder associated with phobic avoidance in patients with panic disorder. *American Journal of Psychiatry*, **144**, 323–89.

Renfrey G, Spates CR. (1994) Eye movement desensitization. A partial dismantling study. *Journal of Behavior Therapy and Experimental Psychiatry*, **25**, 231–9.

Rescorla RA. (1968) Probability of shock in the presence and absence of CS in fear conditioning. *Journal of Comparative and Physiological Psychology*, **6**, 1–5.

Rescorla RA. (1988) Pavlovian conditioning: it's not what you think it is. *American Psychologist*, **43**, 151–60.

Resick PA, Schnicke MK. (1992) Cognitive processing therapy for sexual assault victims. *Journal of Consulting and Clinical Psychology*, **60**, 748–56.

Resick PA, Schnicke MK. (1993) *Cognitive Processing Therapy for Sexual Assault Victims: A Treatment Manual*. Newbury Park, CA: Sage Publications.

Resick PA, Jordan CG, Girelli SA, Hutter CK, Marhoefer-Dvorak S. (1988) A comparative outcome study of behavioral group therapy for sexual assault victims. *Behavior Therapy*, **19**, 385–401.

Resnick PJ. (1993) Defrocking the fraud: the detection of malingering. *Israel Journal of Psychiatry and Related Sciences*, **30**, 93–101.

Richards DA, Lovell K, Marks, IM. (1994) Post-traumatic stress disorder: evaluation of a behavioral treatment program. *Journal of Traumatic Stress*, **7**, 669–80.

Rickels K. (1987) Antianxiety therapy: potential value of long-term treatment. *Journal of Clinical Psychiatry*, **48** (12, Suppl.), 7–11.

Rickels K, Schweizer E. (1990) The clinical course and long-term management of generalized anxiety disorder. *Journal of Clinical Psychopharmacology*, **10** (3, Suppl.), 101S–10S.

Riddle MA, Scahil L, King R, Hardin MT, Towbin KE, Ort SI, Leckman JF, Cohen DJ. (1990) Obsessive–compulsive disorder in children and adolescents: phenomenology and family history. *Journal of the American Academy of Child and Adolescent Psychiatry*, **29**, 766–72.

Rickels K, Downing R, Schweizer E, Hassan, H. (1993a). Antidepressants for the treatment of generalised anxiety disorder: a placebo-controlled comparison of imipramine, trazodone and diazepam. *Archives of General Psychiatry*, **50**, 884–95.

Rickels K, Schweizer E, Weiss S, Zavodnick S. (1993b) Maintenance drug treatment of panic disorder, II: short- and long-term outcome after drug taper. *Archives of General Psychiatry*, **50**, 61–8.

Rickels K, Schweizer E, DeMartinis N, Mandos L, Mercer C. (1997). Gepirone and diazepam in generalized anxiety disorder: a placebo-controlled trial. *Journal of Clinical Psychopharmacology*, **17**, 272–277.

Ries BJ, McNeil DW, Boone ML, Turk CL, Carter LE, Heimberg RG. (1998) Assessment of contemporary social phobia verbal report instruments. *Behaviour Research and Therapy*, **36**, 983–94.

Riggs DS, Hiss H, Foa EB. (1992) Marital distress and the treatment of obsessive–compulsive disorder. *Behavior Therapy*, **23**, 585–97.

Riggs DS, Rothbaum BO, Foa EB. (1995) A prospective examination of symptoms of posttraumatic stress disorder in victims of nonsexual assault. *Journal of Interpersonal Violence*, **10**, 201–14.

Riskind JH, Beck AT, Brown G, Steer RA. (1987) Taking the measure of anxiety and depression: validity of the reconstructed Hamilton scales. *Journal of Nervous and Mental Disease*, **22**, 474–8.

Riskind JH, Moore R, Harman B, Hohmann AA, Beck AT, Stewart B. (1991) The relation of generalized anxiety disorder to depression in general and dysthymic disorder in particular. In Rapee RM, Barlow DH (Eds), *Chronic Anxiety. Generalized Anxiety Disorder and Mixed Anxiety–Depression*. New York: Guilford.

Robins LN, Regier DA. (1991) *Psychiatric Disorders in America*. New York: Macmillan.

Rocca P, Fonzo V, Scotta M, Zanalda E, Ravizza L. (1997). Paroxetine efficacy in the treatment of generalized anxiety disorder. *Acta Psychiatrica Scandinavica*, **95**, 444–50.

Roemer L, Borkovec M, Posa S, Borkovec TD. (1995) A self-report diagnostic measure of generalized anxiety disorder. *Journal of Behaviour Therapy and Experimental Psychiatry*, **26**, 345–50.

Roper G, Rachman S, Marks I. (1975) Passive and participant modelling in exposure treatment of obsessive-compulsive neurotics. *Behaviour Research and Therapy*, **13**, 271–9.

Rose RJ, Ditto WB. (1983) A developmental-genetic analysis of common fears from early adolescence to early adulthood. *Child Development*, **54**, 361–8.

Rose S, Bisson J. (1998) Brief early interventions following trauma: a systematic review of the literature. *Journal of Traumatic Stress*, **11**, 697–710.

Rosenberg CM. (1968) Complications of obsessional neurosis. *British Journal of Psychiatry*, **114**, 477–8.

Roth DL, Holmes DS. (1985) Influence of physical fitness in determining the impact of stressful life events on physical and psychological health. *Psychosomatic Medicine*, **47**, 164–73.

Roth M. (1984) Agoraphobia, panic disorder and generalized anxiety disorder: some implications of recent advances. *Psychiatric Developments*, **2**, 31–52.

Roth M, Argyle N. (1988) Anxiety, panic and phobic disorders: an overview. *Journal of Psychiatric Research*, **22** (1, Suppl.), 33–54.

Rothbaum BO, Foa EB, Riggs DS, Murdock T, Walsh W. (1992) A prospective examination of post-traumatic stress disorder in rape victims. *Journal of Traumatic Stress*, **5**, 455–75.

Roy-Byrne PP, Cowley DS (1998) Pharmacological treatment of panic, generalized anxiety, and phobic disorders. In Nathan PE, Gorman JM (Eds), *A Guide to Treatments That Work*. New York: Oxford University Press.

Roy-Byrne P, Mellman TA, Uhde TW. (1988) Biological findings in panic disorder: neuroendocrine and sleep-related abnormalities. *Journal of Anxiety Disorders*, **2**, 17–29.

Roy-Byrne PP, Wingerson D. (1992) Pharmacotherapy of anxiety disorders. In Tasman A, Riba MB (Eds), *Review of Psychiatry*, Vol. 11. Washington DC: American Psychiatric Press.

Ruch LO, Leon JJ. (1983) Sexual assault trauma and trauma change. *Women and Health*, **8**, 5–21.

Safren SA, Heimberg RG, Horner KJ, Juster HR, Schneier FR, Liebowitz MR. (1999) Factor structure of social fears: the Liebowitz Social Anxiety Scale. *Journal of Anxiety Disorders*, **13**, 253–70.

Salaberria K, Echeburua E. (1998) Long-term outcome of cognitive therapy's contribution to self-exposure *in vivo* to the treatment of generalized social phobia. *Behavior Modification*, **22**, 262–84.

Salkovskis PM. (1989) Obsessions and compulsions. In Scott J, Williams JMG, Beck A (Eds), *Cognitive Therapy in Clinical Practice*. London: Routledge.

Salkovskis PM, Kirk J. (1997) Obsessive–compulsive disorder. In Clark DM, Fairburn CG (Eds), *Cognitive Behaviour Therapy: Science and Practice*. New York: Oxford University Press.

Salkovskis PM, Westbrook D. (1989) Behaviour therapy and obsessional ruminations: can failure be turned into success? *Behaviour Research and Therapy*, **27**, 149–60.

Salkovskis PM, Jones DRO, Clark DM. (1986a) Respiratory control in the treatment of panic attacks: replication and extension with concurrent measurement of behaviour and PCO. *British Journal of Psychiatry*, **148**, 526–32.

Salkovskis PM, Warwick HMC, Clark DM, Wessels DJ. (1986b) A demonstration of acute hyperventilation during naturally occurring panic attacks. *Behaviour Research and Therapy*, **24**, 91–4.

Salkovskis PM, Atha C, Storer D. (1990) Cognitive-behavioural problem solving in the treatment of patients who repeatedly attempt suicide. *British Journal of Psychiatry*, **157**, 871–6.

Salkovskis PM, Clark DM, Hackman A. (1991) Treatment of panic attacks using cognitive therapy without exposure or breathing retraining. *Behaviour Research and Therapy*, **29**, 161–6.

Sanavio E. (1988) Obsessions and compulsions: the Padua Inventory. *Behaviour Research and Therapy*, **26**, 169–77.

Sanderson WC, Barlow DH. (1990) A description of patients diagnosed with DSM-III-R GAD. *Journal of Nervous and Mental Disease*, **178**, 588–91.

Sanderson WC, Wetzler S. (1991) Chronic anxiety and generalized anxiety disorder: issues in comorbidity. In Rapee RM, Barlow DH (Eds), *Chronic Anxiety. Generalized Anxiety Disorder and Mixed Anxiety–Depression.* New York: Guilford, pp. 119–35.

Sanderson WC, Rapee RM, Barlow DH. (1989) The influence of an illusion of control on panic attacks induced via inhalation of 5.5% carbon dioxide-enriched air. *Archives of General Psychiatry*, **46**, 157–62.

Sanderson WC, Di Nardo PA, Rapee RM, Barlow DH. (1990). Syndrome co-morbidity in patients diagnosed with DSM IIIR anxiety disorder. *Journal of Abnormal Psychology*, **99**, 308–12.

Sanderson WC, Raue PJ, Wetzler S. (1998) The generalizability of cognitive behavior therapy for panic disorder. *Journal of Cognitive Psychotherapy*, **12**, 323–30.

Sandler IN, Lakey B. (1982) Locus of control as a stress moderator: the role of control perceptions and social support. *American Journal of Community Psychology*, **10**, 65–72.

Sartorius N, de Girolamo G, Andrews G, German GA, Eisenberg L. (1993) *Treatment of Mental Disorders.* Washington, DC: American Psychiatric Press.

Saunders BE, Arata CM, Kilpatrick DG. (1990) Development of a crime-related posttraumatic stress disorder scale for women within the Symptom Checklist 90 Revised. *Journal of Traumatic Stress*, **3**, 439–48.

Saxena S, Rauch SL. (2000) Functional neuroimaging and the neuroanatomy of obsessive compulsive disorder. *Psychiatric Clinics of North America*, **23**, 563–86.

Saxena S, Brody AL, Schwartz JM, Baxter LR. (1998) Neuroimaging and frontal-subcortical circuitry in obsessive–compulsive disorder. *British Journal of Psychiatry*, **173** (Suppl. 35), 26–37.

Scherrer JF, True WR, Xian H, Lyons MJ, Eisen SA, Goldberg J, Lin N, Tsuang MT. (2000). Evidence for genetic influences common and specific to symptoms of generalized anxiety and panic. *Journal of Affective Disorders*, **57**, 25–35.

Schmidt NB. (1999) Panic disorder: cognitive behavioral and pharmacological treatment strategies. *Journal of Clinical Psychology in Medical Settings*, **6**, 89–111.

Schmidt NB, Woolaway-Bickel K, Trakowski J, Santiago H, Storey J, Koselka M, Cook J. (2000) Dismantling cognitive behavioral treatment for panic disorder: questioning the utility of breathing retraining. *Journal of Consulting and Clinical Psychology*, **68**, 417–24.

Schneier FR, Martin LY, Liebowitz MR, Gorman MD, Fyer AJ. (1989) Alcohol abuse in social phobia. *Journal of Anxiety Disorders*, **3**, 15–23.

Schneier FR, Spitzer RL, Gibbon M, Fyer AJ, Liebowitz, MR. (1991) The relationship of social phobia subtypes and avoidant personality disorder. *Comprehensive Psychiatry*, **32**, 496–502.

Schneier FR, Johnson J, Hornig CD, Liebowitz MR, Weissman MM. (1992) Social phobia: comorbidity and morbidity in an epidemiological sample. *Archives of General Psychiatry*, **49**, 282–8.

Schneier FR, Goetz D, Campeas R, Fallon B, Marshall R, Liebowitz MR. (1998) Placebo-controlled trial of moclobemide in social phobia. *British Journal of Psychiatry*, **172**, 70–7.

Schulte D. (1997) Behavioural analysis: does it matter? *Behavioural and Cognitive Psychotherapy*, **25**, 231–49.

Schwartz (1998) Neuroanatomical aspects of cognitive behavioural therapy response in obsess-ive–compulsive disorders. An evolving perspective on brain and behaviour. *British Journal of*

Psychiatry, **173**, 38–44.

Schweizer E, Rickels K, Weiss S, Zavodnick S. (1993) Maintenance drug treatment of panic disorder, I: results of a prospective, placebo controlled comparison of alprazolam and imipramine. *Archives of General Psychiatry*, **50**, 51–60.

Scupi BS, Maser JD, Uhde TW. (1992) The National Institute of Mental Health Panic Questionnaire: an instrument for assessing clinical characteristics of panic disorder. *Journal of Nervous and Mental Disease*, **180**, 566–72.

Seligman M. (1971) Phobias and preparedness. *Behavior Therapy*, **2**, 307–20.

Shalev AY, Bonne O, Eth S. (1996) Treatment of posttraumatic stress disorder: a review. *Psychosomatic Medicine*, **58**, 165–82.

Shapiro F. (1995) *Eye Movement Desensitization and Reprocessing: Basic Principles, Protocols and Procedures*. New York: Guilford Press.

Shaw P. (1979) A comparison of three behaviour therapies in the treatment of social phobia. *British Journal of Psychiatry*, **134**, 620–3.

Shear MK, Maser JD. (1994) Standardized assessment for panic disorders research: a conference report. *Archives of General Psychiatry*, **51**, 346–54.

Sheikh JI, Cassidy EL. (2000) Treatment of anxiety disorders in the elderly: issues and strategies. *Journal of Anxiety Disorders*, **14**, 173–90.

Sherry GS, Levine BA. (1980) An examination of procedural variables in flooding therapy. *Behavior Therapy*, **11**, 148–55.

Skoog G, Skoog I. (1999) A 40 year follow-up of patients with obsessive–compulsive disorder. *Archives of General Psychiatry*, **56**, 121–7.

Slade T, Andrews G. (2001) DSM-IV and ICD-10 generalized anxiety disorder: discrepant diagnoses and associated disability. *Social Psychiatry and Psychiatric Epidemiology*, **36**, 45–51.

Smail P, Stockwell T, Canter S, Hodgson R. (1984) Alcohol dependence and phobic anxiety states. *British Journal of Psychiatry*, **144**, 53–7.

Soechting I, Taylor S, Freeman W, De Koning E, Segerstrom S, Thordarson D. (1998) In vivo exposure for panic disorder and agoraphobia: Does a cognitive rationale enhance treatment efficacy? In Sanavio E (Ed), *Behavior and Cognitive Therapy Today: Essays in Honor of Hans J. Eysenck*. Oxford: Elsevier.

Solomon S, Keane T, Newman E, Kaloupek D. (1996) Choosing self-report measures and structured interviews. In Carlson EB (Ed), *Trauma Research Methodology*. Lutherville, MD: Sidran Press.

Solomon Z. (1989) A 3-year prospective study of post-traumatic stress disorder in Israeli combat veterans. *Journal of Traumatic Stress*, **2**, 59–73.

Solyom L, Ledwidge B, Solyom C. (1986) Delineating social phobia. *British Journal of Psychiatry*, **149**, 464–70.

Spiegel DA, Bruce TJ. (1997) Benzodiazepines and exposure-based cognitive behavior therapies for panic disorder: conclusions from combined treatment trials. *American Journal of Psychiatry*, **154**, 773–81.

Spielberger CD, Gorusch RL, Lushene R, Vagg PR, Jacobs GA. (1983) *Manual for the State–Trait Anxiety Inventory*. Palo Alto, CA: Consulting Psychologists Press.

Spitzer RL, Williams JB, Gibbon M, First MB. (1995) *Structured Clinical Interview for DSM-IV –*

Patient Version (SCID-P, Version 2.0). Washington, DC: American Psychiatric Press.
Stanley MA, Novy DM. (2000) Cognitive-behavior therapy for generalized anxiety in late life: an evaluative overview. *Journal of Anxiety Disorders*, **14**, 191–207.
Stanley MA, Beck JG, Glassco JD. (1996). Treatment of generalized anxiety in older adults: A preliminary comparison of cognitive-behavioural and supportive approaches. *Behavior Therapy*, **27**, 565–81.
Starcevic V, Bogojevic G. (1997) Comorbidity of panic disorder with agoraphobia and specific phobia: relationship with the subtypes of specific phobia. *Comprehensive Psychiatry*, **38**, 315–20.
Starcevic V, Bogojevic G. (1999) The concept of generalized anxiety disorder: between the too narrow and too wide diagnostic criteria. *Psychopathology*, **32**, 5–11.
Starkman MN, Zelnik TC, Nesse RM, Cameron OG. (1985) Anxiety in patients with pheochromocytomas. *Archives of Internal Medicine*, **145**, 248–52.
Stein M, Forde D, Anderson G, Walker J. (1997) Obsessive–compulsive disorder in the community: an epidemiologic survey with clinical reappraisal. *American Journal of Psychiatry*, **154**, 1120–6.
Stein MB. (1998) Neurobiological perspectives on social phobia: from affiliation to zoology. *Biological Psychiatry*, **44**, 1277–85.
Stein MB, Chavira, DA. (1998) Subtypes of social phobia and comorbidity with depression and other anxiety disorders. *Journal of Affective Disorders*, **50** (Suppl.), S11–S16.
Stein MB, Chartier MJ, Hazen Al, Kozak MV, Tancer ME, Lander S, Furer P, Chubaty D, Walker JR. (1998a) A direct-interview family study of generalized social phobia. *American Journal of Psychiatry*, **155**, 90–7.
Stein MB, Liebowitz MR, Lydiard RB, Pitts CD, Bushnell W, Gergel I. (1998b) Paroxetine treatment of generalized social phobia (social anxiety disorder): a randomized controlled trial. *Journal of the American Medical Association*, **220**, 708–13.
Stein MB, Fyer AJ, Davidson JRT, Pollack MH, Wiita B. (1999) Fluvoxamine treatment of social phobia (social anxiety disorder): a double-blind, placebo-controlled study. *American Journal of Psychiatry*, **156**, 756–60.
Steptoe A, Wardle J. (1988) Emotional fainting and the psychophysiologic response to blood and injury: autonomic mechanisms and coping strategies. *Psychosomatic Medicine*, **50**, 402–17.
Stern R. (1978) *Behavioural Techniques: A Therapist's Manual*. New York: Academic Press.
Stern RS, Marks IM. (1973) Brief and prolonged flooding: a comparison of agoraphobic patients. *Archives of General Psychiatry*, **28**, 270–6.
Stöber J. (1998) Worry, problem elaboration and suppression of imagery: the role of concreteness. *Behaviour Research and Therapy*, **36**, 751–6.
Stöber J, Borkovec TD. (In press) Reduced concreteness of worry in generalized anxiety disorder: findings from a therapy study. *Cognitive Therapy and Research*.
Stravynski A. (1983) Behavioral treatment of psychogenic vomiting in the context of social phobia. *Journal of Nervous and Mental Disease*, **171**, 448–51.
Stravynski A, Greenberg D. (1989) Behavioural psychotherapy for social phobia and dysfunction. *International Review of Psychiatry*, **1**, 207–18.

Stravynski A, Greenberg D. (1998) The treatment of social phobia: a critical assessment. *Acta Pyschiatrica Scandinavica*, **98**, 171–81.

Stravynski A, Marks I, Yule W. (1982) Social skills problems in neurotic outpatients. *Archives of General Psychiatry*, **39**, 1378–85.

Stravynski A, Lamontagne Y, Lavellee Y-J. (1986) Clinical phobias and avoidant personality disorder among alcoholics admitted to an alcoholism rehabilitation setting. *Canadian Journal of Psychiatry*, **31**, 714–19.

Stravynski A, Arbel N, Bounader J, Gaudette G, Lachance L, Borgeat F, Fabian J, Lamontagne Y, Sidoun P, Todorov C. (2000) Social phobia treated as a problem in social functioning: a controlled comparison of two behavioural group approaches. *Acta Psychiatrica Scandinavica*, **102**, 188–98.

Sturgis ET, Scott R. (1984) Simple phobia. In Turner SH (Ed), *Behavioural Theories and Treatment of Anxiety*. New York: Plenum Press.

Swedo SE, Rapoport JL, Leonard H, Lenane M, Cheslow D. (1989) Obsessive–compulsive disorder in children and adolescents: clinical phenomenology of 70 consecutive cases. *Archives of General Psychiatry*, **46**, 335–41.

Tallis F, Eysenck M, Mathews A. (1992) A questionnaire for the measurement of nonpathological worry. *Personality and Individual Differences*, **13**, 161–8.

Tarrier N, Pilgrim H, Sommerfield C, Faragher B, Reynolds M, Graham E, Barrowclough C. (1999) A randomized trial of cognitive therapy and imaginal exposure in the treatment of chronic posttraumatic stress disorder. *Journal of Consulting and Clinical Psychology*, **67**, 13–18.

Taylor FK. (1966) *Psychopathology: Its Causes and Symptoms*. Oxford: Butterworths.

Taylor S. (1996) Meta-analysis of cognitive-behavioral treatments for social phobia. *Journal of Behavioral and Experimental Psychiatry*, **27**, 1–9.

Taylor S, Woody S, Koch WJ, McLean P, Paterson RJ, Anderson KW. (1997) Cognitive restructuring in the treatment of social phobia. *Behavior Modification*, **21**, 487–511.

Telch MJ, Agras WS, Taylor CB, Roth WT, Gallen C. (1985) Combined pharmacological and behavioural treatment for agoraphobia. *Behaviour Research and Therapy*, **23**, 325–35.

Telch MJ, Brouillard M, Telch CF, Agras WF, Taylor CB. (1989) Role of cognitive appraisal in panic-related avoidance. *Behaviour Research and Therapy*, **27**, 373–83.

Telch MJ, Schmidt NB, Jaimez TL, Jacquin KM, Harrington PJ. (1995) Impact of cognitive-behavioral treatment on quality of life in panic disorder patients. *Journal of Consulting and Clinical Psychology*, **63**, 823–30.

Tellegen A. (1982) *Brief Manual for the Multidimensional Personality Questionnaire*. Minneapolis, MN: University of Minnesota.

Tennant CC, Andrews G. (1976) A scale to measure the stress of life events. *Australian and New Zealand Journal of Psychiatry*, **10**, 27–32.

Teusch L, Boehme H. (1999). Is the exposure principle really crucial in agoraphobia? The influence of client-centered "nonprescriptive" treatment on exposure. *Psychotherapy Research*, **9**, 115–23.

Thayer JF, Friedman BH, Borkovec TD. (1996) Autonomic characteristics of generalized anxiety disorder and worry. *Biological Psychiatry*, **39**, 255–66.

Thomas SE, Thevos AK, Randall CL. (1999) Alcoholics with and without social phobia: a comparison of substance use and psychiatric variables. *Journal of Studies on Alcohol*, **60**, 472–9.

Thompson JA, Charlton PFC, Kerry R, Lee D. (1995) An open trial of exposure therapy based on deconditioning for post-traumatic stress disorder. *British Journal of Clinical Psychology*, **34**, 407–16.

Thyer B, Himle J, Curtis G. (1985a) Blood–injury–illness phobia: a review. *Journal of Clinical Psychology*, **41**, 451–9.

Thyer BA, Parrish RT, Curtis GC, Nesse RM, Cameron OG. (1985b) Ages of onset of DSM-III anxiety disorders. *Comprehensive Psychiatry*, **26**, 113–22.

Tollefson GD, Birkett M, Koran L, Genduso L. (1994) Continuation treatment of OCD: double blind and open label experience with fluoxetine. *Journal of Clinical Psychiatry*, **55** (10, Suppl.), 69–76.

Torgersen S. (1979) The nature and origin of common phobic fears. *British Journal of Psychiatry*, **134**, 343–51.

Torgersen S. (1983) Genetic factors in anxiety disorders. *Archives of General Psychiatry*, **40**, 1085–9.

Torgersen S. (1986) Childhood and family characteristics in panic and generalized anxiety disorders. *American Journal of Psychiatry*, **143**, 630–2.

Tseng W-H. (1973) Psychopathologic study of obsessive–compulsive neurosis in Taiwan. *Comprehensive Psychiatry*, **14**, 139–150.

Tseng W-S, Asai M, Kitanishi K, McLaughlin DG, Kyomen H. (1992) Diagnostic patterns of social phobia: comparison in Tokyo and Hawaii. *Journal of Nervous and Mental Disease*, **180**, 380–5.

Turgeon L, Marchand A, Dupuis G. (1998) Clinical features in panic disorder with agoraphobia: a comparison of men and women. *Journal of Anxiety Disorders*, **12**, 539–53.

Turk CL, Heimberg RG, Orsillo SM, Holt CS, Gitow A, Street LL, Schneier FR, Liebowitz MR. (1998) An investigation of gender differences in social phobia. *Journal of Anxiety Disorders*, **12**, 209–23.

Turner SM, Beidel DC. (1989) Social phobia: clinical syndrome, diagnosis, and comorbidity. *Clinical Psychology Review*, **9**, 3–18.

Turner SM, Beidel DC, Dancu CV, Keys DJ. (1986) Psychopathology of social phobia and comparison of avoidant personality disorder. *Journal of Abnormal Psychology*, **95**, 389–94.

Turner SM, McCanna M, Beidel DC. (1987) Validity of the Social Avoidance and Distress and Fear of Negative Evaluation scales. *Behaviour Research and Therapy*, **25**, 113–15.

Turner SM, Beidel DC, Dancu CV, Stanley MA. (1989) An empirically derived inventory to measure social fears and anxiety: the social phobia and anxiety inventory. *Psychological Assessment: A Journal of Consulting and Clinical Psychology*, **1**, 35–40.

Turner SM, Beidel DC, Borden JW, Stanley MA, Jacob RG. (1991) Social phobia: axis I and II correlates. *Journal of Abnormal Psychology*, **100**, 102–6.

Turner SM, Beidel DC, Stanley MA. (1992a) Are obsessional thoughts and worry different cognitive phenomena? *Clinical Psychology Review*, **12**, 257–70.

Turner SM, Beidel DC, Townsley RM. (1992b) Social phobia: a comparison of specific and generalized subtypes and avoidant personality disorder. *Journal of Abnormal Psychology*, **101**, 326–31.

Turner SM, Beidel DC, Jacob RG. (1994) Social phobia: a comparison of behavior therapy and atenolol. *Journal of Consulting and Clinical Psychology*, **62**, 350–8.

Turner SM, Beidel DC, Wolff PL, Spaulding S, Jacob RG. (1996) Clinical features affecting treatment outcome in social phobia. *Behavior Research and Therapy*, **34**, 795–804.

Tweed JL, Schoenbach VJ, George LK, Blazer DG. (1989) The effects of childhood parental death and divorce on six-month history of anxiety disorders. *British Journal of Psychiatry*, **154**, 823–8.

Uhde TW, Boulenger JP, Roy-Byrne PP, Geraci MP, Vittone BJ, Post RM. (1985) Longitudinal course of panic disorder: clinical and biological considerations. *Progressive Neuro-Psychopharmacology and Biological Psychiatry*, **9**, 39–51.

Üstün TB, Von Korff M. (1995) Primary mental health services: access and provision of care. In Ustun TB, Sartorius N. (Eds), *Mental Illness in General Health Care: An International Study*. New York: Wiley.

Vaillant GE. (1971) Theoretical hierarchy of adaptive ego mechanisms. *Archives of General Psychiatry*, **24**, 107–18.

Van Ameringen M, Mancini C, Streiner D. (1994) Sertraline in social phobia. *Journal of Affective Disorders*, **31**, 141–5.

Van Ameringen M, Mancini C, Oakman JM. (1998) The relationship of behavioural inhibition and shyness to anxiety disorder. *Journal of Nervous and Mental Disease*, **186**, 425–31.

van Balkom AJLM, Bakker A, Spinhoven P, Blaauw BMJW, Smeenk S, Ruesink B. (1997) A meta-analysis of the treatment of panic disorder with or without agoraphobia: a comparison of psychopharmacological, cognitive-behavioral, and combination treatments. *Journal of Nervous and Mental Disease*, **185**, 510–16.

van Balkom AJLM, de Haan E, van Oppen P, Spinhoven P, Hoogduin KAL, van Dyck R. (1998) Cognitive and behavioral therapies alone and in combination with fluvoxamine in the treatment of obsessive–compulsive disorder. *Journal of Nervous and Mental Disease*, **186**, 492–9.

van dam-Baggen R, Kraaimaat F. (2000) Group social skills training or cognitive group therapy as the clinical treatment of choice for generalized social phobia? *Journal of Anxiety Disorders*, **14**, 437–51.

van der Kolk BA, Dreyfuss D, Michaels M, Shera D, Berkowitz R, Fisler R, Saxe G. (1994) Fluoxetine in posttraumatic stress disorder. *Journal of Clinical Psychiatry*, **55**, 517–22.

van Oppen P, de Haan E, van Balkom AJL, Spinhoven P, Hoogduin K, van Dyck R. (1995) Cognitive therapy and exposure in vivo in the treatment of obsessive–compulsive disorder. *Behaviour Research and Therapy*, **33**, 379–90.

van Velzen CJM, Emmelkamp PMG, Scholing A. (1997) The impact of personality disorders on behavioral treatment outcome for social phobia. *Behaviour Research and Therapy*, **35**, 889–900.

van Zijderveld GA, Veltman DJ, van Dyck R, van Doornen LJP. (1999) Epinephrine-induced panic attacks and hyperventilation. *Journal of Psychiatric Research*, **33**, 73–8.

Vermilyea BB, Barlow DH, O'Brien GT. (1984) The importance of assessing treatment integrity:

an example in the anxiety disorders. *Journal of Behavioral Assessment*, **6**, 1–11.
Versiani M, Nardi AE, Mundim FD, Alves AB, Liebowitz MR, Amrein R. (1992) Pharmacotherapy of social phobia: a controlled study with moclobemide and phenelzine. *British Journal of Psychiatry*, **161**, 353–60.
Videbech T. (1975) The psychopathology of anancastic endogenous depression. *Acta Psychiatrica Scandinavica*, **52**, 336–73.
Vitaliano PP, Katon W, Russo J, Maiuro RD, Anderson K, Jones M. (1987) Coping as an index of illness behavior in panic disorder. *Journal of Nervous and Mental Disease*, **175**, 78–83.
Vrana S, Lauterbach D. (1994) Prevalence of traumatic events and post-traumatic psychological symptoms in a nonclinical sample of college students. *Journal of Traumatic Stress*, **7**, 289–302.
Wade WA, Treat TA, Stuart GL. (1998). Transporting an empirically supported treatment for panic disorder to a service clinic setting: a benchmarking strategy. *Journal of Consulting and Clinical Psychology*, **66**, 231–9.
Walen S, DiGuiseppe, R, Dryden W. (1992). *A Practitioners Guide to Rational-Emotive Therapy*, 2nd edition. New York: Oxford University Press.
Walk J. (1956) Self-ratings of fear in a fear-invoking situation. *Journal of Abnormal and Social Psychology*, **2**, 171–8.
Walker JR, Stein MB. (1995) Epidemiology. In Stein MB (Ed.) *Social Phobia: Clinical and Research Perspectives*. Washington, DC: American Psychiatric Press.
Warren R, Zgourides GD. (1991) *Anxiety Disorders: A Rational-Emotive Perspective*. New York: Pergamon Press.
Watson CG, Juba MP, Manifold V, Kucala T, Anderson PED. (1991) The PTSD interview: rationale, description, reliability, and concurrent validity of a DSM-III based technique. *Journal of Clinical Psychology*, **47**, 179–88.
Watson D, Friend R. (1969) Measurement of social-evaluative anxiety. *Journal of Consulting and Clinical Psychology*, **33**, 448–57.
Watson J, Rayner R. (1920) Conditioned emotional reactions. *Journal of Experimental Psychology*, **3**, 1–14.
Watson JP, Gaind GE, Marks IM. (1971) Prolonged exposure: a rapid treatment for phobias. *British Medical Journal*, **1**, 13–15.
Weathers FW, Litz BT, Herman DS, Huska JA, Keane TM. (1993) The PTSD Checklist (PCL): reliability, validity, and diagnostic utility. Paper presented at the 9th Annual Conference of the ISTSS, San Antonio.
Weiller E, Bisserbe J-C, Boyer P, Lepine J-P, Lecrubier Y. (1996) Social phobia in general health care: an unrecognised undertreated disabling disorder. *British Journal of Psychiatry*, **168**, 169–74.
Weiss D. (1997) Structured clinical interview techniques. In Wilson J, Keane T. (Eds), *Assessing Psychological Trauma and PTSD*. New York: Guilford Press.
Weiss D, Marmar C. (1997) The Impact of Event Scale – Revised. In Wilson J, Keane T. (Eds), *Assessing Psychological Trauma and PTSD*. New York: Guilford Press.
Weiss JH. (1989) Breathing control. In Lindemann C (Ed), *Handbook of Phobia Therapy: Rapid Symptom Relief in Anxiety Disorders*. Northvale, NJ: Aronson.
Weissman MM, Klerman GL, Markowitz JS, Quellette R. (1989) Suicidal ideation and suicide

attempts in panic disorder and attacks. *New England Journal of Medicine*, **321**, 1209–14.

Welkowitz LA, Papp LA, Cloitre M, Liebowitz MR, Martin LY, Gorman JM. (1991) Cognitive-behavior therapy for panic disorder delivered by pharmacologically oriented clinicians. *Journal of Nervous and Mental Disease*, **179**, 473–7.

Wells A. (1994). A multi-dimensional measure of worry: development and preliminary validation of the anxious thoughts inventory. *Anxiety, Stress and Coping*, **6**, 289–99.

Wells A, Carter K. (1999) Preliminary tests of a cognitive model of generalized anxiety disorder. *Behaviour Research and Therapy*, **37**, 585–94.

Wells A, Papageorgiou C. (1998) Social phobia: effects of external attention on anxiety, negative beliefs, and perspective taking. *Behavior Therapy*, **29**, 357–70.

Wells A, Papageorgiou C. (1999) The observer perspective: biased imagery in social phobia, agoraphobia, and blood/injury phobia. *Behaviour Research and Therapy*, **37**, 653–8.

Wells A, Papageorgiou C. (2001) Social phobic interoception: effects of bodily information on anxiety, beliefs and self-processing. *Behaviour Research and Therapy*, **39**, 1–11.

Whisman MA. (1990) The efficacy of booster maintenance sessions in behavior therapy: review and methodological critique. *Clinical Psychology Review*, **10**, 155–70.

White J, Keenan M. (1990) Stress control: a pilot study of large group therapy for generalized anxiety disorder. *Behavioural Psychotherapy*, **18**, 143–6.

Whitehead WE, Robinson A, Blackwell B, Stutz R. (1978) Flooding treatment of phobias: does chronic diazepam increase effectiveness? *Journal of Behavior Therapy and Experimental Psychiatry*, **9**, 219–25.

WHO (World Health Organization). (1990) *International Classification of Diseases, 10th revision (ICD-10)*. Geneva: World Health Organization.

WHO (World Health Organization). (1993) *The ICD-10 Classification of Mental and Behavioural Disorders: Diagnostic Criteria for Research*. Geneva: World Health Organization.

Wilhelm S, Otto MW, Zucker BG, Pollack MH. (1997) Prevalence of body dysmorphic disorder in patients with anxiety disorders. *Journal of Anxiety Disorders*, **11**, 499–502.

Williams JMG, Watts FN, MacLeod C, Mathews A. (1997). *Cognitive Psychology and the Emotional Disorders*, 2nd Edition. New York: Wiley.

Williams SL, Falbo J. (1996) Cognitive and performance-based treatments for panic attacks in people with varying degrees of agoraphobic disability. *Behaviour Research and Therapy*, **34**, 253–64.

Williams SL, Turner SM, Peer DF. (1985) Guided mastery and performance desensitization treatments for severe agoraphobia. *Journal of Consulting and Clinical Psychology*, **53**, 237–47.

Wilson GT. (1996). Manual-based treatments: the clinical application of research findings. *Behaviour Research and Therapy*, **34**, 295–314.

Wilson JP, Keane TM. (1997) *Assessing Psychological Trauma and PTSD*. New York: Guilford.

Wilson PH. (1992) Relapse prevention: conceptual and methodological issues. In Wilson PH (Ed), *Principles and Practice of Relapse Prevention*. New York: Guilford, pp. 1–22.

Wittchen H-U, Robins LN, Cottler N, Sartorius N, Burke JD, Regier D. (1991) Cross-cultural feasibility, reliability and sources of variance of the Composite International Diagnostic Interview (CIDI). The Multicentre WHO/ADAMHA Field Trials. *British Journal of Psychiatry*, **159**, 645–53.

Wittchen H-U, Kessler RC, Zhao S, Abelson J. (1995) Reliability and clinical validity of UM-CIDI DSM-III-R generalized anxiety disorder. *Journal of Psychiatric Research*, **29**, 95–110.

Wittchen H-U, Stein MB, Kessler RC. (1999) Social fears and social phobia in a community sample of young adults: prevalence, risk factors and comorbidity. *Psychological Medicine*, **29**, 309–23.

Wittchen H-U, Zhao Z, Kessler RC, Eaton WW. (1994) DSM-III-R generalized anxiety disorder in the National Comorbidity Survey. *Archives of General Psychiatry*, **51**, 355–64.

Wlazlo Z, Schroeder-Hartwig K, Hand I, Kaiser G, Munchau N. (1990) Exposure in vivo vs. social skills training for social phobia: long-term outcome and differential effects. *Behavior Research and Therapy*, **28**, 181–93.

Wolpe J. (1958) *Psychotherapy by Reciprocal Inhibition*. Stanford, CA: Stanford University Press.

Woodman CL, Noyes R, Black DW, Schlosser S, Yagla, SJ. (1999) A 5-year follow-up study of generalized anxiety disorder and panic disorder. *Journal of Nervous and Mental Disease*, **187**, 3–9.

Woodruff R, Pitts F. (1964) Monozygotic twins with obsessional illness. *American Journal of Psychiatry*, **120**, 1075–80.

Woody SR, Chambless DL, Glass CR. (1997) Self-focused attention in the treatment of social phobia. *Behaviour Research and Therapy*, **35**, 117–29.

Yaryura-Tobias JA, Neziroglu FA. (1983) *Obsessive–Compulsive Disorders: Pathogenesis, Diagnosis, Treatment*. Basel: Marcel Dekker.

Yehuda R. (1999) *Risk Factors for Posttraumatic Stress Disorder*. Washington, DC: American Psychiatric Press.

Yehuda R, Marshall R, Giller E. (1998) Psychopharmacological treatment of post-traumatic stress disorder. In Nathan P, Gorman J (Eds), *A Guide to Treatments that Work*. New York: Oxford University Press, pp. 377–97.

Yerkes RM, Dodson JD. (1908) The relation of strength of stimulus to rapidity of habit-formation. *Journal of Comparative Neurology and Psychology*, **18**, 459–82.

Yonkers KA, Warshaw MG, Massion, AO, Keller MB. (1996). Phenomenology and course of generalized anxiety disorder. *British Journal of Psychiatry*, **168**, 308–13.

Yonkers KA, Zlotnick C, Allsworth J, Warshaw M, Shea T, Keller MB. (1998) Is the course of panic disorder the same in women and men? *American Journal of Psychiatry*, **155**, 596–602.

Zak J, Miller JA, Sheehan DV, Fanous BSL. (1988) The potential role of serotonin re-uptake inhibitors in the treatment of obsessive compulsive disorder. *Journal of Clinical Psychiatry*, **49** (Suppl.), 23–9.

Zinbard RE, Barlow DH. (1996) Structure of anxiety and the anxiety disorders: a hierarchical model. *Journal of Abnormal Psychology*, **105**, 181–93.

Zitrin CM, Klein DF, Woerner MG, Ross DC. (1983) Treatment of phobias: I. Comparison of imipramine hydrochloride and placebo. *Archives of General Psychiatry*, **40**, 125–38.

Zlotnick C, Davidson J, Shea MT, Pearlstein T. (1996) Validation of the Davidson Trauma Scale in a sample of survivors of childhood sexual abuse. *Journal of Nervous and Mental Disease*, **184**, 255–7.

監訳者紹介

古川 壽亮（ふるかわとしあき）

1958 年	京都生まれ
1976 年	アメリカ Missouri 州 Clayton 高校卒業
1981-82 年	フランス Poitiers 大学人文科学部留学
1985 年	東京大学医学部医学科卒業
1985-87 年	名古屋市立大学病院精神科臨床研修医
1997 年	カナダ McMaster 大学医学部精神科客員教授併任
1999 年	名古屋市立大学医学部精神医学講座教授
現在	名古屋市立大学大学院医学研究科
	精神・認知・行動医学分野教授

専門分野は、感情障害の精神病理学・疫学・認知行動療法、社会精神医学、Evidence-Based Psychiatry など

翻訳協力者

南山大学外国語学部、名古屋学院大学外国語学部非常勤講師
　伊藤 実里

名古屋市立大学大学院医学研究科精神・認知・行動医学分野（五十音順）

東　英樹	大田　伸彦	金井　高広
新藤　琢生	髙林　功	竹内　浩
竹中　吉見	中野　弘克	中野　有美
野田　裕美子	前沢　久慈	山田　紀美
山西　知愛	山本　育代	李　聖英

著者紹介

Gavin Andrews（ギャビン・アンドリュース）
New South Wales 大学精神科教授
Clinical Reserach Unit for Anxiety and Depression（不安抑うつ臨床研究所）の所長

Mark Creamer（マーク・クリーマー）
Australian Centre for Posttraumatic Mental Health の所長
Melbourne 大学精神科教授

Rocco Crino（ロッコ・クリーノ）
St.Vincent 病院の臨床心理士

Caroline Hunt（キャロライン・ハント）
臨床心理士、Sydney 大学心理学科上級講師

Lisa Lampe（リサ・ランプ）
精神科医、New South Wales 大学精神科講師

Andrew Page（アンドリュー・ペイジ）
Western Australia 大学心理学科準教授

不安障害の認知行動療法 (1)
パニック障害と広場恐怖　　　　本書を無断で転用・複製することを禁じます。

2003 年 4 月 28 日　初版第 1 刷発行

監　訳　古川壽亮
発行者　石澤雄司
発行所　㈱星和書店
　　　　東京都杉並区上高井戸 1-2-5　〒168-0074
　　　　電話　03(3329)0031（営業部）／03(3329)0033（編集部）
　　　　FAX　03(5374)7186

Ⓒ 2003　星和書店　　　Printed in Japan　　　ISBN4-7911-0500-1

認知行動療法の科学と実践
ＥＢＭ時代の新しい精神療法

Clark & Fairburn 編
伊豫雅臣 監訳

A5判
296p
3,300円

パニック・ディスオーダー入門
不安を克服するために

B.フォクス 著
上島国利、
樋口輝彦 訳

四六判
208p
1,800円

いやな気分よ、さようなら
自分で学ぶ「抑うつ」克服法

D.D.バーンズ 著
野村総一郎他 訳

Ｂ６判
500p
3,680円

心のつぶやきが
あなたを変える
認知療法自習マニュアル

井上和臣 著

四六判
248p
1,900円

CD-ROMで学ぶ認知療法
Windows95・98&Macintosh対応

井上和臣 構成・監修 3,700円

発行：星和書店

価格は本体（税別）です